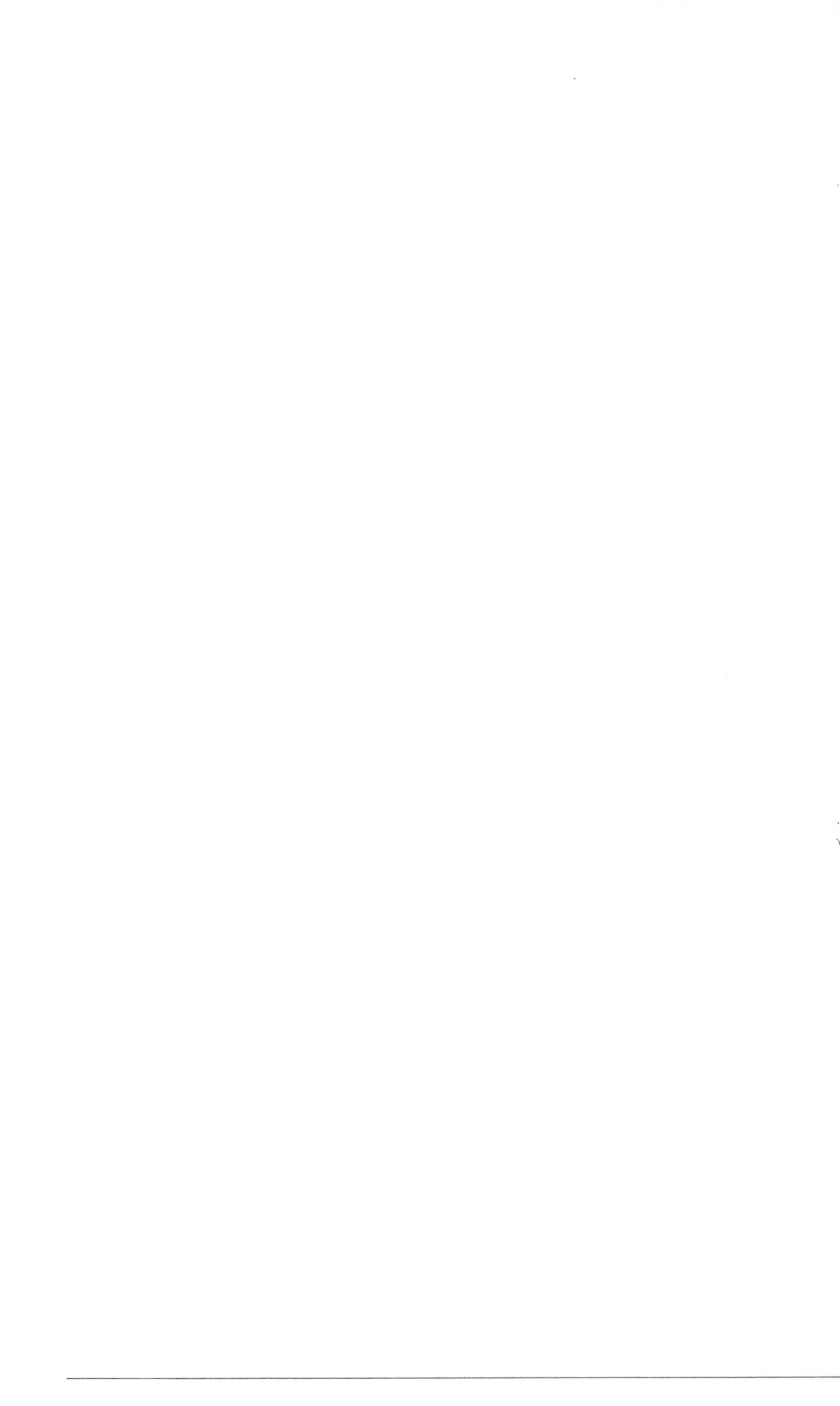

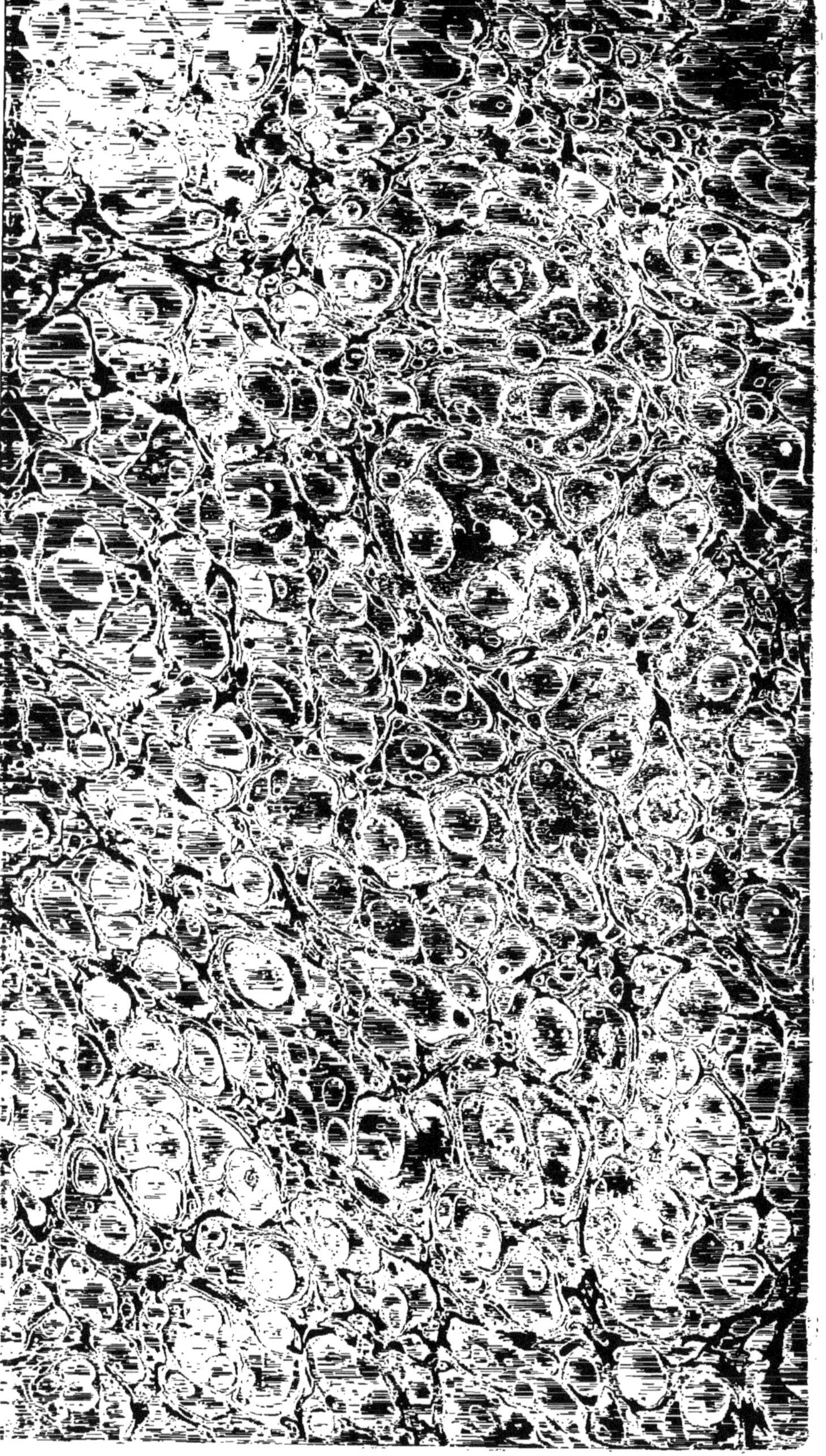

PHYSIOLOGIE

ET HYGIÈNE

DES HOMMES

LIVRÉS AUX TRAVAUX DE L'ESPRIT.

I.

O Tite! si quid ego adjuro, curamve levasso,
Quæ nunc te coquit, et versat in pectore fixa,
Ecquid erit pretii?......

(Cic., *de Senectute.*)

Si je puis, ô Titus! dissiper ta douleur,
Et soulager l'ennui qui pèse sur ton cœur,
Quel en sera le prix?.....

PARIS.—IMPRIMERIE DE G.-A. DENTU,
rue des Beaux-Arts, nos 3 et 5.

PHYSIOLOGIE ET HYGIÈNE

DES HOMMES

LIVRÉS AUX TRAVAUX DE L'ESPRIT,

OU

RECHERCHES

SUR LE PHYSIQUE ET LE MORAL, LES HABITUDES, LES MALADIES ET LE RÉGIME DES GENS DE LETTRES, ARTISTES, SAVANS, HOMMES D'ÉTAT, JURISCONSULTES, ADMINISTRATEURS, etc.

PAR J.-H. REVEILLÉ-PARISE,

Docteur en médecine, chevalier de la Légion-d'Honneur, membre de l'Académie royale de Médecine, etc.

Troisième édition,

REVUE ET CORRIGEE.

TOME PREMIER.

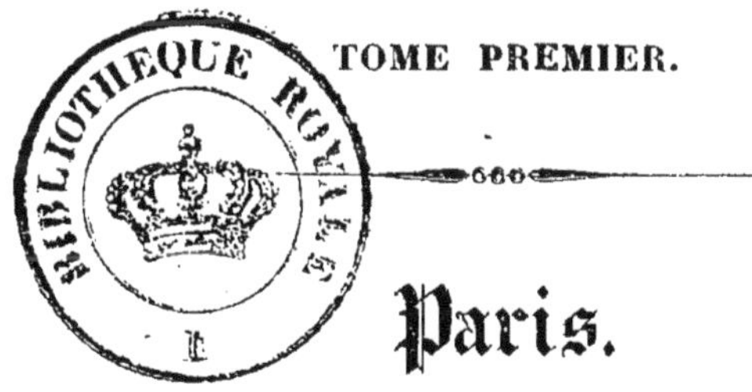

Paris.

CHEZ G.-A. DENTU, IMPRIMEUR-LIBRAIRE,
rue des Beaux-Arts, nos 3 et 5;
ET PALAIS-ROYAL, GALERIE VITRÉE, No 13.

1839.

ERRATA.

Pag.	*lig.*	
162,	13,	*cordonenier,* lisez *cordonnier,*
206,	20,	l'âge où l'on croît, *lisez* l'âge où l'on croit,

AVANT-PROPOS.

J'offre au public le résultat de mes travaux sur un sujet qui m'a paru digne d'un haut intérêt. Cet ouvrage est le fruit de près de quinze ans d'études, de recherches et d'observations médicales et philosophiques. Je sais très-bien que le temps ne fait rien à l'affaire; mais ne voulant prendre pour guides que les faits et leurs conséquences, j'ai consulté avec soin la plupart des Biographies anciennes et modernes, une foule de Mémoires authentiques, et surtout un grand nombre de lettres, de correspondances des hommes les plus célèbres dans tous les genres. Bien plus, j'ai voulu voir par moi-même, prendre la nature sur le fait, l'étudier dans sa marche, dans ses phénomènes, réguliers ou anormaux; en un mot, j'ai cherché à confirmer la théorie par l'expérience, et les préceptes par les applications. Une longue pratique médicale dans la carrière civile et militaire, en France et dans les pays étrangers, m'a permis de me satisfaire, c'est-à-dire, d'éclaircir bien des doutes, de vérifier beaucoup d'assertions, enfin d'adopter ce qui était conforme aux lois de la nature, de rejeter ce qui n'avait pas le cachet de l'expérience, et par conséquent de la vérité.

Notant scrupuleusement tout ce que me fournissaient mes recherches, mes observations cliniques et mes réflexions, j'avais amassé d'immenses matériaux; je les ai fondus avec le plus de soin qu'il m'a été possible, dans l'ouvrage que je soumets maintenant au jugement du public. Susceptible de grands développemens, cet ouvrage aurait pu devenir, en effet, très-volumineux; mais, on le sait, le temps n'est pas bon pour les gros livres, il a donc fallu restreindre celui-ci dans certaines proportions. Au reste, il ne sera encore que trop long, si on le juge peu instructif et fastidieux, s'il ne semble pas digne de fixer l'attention publique. Cependant, sans me dissimuler la difficulté de l'entreprise, j'ai fait tout mon possible pour que l'exécution n'en soit ni trop défectueuse, ni trop au-dessous de son objet. Faire un livre véritablement utile, un de ces livres qui rendent service et font le bien, telle est l'unique intention qui a guidé ma plume et ma pensée. Je m'estimerai heureux et largement récompensé de mes travaux, si mon travail peut convaincre la plupart des personnes auxquelles je le destine, que le bien-être, que la santé et la durée de la vie, dépendent moins peut-être du hasard, que des moyens conseillés par la raison et l'expérience pour les obtenir; enfin que ces moyens, loin d'être incompatibles avec la célébrité, en sont bien souvent les garans les plus certains.

REMARQUES A L'OCCASION DE CETTE ÉDITION.

Ce livre a été favorablement accueilli du public, et notamment des personnes auxquelles il était destiné;

deux éditions assez rapidement écoulées, des traductions faites en divers pays, un prix Monthyon accordé par l'Académie des Sciences, l'assentiment d'une foule d'hommes éclairés, l'ont surabondamment prouvé. Mais est-ce donc là le seul but que je me suis proposé d'atteindre? Non sans doute, quelque flatteur qu'il puisse être. Un pareil ouvrage a été fait pour être utile d'une manière tout-à-fait pratique et presque journalière. L'a-t-il été? la moisson a-t-elle répondu à la semence? Telles sont les questions que je me suis souvent adressées dans la sincérité de mon âme, depuis sa première apparition, faite il y a peu d'années. Il n'est pas aussi aisé que l'on pense de faire une semblable appréciation, même avec la plus entière abnégation de tout amour-propre d'auteur. Voici pourtant ce que j'ai cru avoir observé, autant du moins qu'il est possible de le faire. Parmi ceux qui se sont procuré cet ouvrage, les uns en ont fait une simple lecture, d'autres ont pénétré plus avant dans le sens de l'auteur; enfin, il en est sur lesquels il a influé d'une manière directe et positive. Mais, il faut l'avouer, ces derniers sont probablement le plus petit nombre. Ainsi, beaucoup ont lu cet ouvrage, l'ont aimé comme livre, ont bien voulu en faire l'éloge; mais après cette lecture, ont-ils changé leur hygiène? ont-ils modifié leur manière de vivre, quelque préjudiciable qu'elle soit à leur santé? c'est là ce dont on peut douter. La plupart se sont abandonnés comme à l'ordinaire, au courant des habitudes contractées, à cet entraînement, ce laisser-aller qui, en définitive, conduit seul et dirige notre existence. Il s'en faut beaucoup que les hommes, en général, fassent pour leur santé ce qu'ils font pour acquérir d'autres biens qui ne la valent pas. Ils désirent être riches, puissans, et ils n'épargnent rien pour en venir à bout; ils veulent être sains, vigoureux, mais ils ignorent, négligent ou abandonnent les moyens de le devenir. Sur ce point encore, comme sur la morale, beaucoup peuvent dire : *Video meliora, proboque..... deteriora sequor.* Ils voudraient surtout que sans rien déranger à leurs plaisirs, à leurs affaires, à leurs habitudes, la médecine pût leur infuser subitement la santé ; alors ils se prêteraient volontiers à accepter ce bienfait : autrement ils n'ont pas le temps d'y songer.

Toutefois, outre qu'un certain nombre de lecteurs de la *Physiologie et hygiène*, etc., a profité des préceptes qui y sont contenus, préceptes fondés sur l'expérience, ce livre m'a paru avoir été utile sous d'autres rapports non moins essentiels. Il a favorisé l'extension des vrais principes de l'hygiène générale et particulière, indépendamment de l'hygiène spéciale aux hommes livrés aux travaux de l'esprit; il a fait envisager ces principes dans ce qu'ils ont de réel, d'applicable, sans dissimuler les obstacles apportés par l'état social; il a répandu sur les causes et les effets des maladies nerveuses, des vérités renfermées jusqu'alors dans la science; enfin, il a fait considérer par les gens du monde, la médecine comme elle doit l'être, c'est-à-dire une méthode philosophique ayant pour but de guérir ou soulager les maux de l'humanité, et non comme un assemblage grossier de recettes pour telle ou telle maladie. Voilà, si je ne m'abuse, le bien qu'a fait ce livre et qu'il peut encore opérer. J'ai fait tout mon possible pour rendre l'édition actuelle plus complète que les précédentes. Outre un chapitre entier sur l'influence des âges, j'ai mis à profit les nouvelles observations que j'ai recueillies, les justes et bienveillantes critiques qui m'ont été adressées. Je finis en priant les médecins qui liront cet ouvrage, de ne point le considérer comme un traité purement didactique, en un mot, de se placer au point de vue où je me suis mis moi-même pour l'écrire et le publier.

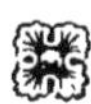

DISCOURS PRÉLIMINAIRE.

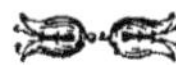

DE LA MÉDECINE EN GÉNÉRAL. —A-T-ELLE UNE BASE INVARIABLE? — SA NÉCESSITÉ SOCIALE, etc.

O Tite! si quid ego adjuro, curamve levasso
Quæ nunc te coquit, et versat in pectore fixa,
Ecquid erit pretii?....

(Cic., de Senectute.)

Les préjugés contre la médecine s'affaiblissent de plus en plus; on reconnaît qu'elle peut être utile et que ses bienfaits s'accroîtront encore par son perfectionnement. Toutefois, cette opinion n'est pas unanime. Beaucoup de gens du monde, certains hommes de lettres et même des savans, font encore cette question : Peut-on croire à la médecine? Elle est à leurs yeux comme une espèce de superstition, de science augurale qui ne convient qu'aux esprits faibles. Quelques personnes affectent même un scepticisme d'autant moins fondé, qu'elles ignorent sur quoi reposent les premiers principes de notre art. Tâchons de les éclairer sur quelques points généraux : la persuasion entraîne la confiance, et la confiance est la première base de tout traitement médical.

On a maintenant abandonné la vaine dispute de la prééminence des sciences ou des lettres. Les premières, nées de nos besoins physiques, les secondes, de nos besoins moraux, toutes se réunissent par un lien encyclopédique facile à reconnaître dans la progression de l'esprit humain, toutes tendent à un but général, la vérité ; elles se prêtent un appui mutuel, leurs intérêts sont les mêmes, leur destinée commune ; elles naissent, fleurissent, tombent ensemble, et les Barbares les frappèrent du même coup. Cependant, quoique diverses branches des connaissances humaines s'éclairent et se fortifient réciproquement, il en est dont les rapports sont plus multipliés, plus directs, plus étendus. Une seule science a des points de contact avec toutes les autres, c'est l'art de guérir; aussi la médecine forme-t-elle avec l'agriculture, d'après Bacon et d'Alembert, un des troncs principaux du système entier de nos connaissances. Il n'est pas possible de séparer les sciences d'une manière absolue, car elles se fondent dans la philosophie générale. L'imagination des anciens avait élégamment formulé cette parenté des sciences humaines, en disant que toutes les muses étaient sœurs. Cependant, on peut dire avec la même vérité, que toutes ont d'intimes corrélations avec la science de l'homme ou la médecine.

L'origine de cette science se trouve dans le berceau du genre humain. La médecine naquit avec la douleur, c'est-à-dire en même temps que l'homme. La faiblesse, la nudité de ce prétendu roi de la nature, l'instinct de sa conservation, l'impulsion naturelle en nous de secourir son semblable, telles en furent les causes primitives. Un être souffrant, un cœur ému par la pitié, voilà le premier malade et le premier médecin. C'est sans doute par reconnaissance que les premiers hommes attribuèrent à l'art de guérir une origine céleste, persuadés d'ailleurs qu'une science aussi sublime n'avait pu être inventée sur la terre. Selon la religion du paganisme, on la doit à Apollon (1). Dieu lui-même, d'après l'Ecriture sainte, l'enseigna aux mortels (2).

Lente dans sa marche, difficile dans ses recherches, compliquée dans ses rapports, que devait être la médecine dans ces premiers âges? Nécessairement informe, bornée à une expérience aveugle, souvent même aux inspirations de l'instinct. Mais dans la suite, suivant les degrés d'accroissement de la civilisation, contribuant elle-même aux progrès des lumières, la médecine augmenta ses richesses. On vit des hommes zélés pour les intérêts de l'humanité, consacrer leur temps, leurs travaux, leurs veilles, souvent leur fortune et leur vie, à étudier l'homme, les lois de son organisation et les moyens de la modifier. La nature, les circonstances, la force des choses, le hasard même, secondant leurs efforts, ils furent conduits à faire des observations plus exactes, plus régulières; à les étendre par l'analogie, à les rectifier par l'expérience, à les coordonner, à les généraliser,

(1) *Inventum medicina meum est; opiferque per orbem*
Dicor, et herbarum subjecta potentia nobis.
(Métam., lib. 1, v. 521.)

(2) *A Deo omnis medela.* (Ecclesiastic., cap. 38, v. 2.)

enfin à en déduire des conséquences; dès lors, la science exista. Ses principes fondamentaux sont hors de doute, puisqu'ils reposent sur une tradition constante, sur l'observation de phénomènes qui se représentent sans cesse et de faits qui ne varient point. Il y a donc ici un fond commun de vérités inaltérables, perpétuellement reconnues et proclamées par l'expérience.

Après tant d'années de recherches et de travaux, que peut être aujourd'hui la médecine? C'est la *science de l'homme* dans toute l'étendue de ce mot, dans l'immensité de la chose. Sans elle, il est à jamais impossible de donner la solution du fameux problême, *connais-toi toi-même,* ce haut degré, ce signe éclatant de la sagesse humaine, cette base première de la morale et du bonheur.

En effet, pour se connaître soi-même, il ne suffit pas d'approfondir le cœur humain, il faut encore apprécier tout ce qui exerce une influence quelconque sur l'homme, et ce point de vue médico-philosophique, constitue le double but que doit atteindre la médecine. Il est des sciences qui se bornent à l'étude de l'univers matériel, d'autres à celles de l'homme moral; plusieurs traitent des rapports des hommes réunis en société, mais il n'appartient qu'à notre art d'embrasser le vaste cercle des connaissances humaines. Pour parler le langage philosophique, la médecine est à la fois l'étude de l'homme *in concreto*, et l'étude de l'homme *in abstracto*. C'est une science sans limites comme la nature elle-même. La raison en est simple et palpable : la nature entière agit sur l'homme, être sensible et modifiable par excellence, et celui-ci réagit à son tour sur la nature de toute la puissance de ses facultés. Ainsi, connaître l'organisation de l'homme, sa constitution physique et morale ; étudier les êtres qui l'entourent, le pressent, le pénètrent et le modifient, qui favorisent ou entravent en lui l'exercice de la vie, qui lui apportent à chaque instant le plaisir ou la douleur, la maladie ou la santé, faire ensuite servir cette double connaissance à la conservation, à l'amélioration de son existence, tel est l'éternel et sublime objet de la médecine.

L'esprit reste comme frappé de stupeur à l'aspect de ce vaste horizon qui s'étend à mesure qu'on s'élève, et que nul génie n'a parcouru ni ne parcourra dans son entier. C'est alors qu'on se rappelle avec un sentiment d'effroi ces paroles d'Hippocrate : *Ars longa, vita brevis*... Qu'on cesse donc de s'étonner si l'étude de l'art de guérir est longue et pénible, si elle exige tant de courage, tant de patience, tant d'opiniâtreté, tant d'abandon, de dévouement, de sacrifices. Les Grecs, à qui rien n'échappait, consacrèrent cette idée. Chez eux, le coq et le serpent, étaient les deux symbòles du dieu d'Epidaure, l'un à cause de sa vigilance, et l'autre de sa prudence. Dans leurs temples, Esculape lui-même était représenté avec une longue barbe et tenant un bâton noueux à la main, frappant emblême du temps qu'il faut pour se rendre habile dans l'art de guérir, et des âpres difficultés qu'on y rencontre.

Maintenant, est-il possible de supposer que les travaux accumulés pendant les âges précédens, qu'une expérience si difficile à acquérir, soient sans fruit et inutiles aux hommes? Voilà pourtant le reproche que nous adressent parfois l'ignorance et l'ingratitude. Mais la réponse des médecins est péremptoire. Laissez vos diatribes et venez avec nous dans les hôpitaux, dans les amphithéâtres, dans les prisons, sur les champs de bataille, pendant les épidémies désolant une contrée, là vous jugerez la médecine dans ses vrais rapports avec l'humanité (1). Il y

(1) Pendant la cruelle épidémie du *choléra-morbus* qui

a long-temps que cette science n'existerait plus, si elle ne tenait aux plus pressans besoins de l'homme, et par conséquent aux racines mêmes de la société. Aussi les médecins ont-ils toujours cherché à en reculer les bornes, sans s'inquiéter de répondre aux détracteurs de leur profession. Les satires des poètes, les traits lancés par les comiques, les boutades de certains philosophes, n'ont jamais ralenti leurs efforts. On les voit, à toutes les époques, s'efforcer de découvrir les secrets de l'organisation, de sonder la profondeur des misères humaines. Dans l'exercice journalier de leur art, ils continuent de guérir ou du moins d'apaiser d'intolérables douleurs, de soulager l'infortune, de répandre des espérances, des

ravagea Paris en 1832, on a vu avec quel incroyable dévouement les médecins ont volé au secours des malades. A tout prendre, le service le mieux et le plus promptement fait a été celui des malheureux. Lorsque, pendant deux jours, la populace, trompée par la malveillance, et croyant à des empoisonnemens, se livrait à d'odieuses fureurs contre les hommes de notre profession, plusieurs médecins sont sortis des bureaux de secours, déguisés en hommes du peuple, pour porter des remèdes et des consolations dans les asiles de la misère et du désespoir.

consolations; car notez bien que ce qu'enseignent la philosophie, la pitié, la bienveillance, la charité, la médecine le met en pratique. Ajoutons que les bienfaits de notre art se multiplient à chaque instant, que toutes les conditions y ont part, et cela presque toujours sans faste et sans fracas. Calmer des douleurs, étancher du sang et des larmes, naître, faire le bien et mourir obscur, n'est-ce pas là le sort du plus grand nombre d'entre nous (1)? Compte-t-on beaucoup de professions qu'on puisse mettre en parallèle avec la nôtre? « Je cherche, dit Pétrarque, des hommes dont l'emploi soit de rendre la santé. Si j'en trouve quelques-uns, je ne me contenterai pas de les aimer, je les adorerai presque comme des personnes qui nous donnent des biens que nous devons attendre de Dieu seul (2). » Eh bien! ces hommes se

(1) « J'ai entendu dire que le célèbre voyageur Mungo-Parck, qui avait l'expérience de ces deux genres de vie, préférait un voyage de découvertes en Afrique, au métier d'errer jour et nuit dans les cantons sauvages de son propre pays, en qualité de médecin de village. » (WALTER SCOTT, *Chroniques de la Canongate*, la Fille du chirurgien.)

(2) *Salutis professores quæro, quos si inveniam, non diligam modo, sed paulo minus adorabo divini muneris largitores.* (Lib. 3, epist. 3.)

trouvent partout; ils ne demandent pas qu'on les adore, ils n'exigent qu'un peu de justice et de reconnaissance. Cependant, on peut l'assurer, la médecine est aujourd'hui mieux appréciée qu'autrefois. Les sarcasmes de Varron, de Pline, de Pétrarque, de Montaigne, de Molière, de Rousseau, sont maintenant sans portée, parce qu'ils sont sans objet. Tel qui en rit et les approuve quand il se porte bien, n'en appelle pas moins le médecin dès qu'il souffre : semblable à ces athées qui s'effraient et ne doutent plus, lorsque la foudre gronde ou que la tombe va s'ouvrir. Montaigne lui-même, prenait force médicamens quand la mort le *pinçait* à la gorge ou aux reins : il retourna souvent aux bains de Lucques.

C'est une remarque déjà faite, on a calomnié la médecine parce qu'on ne l'a pas connue. Quelle idée fausse et grossière de s'imaginer qu'elle se compose d'une masse de formules applicables à des cas donnés. Ce n'est point cela; il faut le répéter, la médecine est l'étude complète de l'homme et de tout ce qui peut le modifier dans l'univers; MEDICINA *est quodcunque vides, quocumque moveris.* Cet art n'a des rapports si étendus, que pour mieux veiller à nos intérêts les plus chers. Nous voulons être heureux et vivre le plus possible; mais peut-on obtenir ces deux biens sans la santé? Qui oserait soutenir un tel paradoxe? Cette gravitation morale du cœur humain qui tend sans cesse au bien-être, est donc elle-même subordonnée à la médecine. Cette observation peut s'appliquer à toutes les conditions de la vie. Que l'homme soit sain ou malade, enfant, jeune ou épuisé par l'âge, faible ou robuste, stupide ou éclairé, habitant des villes ou simple cultivateur, sous la pourpre ou le chaume, tyran ou esclave, en paix ou en guerre, il est soumis aux lois de cet art salutaire. L'air qu'il respire, les vêtemens qui le couvrent, les alimens qui le nourrissent, ses mouvemens, son sommeil, ses travaux, ses plaisirs, ses angoisses morales, ses maladies, tout a été approfondi, calculé, prévu, ou doit l'être jusqu'à un certain point, d'après des règles médicales. La perfection de notre espèce, l'œuvre humaine par excellence, est due en grande partie à notre art, parce qu'il s'applique à chaque membre du corps social. *Sola est medicina quâ opus sit omnibus*, dit Quintilien, avec autant d'esprit que de sens.

L'honneur et la fortune des citoyens dépendent même souvent de nos décisions. Ne voit-on pas tous les jours, dans le sanctuaire de la justice, la médecine signaler le crime et protéger l'innocence ?

Cette science a contribué aux progrès de l'esprit humain, en le guidant sur plusieurs points. La haute législation a peu de problêmes qu'on puisse résoudre sans son aide. Pourquoi ? c'est que les bonnes lois fondées sur la nature de l'homme, sont déduites de la connaissance de l'ordre éternel des choses, qui est toujours bon, toujours vrai, toujours le même. Mais ce que nous disons de la législation, doit s'appliquer surtout aux facultés de l'entendement.

L'anatomie et la physiologie sont les deux premiers chapitres d'un cours complet de bonne philosophie. C'est dans les entrailles mêmes de l'homme qu'on apprend à le connaître, à le voir tel qu'il est, tel que Dieu l'a fait. De cette manière, on peut entrer dans le domaine de la métaphysique par le chemin de l'observation. Pour bien connaître l'entendement humain, commencez par en connaître les instrumens, par en apprécier la force, l'action et l'influence. Sachez jusqu'à quel point les lois de l'organisation régissent l'homme, déterminent ses besoins, développent ses facultés, font éclore ses passions. On a dit que nos erreurs en morale, n'étaient souvent que des erreurs en physiologie, cela est vrai; toutefois gardons-nous d'outrer les conséquences d'un pareil principe, et d'en faire jaillir des corollaires dangereux. Ainsi, la médecine donne à la philosophie la clé du cœur humain, parce que s'il est une métaphysique expérimentale et positive, si cette métaphysique n'est pas la recherche oisive de l'*insaisissable*, ou cette philosophie qu'Aristophane jucha dérisoirement dans les *nuées*, elle ne peut être que la déduction de l'étude de l'homme considéré dans son ensemble. « Rentrez en vous-même, dit un ancien, et vous trouverez un Dieu. » Sans doute : mais voulez-vous pénétrer dans le mystérieux tabernacle de la conscience où il réside, vous n'y parviendrez qu'à l'aide de l'étude des lois de l'organisme. Sans cette condition, soyez certain que la sainte image de ce Dieu, sera voilée pour vous d'une triple enceinte de nuages. *Platoniser* l'observation physiologique du corps humain, s'en rapporter uniquement aux visions de la raison pure dans les espaces de l'absolu, c'est le moyen de rester toujours en-deça de la vérité. Ces principes ressortent de la nature même des choses, autrement dit de la nature humaine, leur unique et véritable source.

La morale, la philosophie, la législation,

trouvent donc dans la médecine, des points d'appui qu'elles chercheraient en vain au pays des abstractions. Tournez des siècles entiers dans le cercle des théories obscures de gouvernement, vous arriverez toujours à ce point, que les hommes n'ont d'idées, de penchans, de passions, d'opinions, qu'autant qu'ils ont l'idée de souffrances, de sensations et d'organes pour les éprouver et pour les exprimer. Aussi, selon Descartes, c'est en partie à la médecine qu'il faut demander le perfectionnement dont l'homme est susceptible. En effet, cette science influe sur lui d'une manière directe et constante, parce qu'elle le suit dans tous les momens de sa courte existence, parce qu'elle exerce sur sa pensée, sur ses goûts, ses penchans, un pouvoir d'autant plus constant, réel, absolu, qu'il porte sur l'organisation et la modifie dans des directions données.

Cet enthousiasme pour votre art, est louable, dira-t-on, mais peut-être vous aveugle-t-il. Quels sont les législateurs qui l'ont consulté dans leurs lois et leurs institutions? Bien peu, nous devons l'avouer; mais qu'on examine les résultats et qu'on les pèse. Ces lois n'étaient gravées que sur le bronze, et le temps les a détruites. Il n'y a jamais que ce qui est conforme aux lois de la nature qui puisse être éternel, *ære perennius*. L'histoire dit que les Romains se passèrent de médecins pendant plus de cinq cents ans (1). Mais en est-il besoin quand on est chaste et tempérant, quand les besoins sont bornés et les mœurs graves, quand l'amour de la patrie domine toute autre passion vive? A cette époque, il y avait un Jupiter de bois au Capitole, et les vainqueurs des rois vivaient de légumes. Le Sénat nommait un dictateur pour planter un clou dans la muraille droite du temple de Jupiter-Capitolin, afin d'arrêter une épidémie, ou bien on instituait de magnifiques *lectisternes*. Les censeurs privaient de son cheval tout chevalier romain devenu trop gras.

Posséder ou se faire un corps robuste, mépriser la douleur et la mort, ne voir et n'estimer que le citoyen, jamais l'homme ou l'individu, préférer à tout, les dangers et les honneurs de la vie militaire, voilà ce que se proposait chaque Romain dès l'origine de la république. Aussi, un historien philosophe, Herder, re-

(1) Le célèbre Drelincourt, Parisien, professeur à Leyde, a voulu néanmoins prouver le contraire dans le petit ouvrage suivant : *Apologia medica, quâ depellitur calumnia, medicos sexcentis annis Româ exulasse.* (Lugdun. Batav., 1672, in-12.)

marque-t-il que dans un pareil ordre de choses, Lucius Dentatus pouvait se vanter « d'avoir assisté à cent-vingt batailles ; d'avoir été huit fois victorieux en combats singuliers, quarante-cinq fois blessé par-devant, jamais par-derrière ; d'avoir désarmé trente-cinq fois son ennemi ; d'avoir reçu en récompense dix-huit *hastæ puræ*, vingt-cinq harnais de chevaux, quatre-vingt-trois chaînes, cent soixante bracelets, vingt-six couronnes, quatorze civiques, huit d'or, trois murales, une obsidionale, enfin de l'argent monnoyé, dix prisonniers et vingt bœufs. » Il est évident qu'avec de tels hommes et de telles mœurs, la médecine, comme toute autre science, devait être ou ignorée ou dédaignée.

Mais quand la civilisation arriva avec ses splendeurs et ses misères, que la forte trempe du caractère romain fut altérée, les choses se passèrent bien différemment. On trouva les moyens d'éluder la loi *Oppia*. Des mets somptueux, délicats, remplacèrent ceux d'une austère frugalité ; cinq repas par jour furent établis, et l'on introduisit l'usage du *vomitorium*. Le *sanglier troyen* parut sur les tables (1). Lucullus fit servir les dé-

(1) « Il tira de ses vastes entrailles un *chevreuil ;* dans

pouilles d'une province aux frais d'un repas, et l'on vit paraître dans la ville aux *trois cents triomphes,* l'orateur Crassus portant en public le deuil d'un poisson. Certes, de pareils excès répandus dans toutes les classes, devaient occasionner, et produisirent en effet d'effroyables maladies. Plus tard la corruption ne fit qu'augmenter. Alors une plèbe abjecte, c'est-à-dire la grande majorité des habitans de Rome (1), demanda la *sportule* et des combats de gladiateurs; le luxe de la table fut poussé jusqu'à l'extravagance. L'empereur Lucius Verus donna un repas à douze convives qui ne coûta pas moins de six millions de sesterces; on y servit

celui-ci était un *lièvre* qui renfermait un *lapin,* et ainsi de suite jusqu'à un *rossignol.* On le mit sur un plat d'argent, et on le présenta à Lucius, le roi du festin, comme le morceau d'honneur. » (*Voyage de Polyclète,* par M. de Theis, t. 2, p. 189.)

On sait qu'un gastronome, entendant parler de ce chef-d'œuvre de la cuisine romaine, s'écria que c'était un véritable *plat encyclopédique.*

(1) On comptait à Rome, sur la fin de la république, douze cent mille habitans. Selon le tribun Philippus, il y avait à peine deux mille propriétaires : tout le reste était prolétaire, affranchi ou esclave. *Non esse in civitate duo millia hominum, qui rem haberent.* (Cic., *de Offic.*, lib. 2, 21.)

un plat de cinq mille oiseaux *qui tous avaient parlé*. Les infâmes talens de Locuste devinrent un des moyens de gouvernement ; la prostitution, l'adultère, l'inceste eurent des adorateurs. La débauche redoutant la fécondité inventa l'art funeste des avortemens, et quand Septime Sévère monta sur le trône, il trouva trois mille accusations d'adultère inscrites sur les rôles. Bibulus, collègue de César, l'appela dans un édit, *reine de Bythinie*, pour le marquer du sceau de l'infamie. Un *lupanar* fut établi dans le palais impérial ; bientôt la lubricité des dames romaines passa toutes les bornes, et le *mundus muliebris* devint si nécessaire, qu'on établit qu'une femme sans perles, était comme un consul sans licteurs (1). Ce fut à cette époque, qu'un prêtre d'Emèse, ce fou d'Héliogabale, élu empereur étant enfant, puis jeté à vingt deux ans dans le Tibre, parce qu'un égoût se trouva trop petit, épousa publiquement un homme, comme l'avait déjà fait Néron. On ne finirait pas si l'on voulait rappeler

(1) Quand la dépravation des mœurs fut au comble, à Rome, on remarqua que les affections goutteuses y devinrent très-communes. Les femmes mêmes en étaient fort souvent attaquées, *ob varii generis debacchationes*, selon l'énergique expression de Sénèque. (Epist. 95.)

les turpitudes, les monstrueux excès de ce peuple qui surpassa tous les autres en vertus et en vices, en grandeurs et en bassesses. Toujours est-il, que dans cet abîme de sang et de boue, où s'engloutit la vertu romaine, se trouvèrent les germes d'une foule de maux que la médecine s'efforça de guérir, de combattre ou de pallier. Les Romains une fois amollis par le luxe, mûrs pour la servitude, soupirèrent après les secours de la médecine. Elle y fut dès lors honorée, et l'on consacra trois temples à la déesse *Fièvre*. Caton eut beau vanter sa formule bizarre de guérison, et surtout les vertus médicatrices du chou, les médecins grecs furent consultés et recherchés. Cela devait être ; plus il y a de maux dans une société civile, plus le besoin de notre art s'y fait sentir. Aussi à cette époque de gigantesques débauches et de profonde corruption, la médecine prodigua-t-elle ses bienfaits, comme déjà la croix portait son fruit.

Ce qui vient d'être dit, explique pourquoi certaines sociétés à demi-civilisées, peuvent exister sans médecins, ce qui ne peut avoir lieu avec les progrès du luxe et de la civilisation. Toutefois, ne confondons pas. Ici la médecine revendique encore une partie de ses droits : de ce qu'il n'y a pas de médecins, il ne faut pas conclure qu'il n'y a point de médecine, et le vœu de Rousseau est plus souvent exaucé qu'il ne le croyait lui-même. Un homme est doué d'une bonne constitution, il vit sobrement, l'air qu'il respire est pur, il ne dépasse point la limite de satisfaction de ses besoins, sa santé est inaltérable et sa carrière se prolonge aussi loin qu'il est donné à notre espèce : cet homme a pu vivre sans médecin, mais non pas sans médecine. Selon Voltaire, buvez chaud quand il gèle, buvez frais dans la canicule : rien de trop ni trop peu en tout; digérez, dormez, ayez du plaisir, et moquez-vous du reste. Bien certainement, voilà d'excellens préceptes de santé. Que vous disent de plus la médecine et la sagesse? La conformité de leur langage est beaucoup plus grande qu'on ne le suppose, et Juvénal aurait pu comprendre notre art dans ce vers fameux :

Nunquam aliud natura, aliud sapientia dixit.

Sous ce rapport, Tibère avait raison. Un homme, à trente ans, doit être son médecin : lui-même en fut long-temps un exemple, en agissant toujours avec une prudence calculée, ce qui fit qu'Auguste l'appelait *vir lentis maxillis*. Il ne s'agit que d'observer avec soin ce qui est utile et ce qui nuit à notre économie. Vouloir aller au-delà sans expérience et sans principe, c'est risquer sa santé et sa vie. *Qui vivit medice, vivit misere,* est donc un adage aussi faux que suranné. Le sage vit selon toutes les règles de la vraie médecine, au contraire du malade imaginaire. Argant, plongé dans les remèdes et les drogues, entouré de Purgons, vit misérablement, mais non pas médicalement.

Plusieurs de nos antagonistes accordent volontiers une espèce de certitude et d'utilité à l'hygiène; mais leur confiance ne va pas jusqu'à la médecine qui traite des maladies. Des hommes du monde et beaucoup de gens de lettres ont ce préjugé. Selon eux, il y a dans l'art de guérir une incertitude qui se moque de l'expérience et déconcerte même le génie. Qui oserait le nier dans certains cas? Mais pourquoi vouloir toujours juger notre art d'après ce qu'il ne peut pas faire, et jamais d'après le bien qu'il opère? La médecine est utile, et non toute puissante; elle n'a pas, il est vrai, ôté la faux des mains de la mort. On a beaucoup fait, il reste encore plus à faire; aucun médecin instruit que je sache ne conteste cette vérité. Mais s'ensuit-il que nos connaissances soient toujours vaines, notre science inutile, notre expérience illusoire?

Non, sans doute, la conséquence serait outrée. Ceux qui nous reprochent notre impuissance dans certains cas, savent-ils combien il est difficile d'arracher à la nature le plus petit de ses secrets? Etudier l'homme, c'est frapper à la porte d'un sanctuaire redoutable, où plus on pénètre, et plus l'obscurité redouble. *Magnum profundum est homo,* dit un philosophe chrétien, les bons médecins ne le savent que trop. Dans notre économie, tout est mystère et merveille, comme dans notre destinée. Intelligences faibles et bornées, nous ne concevons rien en réalité, nous ne faisons que constater. Cette réflexion s'applique surtout à la médecine, car l'agent par lequel notre être commence et finit, nous est inconnu. La cause essentielle, primitive de toutes les maladies ayant lieu dans la modification intime et moléculaire organique, nous échappe constamment. Nous sommes donc obligés de remonter péniblement des phénomènes à leurs principes secondaires, de décomposer l'homme pièce à pièce pour découvrir la nature, l'ensemble et le but des ressorts de sa vie. Nous analysons pour induire, juger et conclure : au-delà de certaines bornes de la perception, tout devient obscur pour l'observateur. Comment donc reconnaître *à priori,* la cause de tous les phénomènes de la vie et celles de leurs innombrables variations? D'une part, le corps humain est si compliqué, les organes qui le forment, sont tellement délicats et nombreux, le nœud qui les unit, les lois qui les régissent, présentent tant d'obscurité dans leurs principes, que la science n'avance que pas à pas, en comptant ses vérités par siècle.

D'un autre côté, mettez en regard cette énorme série de causes qui, à chaque instant ébranlent, agitent notre faible machine, et loin de vous étonner que les hommes soient si souvent malades, vous le serez de ce qu'ils ne le soient pas toujours. Remarquons en outre, que les effets dépassent souvent l'énergie présumée de ces mêmes causes. Un miasme, atome imperceptible, fait périr des milliers d'individus en se multipliant; une piqûre d'épingle peut donner un tétanos mortel; un diamètre de vaisseau plus ou moins agrandi, un organe affaibli sur un point, un élément de plus ou de moins dans la masse, un peu plus, un peu moins de sang ou de bile, la soustraction d'une légère quantité de calorique ou d'oxigène, quelques gouttes d'un fluide épanché sur un point important, une fibrille nerveuse presque imperceptible, irritée, déchirée, voilà l'économie animale bouleversée, la santé détruite, la vie menacée. Ainsi le corps est vulnérable de toutes parts, la mort a mille issues pour arriver aux sources de la vie. Il y a plus, l'exercice même des fonctions, l'activité des organes les usent et les consument plus ou moins rapidement. Le corps humain contient plus de dix mille parties connues, et il y en a sans doute dix fois autant qui échappent à nos recherches; or, il n'en est pas une dont le jeu puisse se déranger impunément. Apprenez que le sang est poussé et repoussé par le moyen du cœur, du centre à la périphérie, trois mille six cents fois par heure (1); que la masse de ce fluide passe par ce même organe vingt-cinq fois par heure, et par conséquent six cents fois par jour. On est surpris qu'une machine aussi compliquée puisse durer quelques instans. Ne le soyez donc pas de voir

(1) « Depuis ce *punctum saliens* (l'instant où le germe fécondé est perceptible), et même avant, sans aucun doute, jusqu'à la mort sénile, que je supposerai à quatre-vingt-dix ans, qui a calculé les millions de pulsations que le cœur aura battues sans une seconde de repos? Leur nombre s'élève à 2 milliards, 838 millions, 240 mille, à ne partir que du moment de la naissance, et à ne compter que soixante pulsations par minute. » (CORVISART, *Maladies du cœur.*)

la science de l'homme ne faire que des progrès lents, et si cette branche qu'on nomme *médecine-pratique,* présente encore de l'instabilité dans les doctrines. Toutefois, comme beaucoup de médecins l'ont déjà remarqué, le plus opiniâtre scepticisme doit avouer, que les phénomènes de la vie s'exercent d'une manière constante et uniforme; que l'action des corps extérieurs sur l'économie étant toujours la même, produit des effets identiques et par conséquent observables; que les maladies ont, en général, une forme déterminée, connue et décrite dès l'antiquité; enfin, que certains agens au pouvoir de l'art, peuvent changer, intervertir l'ordre régulier ou anormal des phénomènes vitaux, modifier l'organisme, contrarier, aider ou imiter la nature, et de cette manière, guérir, soulager ou prévenir la plupart des maladies. Une choquante absurdité, serait de nier des faits aussi palpables, et une fois admis, la question est décidée. Mais, dit-on :

Vous ignorez ce qu'est le principe vital, et même s'il existe. — Le physicien ne connaît point la cause première du mouvement, le chimiste celle de l'affinité, l'astronome ce qu'est l'attraction; il y a pourtant une physique, une chimie, une astronomie. Ainsi, d'après Haüy,

« une science entière s'élève sur un point où se trouve un nuage qu'il n'a pas été donné à l'œil du génie de pouvoir percer. » Et où en serait la morale elle-même, s'il eût fallu attendre pour en poser les principes, que l'on connût la nature de l'âme?

Le médecin qui veut guérir est-il jamais sûr de son fait? — Le politique, l'avocat, le général d'armée, sont-ils donc certains du succès? La comparaison me semble fort exacte. Le médecin saisit les vérités probables, cet ordre de vérités qui appartient au sentiment, à l'esprit, au génie. L'*infaillibilité* médicale, est comme celle du juge, du diplomate, de l'homme d'Etat, toujours probable et relative; mais le mot de *probabilité,* acquiert ici une valeur positive, incontestable, par la méthode inductive et l'expérience raisonnée.

La tombe est toujours prête, et nos jours sont comptés. — Qu'en savez-vous? « Chaque balle a son billet, » selon le roi Guillaume, d'accord; mais que dit ce billet? nous l'ignorons, par un bienfait de la Providence. On ne peut ajouter ni une ligne à sa taille, ni une minute à sa durée, notre destinée est écrite au ciel; à quel homme est-il donné de la lire ou de la changer? Dangereux et stupide fatalisme! C'est là le langage du musulman. Quand l'ange de la mort, dit-il, a tendu son arc, aucune victime marquée d'avance ne peut se dérober à ses traits invisibles. « Tu n'ouvriras pas un cadavre, quand même le malade aurait avalé la perle la plus précieuse. » On sent où de pareilles maximes peuvent conduire. La confiance dans la *tisane de l'Alkoran,* doit alors être sans bornes. Et pourtant ce même musulman se préservera de la peste, quand il voudra, par l'isolement; il préviendra l'invasion de cette terrible maladie par un bon système de police médicale. D'ailleurs, il est des maladies que l'art guérit avec une certitude presque démontrée. De deux individus, l'un vacciné, l'autre non, le premier a certainement dix chances de vie et de santé qui manquent au second. La statistique médicale prouve en outre, que sur un certain nombre de malades abandonnés à eux-mêmes, la mortalité est d'un sur deux, tandis qu'elle n'est que d'un sur sept, dans les cas où les malades ont été convenablement traités.

Ajoutons que le terme moyen de la vie, est augmenté depuis l'application des règles de l'hygiène aux sociétés. D'après Ulpien, ce terme était de trente ans à Rome; il est maintenant de cinquante en Angleterre.

C'est la nature qui guérit. — Rien de plus vrai ; mais si la nature guérit, c'est aussi elle qui tue le malade. La nature! On peut souvent demander où est sa pitié, où est son amour, où est sa prévoyance pour l'individu. N'a-t-elle pas, au moins par rapport à nous, ses erreurs, ses déviations? La peste, le choléra-morbus, la variole, et mille autres fléaux, voilà les œuvres de cette bonne nature, tantôt médicatrice et tantôt homicide, d'après les lois éternelles qui la régissent. Un homme atteint d'une fièvre intermittente pernicieuse, abandonné à lui-même, périt infailliblement ; un sauvage qui a une pierre dans la vessie ne guérit jamais : l'art, plus puissant ici que la nature, la contraint de rentrer dans les voies qu'il lui trace. Au reste, il est reconnu que la science du médecin praticien, consiste à apprécier et à diriger les forces vitales. Quand la nature se refuse à tout, l'art est sans pouvoir, le médecin inutile ; *imprimis naturâ opus est, quâ repugnante, irrita sunt omnia.* (Hipp.)

C'est la nature qui guérit : ces mots ne sont que trop souvent l'odieux sophisme de l'ingratitude. Voilà l'arme qu'elle dirige parfois contre ceux qui se dévouent à la noble et rude carrière de l'apostolat médical.

Hippocrate dit oui *et Galien dit* non. — La médecine rend de très-haut, aux esprits étroits et moqueurs, le dédain qu'ils affectent pour elle. Hippocrate et Galien sont bien souvent d'accord; et quand ils ne le seraient pas toujours, que pourrait-on en inférer contre notre art? L'état sans cesse précaire et flottant des autres sciences, l'étonnante et rapide succession de leurs théories, les soins de nos savans toujours occupés à déblayer le terrain, à défaire et à renier ce qui a été fait de siècle en siècle, devraient rendre plus circonspect, quand on accuse la médecine d'incertitude dans ses principes. Il n'y a de vérité absolue ni en politique, ni en morale, ni en histoire, ni en philosophie. Il y a plus, Fontenelle (*Eloge* de Rolle), parlant des disputes qui s'élevèrent à l'occasion de la méthode géométrique des infiniment petits, dit avec finesse : « *Dans le pays même des démonstrations,* on trouve encore le moyen de se diviser. » Et qui ne connaît ces vers?

Plus d'une erreur passe et repasse
Entre les branches d'un compas.

Il est bien singulier que pour la médecine seule, on veuille un accord parfait dans les vues et les résultats; on exige qu'elle ait un caractère de réalité absolue, des solutions pour tous les problêmes, des explications pour tous les mystères, des démonstrations pour toutes les inconnues : on veut qu'elle trouve la *raison suffisante* de chaque maladie et un remède infaillible. Il n'en peut être ainsi ; notre art, comme tous ceux fondés sur l'observation, présente des choses certaines, des choses probables, et d'autres tout à fait ignorées.

C'est toujours une question de savoir si la médecine fait plus de bien que de mal à l'humanité. — Posez la même question pour la raison, pour l'éloquence, pour les sciences et les arts, pour le commerce illimité, l'imprimerie, une nombreuse population, la liberté de la presse, etc., etc., etc.

En fait, la pratique de la médecine est conjecturale. — Nul doute ; la médecine est un calcul de probabilités, car le médecin observe, induit et conjecture. Mais qu'est-ce que conjecturer? c'est l'art d'évaluer le plus exactement possible une somme donnée de faits : or, c'est précisément en cela que la médecine exige beaucoup de sagacité, de jugement et de savoir. Bien conjecturer, est le chef-d'œuvre de l'esprit humain. Dieu seul pénétrant tout, comme créateur de tout, agit avec certitude. On peut même assurer que l'édifice entier de nos connaissances, ne repose que sur des conjectures. En effet, à considérer les choses dans leur ensemble, que trouve-t-on de certain, hors la *mort* et les *taxes*, comme dit Franklin? Tout est sujet au doute et à la contestation; on dispute sur tout et à propos de tout. Quelle est la vérité que le raisonnement ait laissée intacte? Sur quelle matière sommes-nous d'accord? sur quel objet pensons-nous tous de même? quelle erreur n'a pas eu son culte et ses adorateurs? quel paradoxe n'a pas été soutenu et proclamé? n'y a-t-il pas des syllogismes pour ou contre toutes les questions, des transactions pour toutes les difficultés? Il est reconnu que la philosophie ancienne a été réduite à ce mot de Socrate : *Je ne sais rien*, et la philosophie moderne à celui de Montaigne : *Que sçay-je?* c'est-à-dire que la plus haute philosophie, reste dans l'ignorance ou le scepticisme. Quelle doctrine philosophique a pu réunir long-temps ses adeptes dans une foi commune? Faut-il dire je *pense*, comme Descartes, ou je *sens*, comme Locke, pour arriver à la base des facultés de l'intelligence? On a souvent parlé des maximes du Portique, des règles d'une morale fondamentale et infaillible; mais voyez ce qui se passe dans la société, et concluez. Cette société n'est-elle pas trop souvent, une arène ensanglantée par des furieux ou dominée par des sophistes? Quoi qu'on dise, le monde appartient aux forts, aux habiles et aux fourbes; il s'en faut bien que le mérite et le talent fassent toujours les parts. C'est dans ce sens qu'on a dit : Mettez-vous toujours du côté du droit contre la force, mais pariez toujours pour la force contre le droit. En effet, attaquer avec audace, ou jeter le filet avec art, voilà le but principal, et l'honnête homme n'est que trop souvent la victime sur l'autel. Ces traités de philosophie, ces *pharmacies de l'âme,* à ce qu'on dit, ne sont-elles pas en défaut comme les nôtres? On y trouve peu de remèdes, beaucoup de drogues, et de *spécifiques* point.

Ne voit-on pas des schismes éclater de toutes parts, soit dans les arts, soit dans la littérature? Relativement à cette dernière, chaque peuple vante et préfère la sienne, par la raison que la littérature est un fruit produit par le sol, le climat et les mœurs. En France, l'antique foi littéraire a été ébranlée, les doctrines sont remises en question, le vieux laurier d'Apollon a été abreuvé par les ondes de la Castalie romantique, puis une sorte de réaction s'est opérée.

Allons plus loin : existe-t-il une justice universelle, une justice antérieure aux lois? est-il dans l'homme une conscience primitive ou une conscience acquise? a-t-on clairement fixé les limites du bien et du mal? a-t-on déterminé avec précision le caractère de la justice morale et de la justice légale? tout n'est-il pas ici relatif et conventionnel? Vieilles et redoutables questions qui sont bien loin d'être résolues (1). Le terrible mot de Pascal n'est donc ni sans fondement ni sans justesse.

Aucun accord dans les principes; celui-là affirme, celui-ci nie, un troisième doute; l'un invoque l'autorité dont l'extrême est le despotisme, l'autre vante la souveraineté du sens individuel, produisant la discorde pour effet permanent. Bien plus, ne voit-on pas tous les jours que la loi, *la raison écrite,* dit-on, est souvent interprétée d'une manière toute contraire par deux tribunaux, de sorte que la même chose est

(1) Selon Grotius, il existe antérieurement à toute loi positive, des notions premières suffisantes *pour démêler le juste d'avec l'injuste.* (GROT., in *Prolegomenis de jure pacis ac belli,* p. 16 et seq.)

Puffendorf, au contraire, soutient que des lois positives sont nécessaires *pour fonder les qualités morales des actions.* (Droit naturel, liv. 1, c. 11, n° 6.)

niée et affirmée presque en même temps? Il n'y a point de droit contre le droit, sans doute; mais où est le droit, où est la règle infaillible, le *criterium per quod* du vrai, la notion du juste acceptée par tout le monde? En voyant partout la vertu se trouver une exception, exception pleine de douleur et de sacrifices, l'espèce humaine s'agglomérer sans cesse autour des palais, ramper sur les pas du riche et du puissant, on demande ce qu'on entend par vertu, droits, progrès des lumières et de la civilisation. Qu'on nous dise nettement dans quelle catégorie du crime ou d'une héroïque vertu, il faut ranger l'action de Brutus, qui assassine César, et de Charlotte Corday, qui égorge Marat.

Il est certain que nos sciences sont incertaines et conjecturales; on le dit, on en convient d'une manière patente ou secrète; mais, par un singulier bouleversement des notions du bon sens, la médecine est placée hors la loi commune des autres sciences. Quand on sera parvenu à connaître réellement le corps humain, cette machine merveilleuse, à deviner le premier ressort qui la met en jeu, la part que tant d'organes et d'appareils divers ont dans le résultat général, ainsi que l'influence exacte des agens extérieurs, on pourra déterminer avec plus de précision, les moyens de guérison; toutefois ce ne sera jamais avec la rigueur mathématique. Ainsi, vous qui demandez des certitudes, qui voulez que toujours on vous dise, comme vos balances et vos chiffres : *Ceci est, ceci n'est pas,* renoncez à l'étude de la *science de l'homme.* vous ne seriez jamais satisfaits, surtout dans les applications positives. Une maladie à guérir, est un problème des plus compliqués, parce que les données en sont extrêmement variables et multipliées; tant les lois de la vie sont difficiles à réduire en formules, tant la vérité se cache profondément dans l'abîme de notre être. Cependant, je ne crains pas de le répéter, beaucoup de choses obscures pour nos devanciers, ne le sont plus pour nous; de vifs rayons de lumière ont traversé les nuages, des principes immuables sont posés et reconnus. La médecine des bons médecins est donc salutaire, ayez-y foi. « Une pleurésie qu'on serait obligé de traiter avec du vin et de la thériaque, est encore plus rare qu'un enfant à deux têtes. » (Zimmermann.) On peut assurer qu'il y a aussi, comme Leibnitz l'a dit de la philosophie, *perennis medicina,* un fond commun de vérités, une médecine immortelle, fruit de l'expérience des siècles, qui se cache dans les diverses théories, qui en prend les formes et les développemens, mais qui est toujours la même, bien que, comme toute science fondée sur l'observation, elle soit indéfiniment perfectible. En un mot, pour finir par un argument d'Hippocrate, et cet argument est sans réplique, il y a des choses *utiles,* il y a des choses *nuisibles,* donc il y a une médecine.

On a vu dans ce qui précède, ce qu'était l'art de guérir, son but, son utilité, ses progrès actuels et ceux qui se préparent. J'ai prouvé que cet art reposait sur l'expérience ; car si la médecine n'était pas la science des faits, ce serait celle des chimères. Les objections les plus spécieuses ont été franchement exposées et réfutées ; en sorte qu'on pourrait aussi définir la médecine, comme la philosophie, l'amour du bien, la recherche du vrai. Reste maintenant une autre question à établir et à discuter.

Les principes de cette science sont-ils également applicables aux gens de lettres, aux savans, aux artistes, etc.? On peut répondre : plus qu'à nulle autre des professions de la société ; en voici la raison. Plus l'organisation de l'homme se complique, plus il exerce ses facultés, plus il y a prédominance d'activité d'une fonction sur d'autres, et plus les maladies sont et doivent être fréquentes. L'intensité des causes morbifères, est en raison directe de l'état complexe de l'organisme et de l'inégalité d'action des fonctions. Or, il s'agit ici des hommes chez qui l'organisme est le plus parfait, mais, par compensation, le plus mobile, le plus délicat, le plus excitable. A cela il faut ajouter, que par la nature de leurs travaux, les hommes livrés aux profondes méditations, ont des causes particulières de maladies, causes qu'il faut étudier, juger, apprécier, quand il s'agit de traiter ces maladies avec succès. Toutes les professions en sont là, d'accord; chacune d'elles doit être regardée, comme une éducation spéciale prolongée; mais il semble que celle où les facultés de l'esprit sont très-exercées offrent un champ plus vaste aux observations de ce genre. La vie littéraire, en donnant à ce mot une extension convenable, a donc ses spécialités médicales. La même influence qui fait qu'on naît poète, peintre, orateur, homme d'Etat, etc., imprime à l'économie, une direction telle qu'on est prédisposé à contracter une série d'affections pathologiques plutôt qu'une autre. Voilà ce qu'il faut connaître, lorsque, étant ainsi organisé, ou veut se maintenir sain de corps et même d'esprit, continuer ses travaux, et fonder sur eux sa vie à venir ou l'immortalité de son nom. Si la gloire s'aide du temps, de la méditation, de la persévérance, elle s'aide aussi de la santé; c'est une vérité dont il faut bien se persuader, et sur laquelle nous insisterons dans le cours de cet ouvrage.

Mais, dira-t-on, ni les littérateurs ni les savans ne sont aujourd'hui ce qu'ils étaient jadis. En effet, les mœurs ont éprouvé à cet égard un changement manifeste. La vie simple, laborieuse, uniforme des savans d'autrefois, est une chose très-rare aujourd'hui; peut-être évitait-on ainsi une foule de maladies. Quoi de plus fatal, en effet, à la santé, que l'alternative forcée des plaisirs, des affaires et des travaux de l'atelier ou du cabinet? Au lieu d'une passion vive, celle de l'étude, mille autres enflamment les désirs, sans que la première souvent diminue d'intensité. Et puis, il faut savoir aujourd'hui tant de choses diverses, voir tant de monde, lire tant de livres, employer tant de moyens pour se faire connaître, que la pauvre tête humaine en est tourmentée, fatiguée au plus haut degré. Il est encore une différence notable de notre époque d'avec les âges précédens, c'est que la plupart des penseurs et des écrivains, prennent un vif intérêt, et même une part active aux mouvemens de la politique, à ces mouvemens qui soulèvent et entraînent la plupart des esprits. Ils vivent aujourd'hui de la vie de tous; ils parlent et s'occupent de choses qui frappent et occupent dans le présent et l'avenir des sociétés; ils savent enfin que les affaires publiques sont aussi leurs affaires. Mais comme ils mettent à tout le feu, l'ardeur, la vivacité d'imagination dont la nature les a doués, cette inquiétude des intérêts sociaux les use promptement; la vie publique les dévore, parce qu'il y va toujours de leur nom, de leur gloire, de leur repos, et quelquefois de leur vie. Nous reviendrons plus d'une fois sur cet important objet.

Cependant, quand on parle de la conduite mondaine des savans et des gens de lettres, il ne faut pas exagérer. Malgré la tendance du siècle vers le positif et le matériel, tous les intérêts de l'humanité ne sont pas concentrés à la Bourse. On trouve encore des savans et des littérateurs studieux, solitaires, entièrement livrés à leurs travaux, ignorant le monde, et se souciant fort peu d'en être ignorés: hommes précieux, dont les labeurs, les pensées, les systèmes, les rêves même, fécondent les sciences, et hâtent la civilisation; hommes simples, dont l'unique plaisir est la recherche de la vérité; hommes véritablement libres qui, sous le manteau du philosophe, ne portent point la livrée du courtisan monarchique ou populaire. La gloire, et s'ils ne peuvent l'acquérir, le sentiment intime de l'avoir méritée, les jouissances multipliées de l'esprit, telles sont leurs récompenses. Quoi qu'on dise, ces hommes-là ne sont pas rares; tous n'ont pas déserté le temple des Muses pour celui de Plutus, pour les salons et les antichambres.

Même, sous le rapport médical, on pourrait donc diviser en deux classes les gens de lettres, les savans et les artistes. Dans la première, nous trouvons ceux qui n'ayant nul souci de la gloire future, en ont beaucoup de la fortune présente; ils sont prêts à quitter les sublimes hauteurs du beau, pour les fructueuses trivialités de l'utile. Ayant toujours des opinions et des phrases à vendre, leur conscience est à prix; ils négocient sur la place leurs talens et leur illustration littéraire, quand ils en ont. *Caput dominâ venale sub hastâ,* esclaves mis en vente, dit le poète; les achetera qui voudra. Presque étrangers aux muses, qui souvent ne paient leurs favoris qu'avec des feuilles de laurier, ils ont trouvé le moyen de cumuler la qualité d'homme d'esprit et celle de capitaliste, malgré l'incompatibilité traditionnelle. Aussi, se mêlent-ils au monde, se lancent-ils dans le tourbillon des intrigues et des intérêts matériels, toujours dans le but d'acquérir un certain renom pour l'afficher et l'escompter. Une place, un ruban, de l'or, quelques grains d'encens, et leurs vœux sont comblés : mais que la fin justifie bien les moyens! Qui n'a pas remarqué, en effet, cette foule de grands hommes de coterie, ces gloires de similor, ces célébrités soudaines et fugitives, que le temps et la mort couvrent si vîte d'une nuit éternelle? Certes, de pareils hommes ne sont pas dans un ordre à part, relativement à leur constitution, à leurs maladies, etc. Il faut les renvoyer au *Traité des maladies des gens du monde,* par Tissot, ou plutôt à celui de Stalh : *De morbis aulicis.*

Combien diffère de ce clinquant, l'or pur des véritables grands hommes! Amans passionnés de la gloire, éclairer le monde, illustrer leur pays, faire époque dans l'histoire des sciences ou des lettres, en un mot vivre de la vie de l'esprit, et laisser après eux une longue trace de lumière, voilà le noble but qu'ils veulent atteindre. Si la fortune sourit et vient à eux, qu'elle soit la bien-venue, mais elle n'aura qu'un rang inférieur. Ils veulent de la gloire, un nom immortel; ils bornent là leur ambition, comme cet illustre Grec moderne (Canaris) bornait, dit-on, la sienne *à l'héroïsme.* Les âmes basses et vénales, ont beau répéter que tout cela est pure fiction, un beau roman et rien de plus, l'histoire des hommes de génie prouve évidemment le contraire. D'ailleurs, on est toujours porté à nier ce qu'on ne comprend pas. Mais pour obtenir cette gloire éternelle qui se lève sur leurs tombeaux et ne s'éteint pas dans la postérité, que font les hommes qui se sentent nés pour l'atteindre? Ils se séparent du monde : là, dans le silence et la retraite, leur vie, leur temps, leurs forces, leurs talens, leur esprit, leur génie, tout est consacré aux opérations d'une pensée active et laborieuse, tout s'efforce d'en faire jaillir l'inspiration *vaticinatrice,* ou l'idée-mère d'une vaste composition scientifique ou littéraire. Comme la moisson est pour eux abondante et ne saurait leur manquer, la plupart ne sont jamais pressés de jouir; ils comprennent que le génie ne suffit pas, que le temps, le travail, une grande puissance d'attention, sont des conditions indispensables pour obtenir une juste célébrité. Ils savent attendre et souffrir; car, en général, le présent est dur aux hommes taillés pour la postérité. Que n'a pas fait Démosthène pour devenir le prince des orateurs? Virgile mit onze ans à composer son *Enéide*, et la jugea indigne de voir le jour. Newton n'a expliqué le système de l'univers qu'en *y pensant toujours;* il employa trente ans à faire ses expériences d'optique. Keppler recommença d'immenses calculs pour trouver une erreur; son inquiétude fut telle qu'il craignit d'en perdre la tête : *Diù nos torserat.... ad insaniam.* Michel-Ange étudia, dit-on, pendant douze ans, le scalpel à la main, les muscles du corps humain. Le livre d'Harvey, *Exercitat. de motu cordis*, où il démontra sa grande découverte de la circulation du sang, lui coûta vingt-six ans de travail. Pascal a refait jusqu'à dix fois, des morceaux que tout autre eût trouvés admirables dès la première. Buffon a passé, de son aveu, cinquante ans à son bureau ; on sait qu'il écrivit dix-huit fois de sa main, ses *Epoques de la nature.* Malgré sa prodigieuse facilité, Voltaire ne perdait pas un instant; toujours au travail, telle était sa devise. Si Montesquieu a retrouvé les titres du genre humain, c'est au prix des plus grands travaux; il mit vingt-cinq ans à composer son *Esprit des lois...* Voilà les triomphes de la sublime folie de la gloire.

Il n'y a qu'une chose que beaucoup de ces hommes illustres négligent, c'est de comparer leurs travaux avec leurs forces physiques, c'est de se lancer dans la carrière avant d'en avoir mesuré l'étendue, sondé les abîmes. Car, de s'imaginer qu'on puisse exercer sans relâche et impunément l'intelligence; que les organes, si longtemps, si violemment excités, ne finissent par s'altérer, c'est une erreur qui coûte souvent la santé et la vie; or, cette erreur est malheureusement en crédit chez beaucoup de penseurs. Ils savent que les ouvrages fortement conçus, longuement élaborés, pour lesquels on a tenu conseil à chaque phrase, à chaque mot (1), sont les seuls durables. Il faut, disent-ils, jeter en bronze, quand on veut vivre au-delà du tombeau; il n'y a que les vers *cent fois retrempés au feu des muses,* qui aient un sceau de vitalité : soit; mais pour en venir à ce point, de longues années, un travail rude, opiniâtre, une constante et prodigieuse activité des ressorts de l'économie sont indispensables. Mais quel est le tempérament en rapport avec un tel oubli des lois de l'organisation? La nature nous a refusé

(1) *Scripta enim sua torquent, et singulis verbis in consilium veniunt.* (Senec.)

un pareil présent. Et savez-vous ce qui résulte de la violation de ces mêmes lois? Les forces s'usent, l'existence se flétrit, l'ardeur pour le travail s'éteint, les ouvrages entrepris languissent, le découragement survient, et l'on perd à la fois sa santé, son bonheur actuel et sa gloire à venir. Quel calcul! Croyons que la gloire a une sévère volupté qui adoucit le sacrifice, mais le fond du calice n'en est pas moins amer. Des hommes célèbres ont pourtant vécu longtemps, objectera-t-on. Eh bien! oui; c'est un petit nombre de guerriers échappé à un grand carnage : on les remarque et on les compte. Quelques prédestinés ne succombent pas, et chacun se flatte que le destin lui réserve la même faveur. Mais malgré cette longévité, la plupart ont été souffrans et valétudinaires. Quelques-uns, il est vrai, furent plus heureux, et pourquoi? parce qu'ils adoptèrent et suivirent un régime convenable, fondé sur la connaissance de leur constitution. On en trouvera de notables exemples dans le cours de cet ouvrage. Ceci nous prouve donc qu'on peut, par cette connaissance et par des moyens convenables, lutter jusqu'à un certain point contre les effets destructeurs des fortes applications de l'esprit. Existe-t-il de pareils moyens? Quels sont-ils?

quel est leur mode d'application? comment apprécier leurs résultats? voilà ce que j'ai voulu rechercher et faire connaître.

Tel est, en un mot, l'objet de mes travaux. Encore une fois, j'ai fait de mon mieux pour atteindre le but : s'il ne l'est pas, c'est ma faute, car ce but est noble et digne d'encourager un ami de l'humanité.

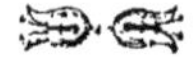

PREMIÈRE PARTIE.

PHYSIOLOGIE.

Première partie.

PHYSIOLOGIE.

CHAPITRE I.

DE LA VIE ET DE SES CARACTÈRES PRINCIPAUX.

Causa latet..... vis est notissima.
(OVID.)

On a voulu définir la vie, mais cette tentative a toujours été sans succès. En effet, comment définir ce qu'on ne connaît pas? La vie, insaisissable dans son élément primitif, n'est pour nous que la manifestation de l'action organique. La matière vivante n'est, à nos yeux, que de la matière organisée, soumise à certaines conditions de structure, de formes et de composition. Sans un *substratum* matériel en action, il nous est impossible de concevoir aucun acte vital. Toujours l'organisation co-existe avec la vie, le tissu avec la propriété, l'organe avec la fonction.

Ne pouvant donc comprendre l'essence de ce grand phénomène, cherchons du moins des résultats et des caractères généraux.

Que représente le corps humain vivant et animé? Un mécanisme très-compliqué, qui commence, s'accroît, dure quelques instans, périt et passe ; une agglomération d'organes jouissant de leur vie propre, et néanmoins parties d'un même tout, fins et moyens les uns des autres, liés par une solidarité d'actions convergentes vers un résultat général ; des appareils de fonctions diverses pour la nutrition, pour nos rapports extérieurs et la reproduction de l'espèce ; puis un fluide contenant tous les élémens organiques, vrai fleuve de vie qui, dans son cours impétueux, les présente à chaque organe comme un banquet somptueux où chaque convive est satisfait selon ses goûts; une suite de destructions et de restaurations, d'éliminations et d'assimilations perpétuelles, avec persistance de la même vitalité; une multitude d'actions, de réactions, d'impulsions, de sympathies, au milieu desquelles flottent sans cesse incertaines la santé, la maladie et la mort; enfin, une action générale, consensuelle, pour arriver, par un vaste ensemble d'harmonies organiques, à l'unité sensitive, à l'individualité, au MOI, résultat collectif des actes de la pensée, centre de la sphère intellectuelle, être mystérieux, incompréhensible, actif, qui sent, qui sait, et qui veut, seul capable de dire : *Je suis!* QUE SUIS-JE? Voilà la vie, ou du moins voilà ses caractères principaux.

On doit voir, en effet, par cette esquisse, qu'il ne s'agit que de caractères extérieurs, perceptibles, et nullement de la vie en elle-même. L'incompréhensible ne s'éclaircit point par des définitions. Les causes des phénomènes vitaux ayant lieu dans les derniers replis de nos viscères, dans la profondeur des tissus, par des affinités moléculaires, aggrégatives ou divellentes, échappent à nos sens, à nos instrumens, à notre intelligence. La vie est en nous et hors de nous; nous la sentons, nous la jugeons, nous en calculons les forces, nous en constatons les effets, les modifications, les degrés; elle a l'évidence d'un fait, expression de mille faits, et pourtant elle conserve l'obscurité d'une abstraction. Sa cause paraît à jamais couverte d'ombres sacrées pour tout esprit limité. On pourrait dire de ce phénomène ce que saint Augustin disait du temps : « Rien de plus clair, « si on ne me demande pas ce que c'est; mais « rien de plus obscur, si on veut que je l'explique (1). » Jusqu'à ce jour, nos systèmes ne sont que des essais, nos solutions de pures conjectures, et nous croyons connaître quand nous imaginons.

Toutefois, parmi cette foule de phénomènes qui caractérisent la vie, un seul les domine tous; c'est cette variété infinie d'actions organiques qui toutes se concentrent dans un seul acte, le fait unique et collectif de la vie, l'unité vitale et psychologique. Ainsi chaque organe est fait pour soi, ayant en lui ce qui le complète; il a sa loi, ses conditions, son mode à part d'existence; et pourtant la raison de chaque partie n'est que dans l'ensemble.

(1) *Si nemo ex me quærat, scio; si quærenti explicare velim, nescio.* (Confess., lib. 2, cap. 14.)

La vie de chaque organe devient celle de tous, celle de tous la vie de chacun. Il y a la vie de la molécule, la vie de l'organe et la vie de l'animal, ou plutôt il y a mille existences et il n'y a qu'une seule vie : admirable faisceau que l'étroite union des parties entre elles forme dès la fécondation du germe! Aussi, pénétrés de cette idée, les anciens philosophes regardaient-ils le corps humain comme la plus frappante image de l'univers, où tout se lie à tout dans l'espace et le temps. Qui ne reconnaît ici l'*unum et omnia* des pythagoriciens, « Dieu est *un et toutes choses?* »

CHAPITRE II.

DES DEUX MODES PRINCIPAUX DE MANIFESTATION DE LA VIE.

Si l'on considère le jeu des ressorts de l'économie, on s'aperçoit aussitôt que, sans rompre le principe de l'unité, la vie se présente sous deux modes généraux et assez distincts, la *sensibilité* et la *contractilité*. La première dépend entièrement du système nerveux; la seconde, du système musculaire en général; c'est ce qu'on nomme l'*innervation* et la *locomotion*, les *forces sensitives* et les *forces motrices*. A peu de chose près, on retrouve ces deux propriétés dans tous les phénomènes vitaux, quoiqu'à des degrés différens. Souvent leur développement est en raison inverse l'une de l'autre; mais quelquefois aussi ce développement est simultané, comme je tâcherai de le démontrer plus tard.

Depuis la pulpe irritable et contractile, la monade rudimentaire où se manifestent les premières traces de l'animalité jusqu'à l'homme, c'est-à-dire depuis le composé le moins organisé jusqu'à celui qui l'est le plus possible, on peut observer et suivre une progression de perfection organique. Dans les végétaux et les animaux des dernières classes, on ne remarque point de système nerveux; mais aussitôt que ce système existe, il intervient dans tous les actes de la vie. Faisant partie essentielle de nos organes, servant de lien commun à leurs actions, source de leurs rapports, de leurs sympathies, de leur co-existence vitale, il est le ressort principal des impulsions organiques. Sa perfection graduelle indique et marque le degré de perfection de l'animal, lui assigne son rang dans l'échelle des êtres. Ce système est dans l'homme le type d'une organisation parfaite. La liaison intime de ses parties, la multiplicité des points de concentration, la sûreté, la rapidité des communications, la variété, l'importance des effets, donnent à l'appareil nerveux une telle prépondérance dans l'économie, que Hunter a dit que ce système était véritablement l'*animal agissant*, l'homme lui-même.

En l'étudiant anatomiquement, on s'aperçoit

aussitôt qu'il se compose de centres principaux et de nerfs conducteurs des impressions et des déterminations. Toutefois l'arbre sensitif a ses racines dans le cerveau et la moelle épinière : de là, étendant et multipliant ses rameaux à l'infini, il embrasse toute l'économie dans un vaste réseau, dans une sorte d'atmosphère nerveuse, *animantur animalium omnes partes.* Ainsi la constitution radicale, originaire, le tempérament, l'idiosyncrasie, résident en partie dans le système nerveux. Il est bien démontré que tout point de l'économie humaine qui cesse pendant quelque temps d'être en communication avec les centres nerveux, cesse également de manifester les phénomènes qui constituent l'état de vie. Ainsi, quelque déliée que soit une fibrille nerveuse, elle a des rapports directs avec le centre cérébro-spinal. Imaginez par la pensée le plus petit espace du corps possible, il jouit de la sensibilité, à l'exception du système fibreux; encore ce dernier est-il d'une sensibilité extrême dans certains états morbides. Comme il existe alors un principe de destruction, la nature fait appel aux puissances organiques, et notamment au cerveau, pour le combattre.

Maintenant, s'enquiert-on comment ont lieu les impressions et l'influx cérébral, tout devient obscur, on ne marche plus que guidé par des hypothèses (1); nous savons seulement qu'il existe dans les nerfs un principe vecteur des sensations, des perceptions modifiées et élaborées par le *mens*. Mais quel est cet être singulier dont on ne peut ni démontrer l'existence ni la nier? Est-ce un fluide d'une incommensurable ténuité? Est-ce un gaz subtil et mobile à l'excès, en comparaison duquel le feu est lourd, l'éther grossier, la lumière sans rapidité? Où se forme-t-il? que devient-il? comment se répare-t-il? Nous l'ignorons..... Il est. On a dit que le système nerveux agissait par une puissance électro-moléculaire; en un mot, qu'il n'était qu'une sorte de batterie galvanique. Sans rejeter entièrement cette donnée, elle est pourtant loin d'être démontrée. D'ailleurs, n'est-ce pas expliquer l'inconnu par l'incompréhensible, reculer la difficulté sans l'éclaircir beaucoup, en un mot poser l'éléphant sur la tortue? Le temps et le génie aideront sans doute à dévoiler ce grand mystère, aliment éternel de notre curiosité.

(1) *Quid autem anima in nervum operatur? Nescio et nescit mecum quisquis est mortalium.* (BOERHAV., *Prælect., ad* 9407.) Nous ne sommes pas plus avancés aujourd'hui.

Toutefois on peut dire que ce qui nous manque pour le système nerveux, c'est un fait général à l'aide duquel on puisse coordonner les faits particuliers et en saisir l'ensemble. Ce fait général existe pour la circulation. On sait qu'il y a dans cette fonction un mouvement circulatoire dont le cœur est tout à la fois le principe et le moteur.

CHAPITRE III.

DE QUELQUES LOIS LES PLUS GÉNÉRALES DE LA SENSIBILITÉ.

L'ACTION des nerfs a pour résultat la sensibilité, c'est-à-dire l'aptitude à recevoir des impressions, soit du monde extérieur, soit de l'organisme lui-même. Ces impressions, transmises au *moi,* deviennent des perceptions, des actes intellectuels et moraux; et ces actes, à leur tour, se manifestent au-dehors par une réaction du centre nerveux à la périphérie. Ainsi, d'une part, impression, transmission, perception; de l'autre, détermination, transmission, action, c'est-à-dire une intelligence qui connaît, une volonté qui se détermine, une puissance qui agit : telle est la loi fondamentale de la sensibilité considérée sous le plus grand rapport possible. Ceci prouve que cette propriété des corps vivans n'est pas seulement passive (*recep-*

tivité), selon l'école de Kant, mais qu'il y a encore activité propre du système nerveux pris dans son ensemble. On conçoit encore, à moins de se mettre en opposition avec les faits les plus évidens, que ce système étant la condition matérielle, indispensable des modifications de la pensée et du sentiment, la mesure de sa perfection sera la mesure des facultés intellectuelles dans la gradation des êtres.

C'est à ce système, en effet, que l'homme doit sa supériorité, qu'il passe de l'être au néant; car, quelque doctrine philosophique qu'on adopte, il faut toujours en revenir à ce grand principe physiologico-moral, je suis et je sais, parce que je *sens*. L'étude du système nerveux, considérée d'un animal à un autre animal, présente d'immenses différences sous le double rapport organique et mental. Et même, en continuant la ligne d'ascension pour les êtres d'une nature supérieure à l'homme, et qui, dans l'ordre de la création, occupent les sommités morales et intellectuelles de l'univers, on arriverait sans doute à des résultats dont nous ne pouvons concevoir l'idée. « Il y a loin de la vie nerveuse du reptile à celle de Newton, et de la vie nerveuse de Newton à celle de l'ange. Aussi, les pensées qui sortent de ces trois modes d'existence diffèrent bien entre elles. » (KÉRATRY, *Inductions morales et physiologiques.*)

Non seulement ces différences se remarquent dans les diverses classes d'animaux, mais encore parmi les individus de l'espèce humaine. De là résulte une variété extrême dans la capacité de sentir, et par suite un développement plus ou moins étendu des facultés intellectuelles. En général, nous apprécions l'énergie de la vie d'après la force, la durée, la fréquence de nos sensations. Or, plus l'organe est apte à sentir, plus se prononce chez nous le désir d'être émus, d'être agités, d'être avertis de notre existence; il est même des individus que rien ne peut satisfaire sous ce rapport; jamais, jamais assez au gré des cœurs passionnés, fût-ce même aux dépens de leur bien-être et de leur santé. D'où dépend cette *faculté vorace* de sensations et d'affections? Précisément d'un appareil nerveux très-compliqué, doué d'une extrême capacité de sentir, capacité qui ne fait que s'accroître par la multiplicité même des impressions. Ce besoin d'émotions vives se fait surtout remarquer chez les peuples très-civilisés, et c'est avec raison qu'on le regarde comme le principe des beaux-arts. Personne n'ignore qu'une poésie harmonieuse, une musique enchanteresse, ne sont jugées telles qu'à proportion des sensations, des sentimens, des passions qu'elles excitent ou qu'elles font naître. Sous peine d'ennuyer, c'est-à-dire sous peine de mort, un livre doit intéresser, attacher celui qui le lit. C'est le comble de l'art quand le lecteur est tellement dominé, subjugué, qu'il ne s'aperçoit plus s'il y a un auteur, si c'est un livre qu'il tient dans les mains. En quoi consiste ce grand et beau secret? A multiplier les impressions, à frapper l'imagination, à stimuler vivement la sensibilité, en un mot, à agacer les nerfs avec les aiguillons de l'esprit.

Ainsi la sphère d'action du système nerveux, comme tous ceux de l'économie, augmente en raison directe de l'étendue et de la perfection de ce même système : les rapports de l'organe à la fonction sont ici d'une exactitude incontestable.

Il est une autre loi non moins importante de la sensibilité de relation; c'est qu'elle se manifeste par deux modes fondamentaux, *le plaisir* et *la douleur*. Le premier comprend toute sensation qu'on voudrait prolonger et qui semble utile à l'économie; la seconde, caractérise toute sensation qu'on cherche à repousser, comme nuisible à l'existence. Combien les mouvemens organiques sont en rapport avec cette explication! La sensation est-elle agréable, aussitôt les mouvemens sont expansifs, les tissus s'épanouissent, la nature semble présenter le plus de surface possible, afin que rien n'échappe de l'impression. Au contraire, dans la douleur, ces mêmes mouvemens se resserrent, les tissus se contractent, la nature présente un *minimum* d'espace à l'ennemi : on dirait qu'elle veut lui échapper ou qu'elle concentre ses forces pour résister et combattre. Plaisir et douleur sont donc les véritables sensations élémentaires, les deux pôles de la sensibilité, car les autres sensations n'en sont que des nuances faciles à reconnaître. Remarquons en outre, que ce qu'on nomme *la sensibilité morale*, ne présente également que deux affections primitives, l'amour et la haine, toutes deux le principe de nos passions, soit excitantes, soit dépressives. La douleur et le plaisir ont par conséquent une origine commune; aussi ont-elles d'intimes rapports. Il est des sensations pénibles qui ne sont pas sans charmes; et à l'extrême du plaisir commence la douleur. Celle-ci, comme on le voit, est nécessaire, indispensable à l'ordre des fonctions, car c'est l'élan du principe conservateur, le signal et le cri de l'organe souffrant;

en définitive, il n'est pas démontré quel est le plus nuisible ou le plus utile à l'homme, du plaisir avec ses roses, ou de la douleur avec ses épines.

Au reste, quelle que soit l'activité de ces deux sensations, jamais elle ne peut être continue : c'est encore là un des caractères de la sensibilité, l'intermittence d'action. De même que toutes les autres fonctions, la sensibilité cérébrale dont il est plus spécialement question ici, présente des alternatives de repos et d'action : ces intervalles sont nécessaires pour sa réparation, et celle-ci n'est même complète que par le sommeil. La loi d'intermittence d'action dont il s'agit, est du plus haut intérêt, non seulement pour la santé, mais encore pour les travaux de l'esprit et tout ce qui tient à l'activité cérébrale.

Remarquons encore, que même l'intermittence n'étant pas complète, jamais l'action nerveuse ne présente ce caractère d'égalité, de pondération qui se remarque dans d'autres fonctions. Mobile, inconstante, variable à l'excès, dans son intensité, dans son énergie, la sensibilité passe souvent, avec une étonnante rapidité, du dernier degré de prostration, au plus haut point d'exaltation. C'est une faculté libre, *indépendante;* c'est une force spontanée, aussi incalculable dans ses effets, qu'inconnue dans sa cause. Tour à tour vive, forte, abaissée, exaltée, déréglée, elle parcourt, elle excite certains organes, et les abandonne subitement pour d'autres. Jamais ses proportions ne demeurent les mêmes dans une partie organique quelconque; jamais la fixité, la permanence, la précision d'action, ne lui sont applicables.

Cette loi de *mobilité* si importante, en détermine une autre non moins essentielle à connaître : c'est la loi de *concentration*. On a dit que la sensibilité se comportait à la manière d'un fluide d'une quantité déterminée qui, s'il coule abondamment dans un de ses canaux, diminue proportionnellement dans les autres. Cette comparaison ne manque pas de justesse. Il est certain que plus un organe est excité, plus la sensibilité s'y accumule, et toujours aux dépens de la sensibilité des autres organes. Cette simple loi de physiologie, observée dès l'antiquité, est peut-être une des plus fécondes sous le rapport des maladies, de l'hygiène et de la philosophie. En se bornant aux facultés de l'intelligence, remarquons que cette loi de concentration n'est autre chose que la méditation. Car, qu'est-ce que méditer? c'est réunir, par un effort cérébral, toutes les données sur un objet quelconque, pour en examiner, en découvrir tous les rapports et en tirer des conséquences. Ces conséquences sont ensuite applicables aux arts et aux sciences. C'est ainsi que la pensée devient la plus grande des puissances humaines. Si le génie est comme le foyer d'un verre ardent qui ne brûle et n'éclaire que sur un point, il le doit certainement au pouvoir de condenser le plus possible l'action nerveuse. Telle est en partie l'origine des hautes facultés intellectuelles, heureuse ou triste prérogative de certains hommes destinés à agiter, à remuer, à lancer les intelligences inférieures. Cependant, dira-t-on, vous confondez l'action du cerveau avec la sensibilité en général. Sans doute : le système nerveux n'est-il pas identique dans toutes ses parties? Mais comme l'unité sensitive est indispensable à l'unité de l'être, puisque c'est elle qui la constitue, il faut un organe qui sympathise avec tous, qui perçoive toutes les impressions, qui communique avec tous les points de l'économie, et qui s'affecte de toutes les modifications : cet organe est le cerveau. Il n'en est pas moins vrai cependant que, si cet organe est toujours le point de concentration de la sensibilité, les autres organes ne tardent pas à s'altérer par le défaut d'innervation nécessaire à leur action normale. C'est même là une des causes de la perte de la santé de ceux qui exercent l'esprit outre mesure. On entrevoit déjà le principe des maux qui tourmentent l'homme de génie, et comment des fruits de mort sont greffés sur l'arbre de vie.

Ajoutons encore que, dans certains cas où l'excitation cérébrale est portée au plus haut degré, les autres organes sont presque insensibles aux impressions extérieures. L'âme ne perçoit plus rien du dehors, et le *moi* paraît ramené à son état de simplicité métaphysique. L'abstraction mentale, l'enthousiasme, les extases contemplatives, certaines maladies, comme le délire, la catalepsie, démontrent que ces phénomènes ne sont pas rares. On les remarque également dans la profonde méditation. Archimède, fortement occupé d'un problème de géométrie, n'était pour ainsi dire qu'une intelligence, quand le soldat de Marcellus vint le frapper. Tertullien fait cette belle réflexion en parlant de l'enthousiasme des martyrs de la foi : *Nihil crus sentit in nervo, cum animus in cælo est.* Quoi qu'il en soit, cet état ne peut durer : la disproportion de l'innervation y est trop prononcée pour ne pas rompre avec violence l'équilibre des fonctions.

Ce que je viens de dire des variations, des

oscillations de la sensibilité en général, se remarque égalément dans les facultés intellectuelles, surtout quand elles sont très-actives, très-développées. Il en est une surtout qui présente ce caractère de la manière la plus tranchante, c'est l'imagination. Certes, il n'est point de faculté mentale offrant plus de variétés dans son énergie, dans ses degrés d'abaissement ou d'élévation que celle-ci. Ce qu'on nomme son *prisme,* n'est autre chose que les modifications diverses d'une extrême sensibilité cérébrale. La mobilité, l'inconstance de l'imagination, sont précisément les facettes de ce prisme, dont les reflets portent tour à tour dans l'âme, et avec une étonnante rapidité, les sentimens de la joie la plus vive ou du chagrin le plus profond. On le voit, la sensibilité morale, comme son principe, la sensibilité physique, est soumise à des lois analogues : aussi, comme cette dernière, la sensibilité morale redoute-t-elle ce qui a l'apparence d'un calcul, d'une entrave, d'une limite. La rigueur des méthodes, la fixité des règles, ne lui sont jamais applicables, surtout quand elle est active et prédominante. Qu'on nous dise si le calme des sens, la paix du cœur, les douces ondulations de la pensée, qui prouvent si bien l'harmonie morale et intellectuelle, sont les attributs des êtres éminemment sensibles : non, sans doute. Pourquoi cela? c'est que la force d'impulsion, la puissance excitatrice, est toujours ou trop faible ou trop énergique; c'est que la différence des effets, est en raison directe de la variabilité du principe d'action. Voilà pourquoi le caractère des individus très-nerveux, frappe d'abord par des inégalités constamment dues aux innombrables fluctuations de la sensibilité. On a dit avec raison qu'on ferait une longue énumération des terreurs du brave et des sottises de l'homme d'esprit; qu'il y avait impossibilité physique d'être un grand homme du matin au soir, rien de plus vrai : on en sait maintenant la raison.

De ces excitations et de ces variations extrêmes et continuelles de la sensibilité, résultent souvent deux effets très-remarquables. Le premier se manifeste quelquefois par un épuisement total de cette propriété; tout s'affaisse dans l'économie, énergie vitale, force physique et force morale, tout languit, et l'individu reste frappé d'une asthénie générale. Le second effet, beaucoup plus commun, est que les nerfs acquièrent une excitabilité si grande, que le plus léger stimulant, peut déterminer une action nerveuse hors de proportion avec sa cause.

Dans cette disposition, la sensibilité, montée au ton propre à faire percevoir des sensations imperceptibles à d'autres individus, sera vivement ébranlée par une sensation ordinaire, sera troublée jusqu'au spasme, jusqu'à la convulsion, par un excitant qui ne serait que très-modéré ou même agréable pour des nerfs moins irritables.

Il ressort de là, que l'*intensité* de la sensation dépend moins de l'intensité de la cause, que de la disposition individuelle, principe de dynamique vitale d'autant plus remarquable, que les conséquences en sont aussi multipliées qu'importantes.

Cet état d'extrême irritabilité, poussé à son dernier terme, est considéré par les médecins, et avec raison, comme une maladie; c'est la *susceptibilité nerveuse* morbide. Existe-t-il, en effet, de plus cruelle disposition que celle qui ébranle, qui agite l'économie pour les choses les plus légères? Le physicien Boyle parle d'une femme qui souffrait vivement, s'il arrivait quelqu'un chez elle ayant passé dans des quartiers où il y avait de la neige. D'ailleurs, des sens exquis, une irritabilité excessive des nerfs, percevant activement les impressions physiques et morales les plus fugaces, correspondront toujours à un caractère mobile, irritable, *susceptible,* ombrageux, peu consistant. Ce caractère, à son tour, réagit sur les organes et en trouble les fonctions; à chaque instant, l'âme bouleverse son *animal.* Qui n'a pas remarqué ces êtres toujours souffrans ou croyant souffrir, sans qu'on puisse en assigner la cause patente, délicats, irritables, pour qui tout est douleur, excès, sensation pénible, motif de crainte, d'inquiétude et d'abattement?

Cette funeste modification du système nerveux, dont je parlerai plus amplement dans la suite, est toujours, dans son développement, le produit d'une extrême civilisation. Malheur à celui qui en est atteint! sa part et sa mesure de forces, cessent d'être en rapport avec les influences auxquelles l'économie est nécessairement exposée.

En résumé, la sensibilité est la propriété par excellence des corps organisés, vivants et animés: elle acquiert son *summum* d'activité chez l'homme; il n'existe, il n'agit, il ne vit que par elle; en un mot, la sensibilité est l'*étoffe* dont la vie est faite. Toutefois, cette propriété n'est pas seulement le principal mobile de l'action organique: au moyen de sensations de conscience, elle est la source de nos plaisirs, de nos douleurs ; elle influe sur le caractère, sur les penchans et les affections, sur la volonté, sur la fougue ou l'impuissance de l'imagination, sur la violence ou la modération des désirs, sur l'activité ou l'inertie de l'intelligence. Considéré physiologiquement, on peut dire que l'homme est ce que le fait la sensibilité. Cette force ou propriété est si importante, si nécessaire, si radicale, que les philosophes en avaient fait une âme spéciale, l'*âme sensitive*. Bacon distingue la science de l'âme, en science du *souffle divin*, d'où est sortie l'âme raisonnable, et en science de l'âme *irrationelle*, qui nous est commune avec les brutes, et regardée comme le produit du limon de la terre. Selon Platon, « les dieux ayant pris un principe d'âme immortelle, créèrent un corps mortel pour y placer cette âme ; mais ils y joignirent une âme mortelle, sujette aux passions par la nécessité de sa nature. » (Timée.)

CHAPITRE IV.

DE LA CONTRACTILITÉ, OU DE LA PUISSANCE MUSCULAIRE.

Le second mode par lequel la vie se manifeste est la *contractilité*. C'est dans cette importante propriété que réside essentiellement la force de l'animal. Ses modifications sont très-nombreuses, et les physiologistes leur ont imposé diverses dénominations que je négligerai, ne tenant compte ici que des notions les plus générales. Quelque nom d'ailleurs que l'on donne à la contractilité, son action tend toujours au même but, la contraction, l'effort et le resserrement. Cette propriété, ainsi que la sensibilité, se retrouve avec toutes ses nuances dans la plupart des tissus et des organes. « Examinez, dit Bichat, tous les phénomènes physiologiques, tous ceux des maladies, et vous verrez qu'il n'en est aucun qui ne puisse, en dernier résultat, se rapporter à la sensibilité et à la contractilité. » Cependant la contractilité réside particulièrement dans le système musculaire, bien que toujours sous l'influence de l'innervation; aussi Cullen donnait-il aux muscles le nom d'*extrémités mouvantes des nerfs*. Ainsi, on pourrait dire que l'organe le plus contractile est aussi le plus sensible. Le cœur est de tous les organes musculaires le plus irritable, mais c'est précisément aussi celui qui semble le plus sous l'influence immédiate du cerveau. Haller a dit : *ergò motus cordis, à stimulo*. Eh bien! ce qu'a dit ce grand physiologiste du stimulus physique, peut s'entendre également du stimulus moral; il n'y a pas d'organe qui ne ressente plus rapidement et plus profondément l'impression que le cœur et toute la région précordiale. Personne n'ignore que le nom de *cœur,* s'entend du sentiment comme de l'organe physique de la circulation. Le langage vulgaire exprime même parfaitement cette idée. Une bonne nouvelle ranime et dilate le cœur, le chagrin opprime et donne un *resserrement* de cœur inexprimable.

On peut donc inférer de ce que nous venons de dire, que la sensibilité et la contractilité ont leur principe dans le système nerveux. En effet, une forte commotion électrique, l'empoisonnement par l'acide hydrocyanique, les abolissent toutes deux, et la vie est arrêtée jusque dans ses sources. On croit pourtant aujourd'hui, relativement au mode d'innervation de ces deux propriétés, que l'influx nerveux a lieu dans un ordre de nerfs différens ; assertion établie par certains faits, par d'ingénieuses expériences, et qui a pris rang parmi les vérités scientifiques presque démontrées. Au reste, quoi qu'il en soit de leur principe, ces deux propriétés diffèrent bien entre elles, sous le rapport de leur mode d'action et des phénomènes qu'elles présentent.

La sensibilité reçoit les impressions et les transmet; la contractilité triomphe de l'obstacle, surmonte la résistance, soit instinctivement, soit avec conscience de l'être. Sentinelle attentive, la sensibilité veille au-dedans et au-dehors; mais c'est la contractilité seule qui agit et qui réagit. A proprement parler, la sensibilité ou puissance nerveuse, est le principe régulateur qui avertit, dirige et commande; la contractilité ou puissance musculaire, est l'agent qui obéit et exécute; elle est pour ainsi dire la force personnifiée. Ces deux propriétés de l'organisme ont un besoin égal l'une de l'autre.

Sans la contractilité, la sensibilité serait sans résultat, sans objet, sans action, sans influence; sans la sensibilité, la contractilité n'aurait ni moteur, ni direction. Dans un organe mis en action, que se passe-t-il? La sensibilité est la première qui s'exerce; elle apprécie le rapport qui existe entre le corps excitant et le degré de réaction organique qui doit avoir lieu; mais cette réaction est confiée à la contractilité. En elle réside principalement la force conservatrice, celle qui repousse l'atteinte des influences nuisibles, ou les fait tourner au profit de l'organisation. La digestion, la nutrition, la circulation, la station, la locomotion, font partie du domaine de la contractilité. C'est au moyen de sa force musculaire et contractile, distribuée dans les organes intérieurs et extérieurs, que l'homme agit sur les corps, qu'il dompte la matière, qu'il s'en empare, la transforme, l'assimile à sa propre substance. La force vitale d'aggrégation, de cohésion, la force tonique fibrillaire, ne sont, à vrai dire, que les différentes nuances de la contractilité. On peut dire que la mesure d'énergie de cette propriété, est la mesure de force et de résistance vitale dans un organisme donné. Ajoutons enfin que la sensibilité exaltée, imprime quelquefois à la contractilité une impulsion excessive, mais toujours irrégulière. C'est ce qu'on remarque chez les maniaques, les hystériques, quand ils ont des convulsions. Quelquefois même cet effet a lieu par l'influence d'une passion violente. Certainement l'effroi brise et peut anéantir les forces musculaires ; le courage, l'espérance et la joie en décuplent les effets ; la colère peut les accroître d'une manière indéfinie ; *semper Ajax fortis, fortissimus tamen in furore.* Un des historiens de Molière, Grimarest, nous apprend que le moindre retard, le moindre dérangement, le faisait entrer en *convulsions,* et l'empêchait de travailler pendant quinze jours. On voit ici combien une sensibilité irrégulière influe sur la contractilité.

CHAPITRE V.

DE LA LOI FONDAMENTALE DU TEMPÉRAMENT DES PERSONNES LIVRÉES AUX TRAVAUX DE L'ESPRIT.

Sanitas est symetria, *morbus autem* ametria.
(GALEN.)

SI toutes les parties du corps humain conservaient le même degré d'énergie ; si l'on pouvait obtenir une égale et constante pondération des puissances organiques ; si, en un mot, toutes les actions vitales étaient tendues à l'unisson, il n'y aurait pas de *tempérament*. Voilà le beau idéal de la physiologie ; mais il n'en est pas ainsi. Un ou plusieurs systèmes de l'économie, un organe important même, ne tardent pas à prédominer ; dès lors le tempérament se dessine au physique et au moral. Lorsqu'à cette condition physiologique, se joignent les circonstances du régime, du climat, des habitudes, de l'éducation, des maladies, ce tempérament se modifie; il s'exaspère ou diminue, selon la direction imprimée aux causes dont je viens de parler. Une vue large et complète des choses, les observations les plus positives, forcent donc d'admettre, comme on l'a dit, une *trame* primitive, individuelle, invariable jusqu'à un certain point, sur laquelle se brode ensuite notre existence.

De toutes les forces de l'économie, celles qui peut-être offrent le plus de variétés dans leur énergie, sont les forces *sensitives* et les forces *motrices*. Etablies pour s'aider, se balancer, se modérer et concourir au maintien de la santé, il est bien rare néanmoins que cette action soit dans les rapports d'une exacte proportion. Sentir et agir sont les deux principaux ressorts de la vie; notre conservation dans l'*être* et le *bien-être*, dépend de leur action sagement combinée. Mais qu'il est difficile de les maintenir dans des limites compatibles avec la santé! Chez certains hommes, les forces sensitives l'emportent; elles acquièrent tôt ou tard une prédominance marquée : l'appareil nerveux est alors doué primitivement, originairement d'une grande capacité d'action, capacité qui n'a fait que s'accroître par l'emploi même exagéré de cette force. Cet accroissement est la conséquence d'une loi physiologique en vertu de laquelle un organe continuellement exercé, augmente progressivement sa force, son énergie, sa prépondérance. Mais d'un autre côté, et par une conséquence de la même loi, si la sensibilité est plus active, la contractilité diminue dans les mêmes proportions; la force de réaction ne contre-balance plus la force d'impression. Qu'arrive-t-il alors? le système nerveux attire tout, envahit tout, domine entièrement l'organisme; les forces vitales s'y concentrent, mais la vigueur contractile des organes, cesse d'être en rapport avec cette disposition. Certaines fonctions jouissent d'une prodigieuse activité; d'autres, au contraire, languissent par défaut d'innervation; tel organe est dans un état de réplétion vitale, tandis que tel autre manque pour ainsi dire du nécessaire. Dès lors la synergie des forces radicales de l'économie cesse d'exister, leur répartition n'est plus égale, leurs rapports harmoniques, leur action consensuelle. Ces phénomènes s'observent chez les individus éminemment nerveux, mais principalement chez les hommes qui exercent long-temps et fortement les facultés intellectuelles.

Ainsi, on peut poser la LOI suivante.

D'une part :

DISPOSITION NERVEUSE ORIGINELLE;

Puis,

EXCÈS D'ACTION;

Enfin,

PRÉDOMINANCE EXTRÊME, CONTINUE DU SYSTÈME NERVEUX;

De l'autre :

DIMINUTION GRADUELLE ET PRESQUE ABSOLUE DE LA CONTRACTILITÉ.

Telle est la loi fondamentale, la condition organico-vitale, le caractère dominant et distinctif de ce tempérament; loi que je prie instamment de ne jamais perdre de vue, car nous la retrouverons sans cesse; cet ouvrage n'en est que le développement et l'application.

Je dis la loi fondamentale : en effet, les nuances sont infinies. Ce serait d'ailleurs une erreur de croire que les hommes fortement adonnés aux travaux de l'esprit, ne participent point aux variétés de constitution décrites par les physiologistes. La prédominance du système nerveux peut s'allier et s'allie en effet avec toutes les formes connues de tempérament, bien qu'il y ait des caractères particuliers à chacune de ces formes. Ainsi, quand cette prédominance a lieu avec les tempéramens bilieux et mélancoliques, elle présente des effets bien différens que dans le tempérament lymphatique ou muqueux. La constitution *lymphatico-nerveuse*, se remarque surtout chez les femmes, en général douées d'un tact fin et d'une pénétrante sagacité. La Fontaine eut aussi ce tempérament. Cette apathie de caractère, ce laisser-aller d'existence, joints à une rare finesse d'observation, à un entendement supérieur, deux traits principaux du bonhomme et du grand homme, n'appartiennent-ils pas à cette constitution ?

Il y a plus, c'est que, malgré l'opinion de plusieurs physiologistes anciens et modernes, l'appareil nerveux peut avoir une grande activité, en même temps que le système osso-musculaire a acquis un développement très-marqué. Plutarque compare les athlètes, pour l'esprit, aux colonnes du Gymnase. Galien veut que, semblables aux animaux, ils ne soient propres qu'à faire de la chair et du sang : tout cela est exagéré, parce que cela est exclusif. Il est des hommes appelés avec raison, les *élus de la na-*

ture, qui joignent aux formes athlétiques, une action nerveuse très-énergique, par conséquent très-aptes aux travaux de l'esprit et aux exercices du corps, capables de tout entreprendre, de surmonter tous les obstacles. Comment Plutarque n'a-t-il pas réfléchi que le philosophe par excellence, cet homme doué d'une si grande puissance d'imagination, en un mot le divin Platon, était renommé pour ses épaules carrées et la vigueur de sa constitution? De pareils exemples ne sont pas rares dans les temps modernes. Léonard de Vinci était célèbre par sa force corporelle; Buffon, le maréchal de Saxe, Gluck, Mirabeau, présentaient les mêmes dispositions. On le voit, des individus musculeux et robustes, *musculosi quadrati,* peuvent donc aussi être doués d'une sensibilité vive et forte. A la vérité, cette heureuse coïncidence ne se trouve que bien difficilement. Ils sont rares ces hommes d'un esprit étendu et d'un corps herculéen, faits pour triompher au *Forum* et dans la *palestre,* capables d'encenser à la fois et Vénus et les Muses. Remarquons en outre, qu'il est presque impossible que les forces sensitives et les forces motrices, quelque énergiques qu'on les suppose, se soutiennent dans une parfaite égalité d'action: tôt ou tard, les circonstances, les travaux, les habitudes, font pencher la balance. Les unes l'emportent sur les autres, à moins que par un plan d'hygiène bien conçu, exactement suivi, on ne parvienne à maintenir l'équilibre.

Nous sommes donc forcés d'en revenir à la loi précédemment exposée, que la sensibilité est *en plus* et la contractilité *en moins;* que c'est là, la base première, le principe radical de la constitution des hommes célèbres; qu'on retrouve constamment cette disposition organique chez eux, quelles que soient d'ailleurs les variétés et les nuances de tempérament amenées par l'influence proportionnelle des systèmes vasculaire, sanguin ou lymphatique.

Cette activité singulière de l'appareil nerveux, chez certains individus, est un fait observé depuis long-temps; mais il n'en est pas de même des phénomènes produits par la diminution de la contractilité, phénomènes bien dignes néanmoins de fixer l'attention du médecin, comme je tâcherai de le démontrer dans la suite. On peut dire néanmoins, par anticipation, que ce défaut de rapport entre les forces motrices et les forces sensitives se remarque surtout dans certaines actions vitales. La contractilité, au lieu de modérer, d'équilibrer l'action nerveuse, devient au contraire subordonnée à celle-ci. La sensibilité en excès, s'empare des muscles de la vie de relation; quelquefois elle augmente leur action d'une manière extraordinaire, quand elle s'exalte; c'est ainsi que la colère double et triple les forces : d'autres fois elle frappe ces mêmes muscles de stupeur et de paralysie, comme dans une frayeur subite, c'est le *vox faucibus hæsit*. Autre effet de la même cause : la fibre musculaire s'affaiblissant, s'appauvrissant graduellement, devient, comme je l'ai dit, de plus en plus mobile, et par conséquent susceptible de se contracter sous la plus légère excitation nerveuse. De là cette singulière tendance aux spasmes, aux convulsions, aux contractions irrégulières des muscles soumis ou non à la volonté, qu'on remarque chez les individus nerveux et irritables. Leurs mouvemens sont en général impétueux, leurs gestes brusques et multipliés; les muscles de leur visage présentent surtout l'effet des contractions involontaires, bien plus encore quand ils sont animés : de là cette physionomie expressive qui souvent les caractérise. Beaucoup d'hommes célèbres ont été exposés à cette disposition spasmodique, tantôt générale, tantôt partielle, notamment quand l'activité de leur esprit était poussée à l'extrême. Le czar Pierre Ier, dit Saint-Simon, était sujet à un tic qui ne revenait pas souvent, mais qui lui démontait les yeux, toute la physionomie, et donnait de la frayeur. Napoléon avait habituellement un mouvement *involontaire* de l'épaule droite, et en même temps un autre mouvement de la bouche de gauche à droite. Tout le monde sait qu'éprouvant de fortes contrariétés, il était agité d'une colère pâle, par cela même d'autant plus violente ; lui-même nous apprend ce qu'il éprouvait dans certaines occasions. « Eh bien! me dit-il en m'apercevant, la crise a été forte; je me suis fâché, mon cher. On m'a envoyé plus qu'un geôlier; sir Lowe est un bourreau! Quoi qu'il en soit, je l'ai reçu aujourd'hui avec ma *figure d'ouragan*, la tête penchée et l'oreille en avant. Nous nous sommes considérés comme deux béliers qui allaient s'encorner; et mon *émotion* doit avoir été bien forte, car j'ai senti la *vibration* de mon mollet gauche : c'est un grand signe chez moi, et cela ne m'était pas arrivé depuis long-temps. » (*Mémorial de Sainte-Hélène*, tom. 3, pag. 341.) On voit, par cet exemple et mille autres semblables, que dans cette constitution, la contractilité n'est plus dans ses limites naturelles ; que diminuée, affaiblie, loin de réagir d'après les impressions normales de la sensibilité, son action est presque toujours irrégulière, tandis que la sensibilité accrue, énergique, exaltée, prédomine sur toutes les fonctions de l'économie. La loi que j'ai posée, me paraît donc être le principe fondamental de la constitution de certains hommes, parce qu'elle est l'expression la plus générale, la plus constante de faits multipliés et irrécusables.

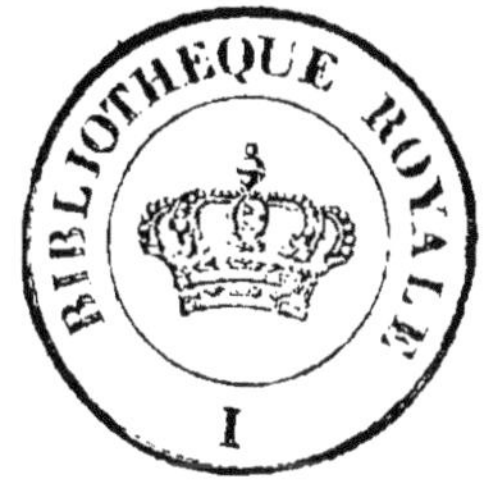

CHAPITRE VI.

DES EFFETS DE CETTE LOI SUR LE PHYSIQUE.

I.

La première conséquence d'une pareille disposition organique, celle qui frappe le plus d'abord, est que celui qui l'a reçue de la nature, éprouve un sentiment plus vif de l'existence que les autres hommes. Il vit beaucoup, car il sent beaucoup. Un rhythme d'exercice vital très-actif, une continuelle exagération de la force nerveuse, des phénomènes d'association organique aussi prompts que faciles, des sympathies nombreuses, rapides, des impressions multipliées, une certaine turbulence de mouvemens, donnent réellement à la vie quelque chose d'extrême, d'impétueux, qui l'agite et la précipite. C'est précisément l'organisation qui fait vivre et mourir plus vite que toute autre. La grande *affectibilité*, qui en est le signe distinctif, se remarque surtout chez les poètes et les artistes. Leur organisation fine, molle, délicate, est singulièrement propre aux divers genres de sensations. Tout les frappe, tout les anime, tout se peint en eux avec force et vivacité. Pénétrés en quelque manière de feu et de sentiment, ils sont avides de ce qui peut exciter et augmenter la vie. Cette facilité d'émotion et d'exaltation qui les caractérise, imprime bientôt à l'économie, une sorte de mobilité et d'accélération dans les actes vitaux, qui font que la moindre impression ébranle sur le champ la masse entière de l'économie. Il existe un foyer de vie et d'action dont les puissantes irradiations s'étendent à tous les points de l'organisme. Salvator Rosa dit qu'un peintre est, *tutto spirito, tutto bile, tutto fuoco,* un composé d'esprit, de bile et de feu; et ce langage n'est pas aussi métaphorique qu'on le croit.

Ce serait d'ailleurs une erreur de penser que l'énergie vitale dont il s'agit, a seulement lieu dans la sphère cérébrale. Le système nerveux est *un*, par conséquent les phénomènes qui s'y rapportent, tiennent aux parties qui le composent, selon l'ordre de leurs fonctions. Les perceptions vives, claires, nettes, la promptitude de conception, la rapidité d'aperçu, exigent la perfection de toutes les branches, de toutes les fibrilles nerveuses ; autrement il y aurait dissonnance des facultés. L'exquise délicatesse des sensations de conscience, suppose, *à priori,* l'exquise sensibilité des nerfs. Une imagination riche, un sentiment vif et profond des choses, dépendent souvent d'une mémoire heureuse et tenace : mais celle-ci n'est due qu'à une grande force d'impression, qui elle-même, nécessite dans les organes nerveux périphériques, une extrême facilité à être ébranlés. Le degré d'énergie de perception, doit aussi se mesurer, sur l'intensité de l'impression première : or, le point de départ de celle-ci est dans les extrémités des nerfs. Le sentiment fin et exquis des arts, ce sentiment de poète et d'artiste, réside dans les nerfs comme dans le cerveau ; et quand Diderot assure qu'il avait la *peau la plus sensible du siècle,* il l'entend au moral comme au physique. Un artiste d'une sensibilité extrême disait : « Je vois trop, j'entends trop, je sens tout d'une lieue. » Cette exubérance de perception pouvait certainement s'étendre à toutes les impressions. Ainsi, ce n'est pas le cerveau seul, qui prédomine dans le tempérament, objet de notre étude, c'est l'ensemble du système sensible. Si l'appareil nerveux viscéral réagit, le cerveau est fortement excité; si la réaction part de l'encéphale, on remarque aussitôt une électrisation générale des forces sensitives.

Il est maintenant facile de voir pourquoi ce tempérament est mobile, et surtout impressionnable au plus haut degré : on dirait un instrument sonore et parfait, qui vibre et s'ébranle tout entier au moindre attouchement et par l'excitation la plus fugitive. Ce n'est pas sans raison qu'on l'a comparé à la *harpe éolienne,* qui résonne au moindre souffle. Aussi qu'arrive-t-il? le plaisir est plus vif, mais la douleur est plus aiguë; les sensations produites, sont presque toujours hors de proportion avec leur cause, l'arbre nerveux éprouvant sans cesse de violentes secousses. Les hommes privilégiés dont il est le partage, ont plus de joie, plus de chagrin, plus d'amour, plus d'aversion, plus de transports, plus d'ardeur, plus de passions, plus de bonheur et de malheur, plus d'enthousiasme que les êtres doués d'une organisation inférieure. Dans les chances de la destinée humaine, il leur est échu un lot plus fort de jouissances et de peines : cela explique pourquoi, ce que la vie contient de plaisirs et de soucis, de douceur et d'amertume, leur semble réservé; comment ils sont à la fois les faibles et les forts d'entre les hommes, les élus du Ciel, les délices de leur siècle et de la postérité, et pourtant, trop souvent, les infortunés de ce monde. C'est qu'en réalité, ils sont plus hommes que les autres hommes, soit en bien, soit en mal. Si le degré de perfection du système nerveux, indique et marque le degré de supériorité dans l'échelle de l'animalité, il est certain qu'il existe, dans certains êtres éminemment sensibles, quelque chose au-dessus du reste des mortels. La prééminence physiologique, est le principe de la suprématie de l'intelligence, et par conséquent de la prééminence sociale. On a dit que les grands hommes étaient l'aristocratie de notre espèce, et cela est vrai; mais on a simplement constaté le fait, ici nous faisons voir le titre : leur puissance est vraiment de droit divin.

Toutefois cette supériorité est bien compensée. Pourquoi la nature a-t-elle mis à son chef-d'œuvre, le sceau de l'humanité, l'incomplet? Deux causes contrebalancent ces immenses avantages. La première est que la vitalité excessive dont nous parlons, ayant sa source dans la force nerveuse, est toujours, comme elle, variable, irrégulière et sans durée. Cette puissance d'émotion doublant la faculté de vivre, cette plénitude du sentiment de l'existence, que sont-elles, en effet, en les dégageant de toute illusion? un excès et quelquefois une direction vicieuse des forces sensitives: or, cet état, loin de soutenir la vie, consume et tue. Il y a de l'énergie, de la tension organique, mais par bonds, par élans, par convulsion; on dirait une impulsion maladive plutôt qu'une véritable force naturelle; souvent la somme de vitalité semble augmentée, et pourtant il n'en est rien en réalité. Abusés par une certaine vigueur factice, ces hommes pensent qu'ils sont forts, parce qu'ils sont excités; ils ne savent pas qu'il y a seulement inégale diffusion de la force nerveuse, et quelquefois roideur spasmodique des muscles. En veut-on la preuve? Remarquez que cet état dure peu; qu'aussitôt se manifeste un *collapsus*, une sorte d'affaissement exactement proportionné au degré d'exaltation qui a précédé. Le délicat réseau dont la nature a tissu la structure des hommes éminemment doués de sensibilité, ne pourrait supporter la surexcitation organique, si elle se prolongeait. Tout y semble antipathique à la chair, à l'organe, à la matière. Ce qui se passe dans la société, d'accord avec l'expérience médicale, dépose journellement en faveur de cette assertion. L'homme le plus poétiquement organisé, est, à vrai dire, sans force matérielle ; c'est peut-être dans ce sens qu'il faut entendre ce mot d'un ancien : « Que les âmes héroïques n'ont pas de corps. »

La seconde cause de détérioration de la constitution dite *nerveuse,* est la diminution plus ou moins rapide de la contractilité. Qu'est-ce qui constitue la force vraie de l'organisme ? la précision normale des mouvemens. En quoi consiste la *stabilité d'énergie* vitale, signe assuré de la santé ? dans la pondération des forces sensitives et motrices. Ici nous ne voyons rien de semblable. Ce n'est pas, en général, que l'excitation soit toujours uniforme dans l'économie ; elle varie en plus ou en moins dans les différens organes : mais dans un corps sain et bien constitué, la loi de balancement de volume et d'activité organiques, ne tarde pas à rétablir l'équilibre. Au contraire, si l'appareil nerveux a acquis une prépondérance extrême, cette loi reste sans résultat, parce que la contractilité ne réagit que médiocrement ; les forces motrices se dégradent, perdent de leur énergie, quand les sensations sont trop vives, trop rapides, trop multipliées.

La faiblesse ou la nullité de l'action contractile des tissus, se fait sentir dans toutes les fonctions de l'économie ; le système musculaire surtout, tombe dans une débilité progressive et toujours relative à l'accroissement d'action de l'appareil nerveux, notamment si l'individu se condamne à une vie sédentaire. Les muscles pâlissent, diminuent de volume ; la cohésion de leurs fibres n'est plus la même ; souvent ils s'atrophient : dès lors tout principe de réaction organique, devient presque impossible. Et qu'on ne s'imagine pas que les muscles extérieurs ou de la vie animale, soient les seuls qui s'affaiblissent ainsi, ceux de la vie intérieure sont également frappés d'asthénie, ce qui influe de la manière la plus fâcheuse sur d'importantes fonctions. On se convaincra de la vérité de cette assertion par les observations suivantes.

II.

Qui n'a pas remarqué, et quelquefois avec envie, l'excellent appétit, la digestion facile et rapide des hommes robustes, surtout quand ils sentent peu et pensent encore moins? La classe ouvrière et le peuple des campagnes, en offrent de nombreux exemples. Il est évident ici, que non seulement la nature n'est pas distraite par le cerveau du grand travail d'élaboration alimentaire, mais que l'accomplissement de cet acte est hâté par les fortes contractions de l'estomac, des intestins, du diaphragme et des muscles de l'abdomen. Ajoutons qu'un autre avantage de cette muscularité, est celui de retenir assez long-temps les alimens dans l'estomac pour y subir une puissante élaboration. Les oscillations fibrillaires des plans musculeux de l'appareil digestif, ce qui constitue le mouvement péristaltique intestinal, contribuent surtout à rendre les digestions complètes; mais ces couches musculaires sont toujours pâles, amincies, et même n'existent plus chez la plupart des sujets très-nerveux, ainsi que l'autopsie cadavérique me l'a fait voir. Le diaphragme, ce muscle si puissant, si actif, si nécessaire aux organes de l'intérieur, perd aussi de sa contractilité, et rien ne contribue davantage à occasionner cette *langueur de viscères,* qu'on remarque chez les personnes sédentaires. Ceci explique l'enchaînement de plusieurs phénomènes. D'une part, des digestions pénibles, laborieuses, de là un chyle mal élaboré, puis un sang peu riche en principes alibiles, une nutrition imparfaite, enfin des pertes non réparées et une grande faiblesse de l'économie; de l'autre, des appétits nuls ou bizarres, la sensibilité irrégulière où dépravée de l'estomac, un état permanent d'irritabilité et d'atonie dans les voies digestives. On remarque en outre que la sécrétion bilieuse est altérée dans sa quantité et la qualité de ses produits. Le foie, d'ailleurs gorgé de sang noir et stagnant, participe souvent à cette disposition morbide; cet organe devient sensible, douloureux; il réagit à son tour sur l'estomac, et le concours de leurs affections est, comme on sait, le principe d'une foule de cas pathologiques dont l'influence se fait sentir sur le moral.

La constipation, ce tourment journalier des personnes sédentaires, et particulièrement des gens de lettres, des savans, des administrateurs, etc., n'est pas un simple échauffement, comme on le dit; elle reconnaît évidemment pour cause, quand elle se prolonge, l'*atonie musculaire* du canal intestinal. Cela est si vrai, que cette même atonie existant chez les vieillards, la constipation a lieu quelquefois même au plus haut degré. La *défécation*, objet si important pour la santé, ne s'opère que par l'action simultanée du gros intestin, du diaphragme et des muscles de l'abdomen. Or, ne voit-on pas que la puissance musculaire s'exerce seule dans cette fonction? Ajoutons que les *flatuosités*, si fréquentes, si incommodes, suite de mauvaises digestions, tiennent précisément à ce défaut de ressort, de contractilité vigoureuse du système digestif. Aussi, le ventre est-il alors gonflé, tendu, les gaz intestinaux dilatant outre mesure les organes débilités qui les contiennent.

La diminution de la contractilité et les aberrations de la puissance nerveuse, influent également sur la circulation. Est-il rien de plus fréquent, chez les personnes irritables et nerveuses, que les palpitations du cœur, les mouvemens irréguliers de cet organe? Tantôt lente, tantôt rapide, quelquefois brusquement interrompue, mais toujours inégale, la circulation ne présente que bien rarement, dans ce tempérament, un rhythme calme et régulier, un cours facile et uniforme. La sensibilité, et par suite les sentimens, les émotions, ont une action trop puissante, trop directe sur le cœur, agent principal d'impulsion circulatoire, pour qu'il en soit autrement. L'imagination, toujours active, rarement contenue dans les étroites limites du nécessaire, du réel et du possible, agite à chaque instant l'économie. Mme de Staël, dans son jeune âge, ne pouvait voir un personnage célèbre sans éprouver de violens *battemens* de cœur. Elle racontait que l'enlèvement de Clarisse avait été un des grands évènemens de sa jeunesse ; aussi sa santé fut-elle altérée de bonne heure.

Le défaut de vigueur contractile, dans l'appareil circulatoire, explique aussi un phénomène qui étonne toujours, même les médecins : c'est la faiblesse et la lenteur du pouls des personnes sensibles, surtout quand rien ne les agite. On a répété que le pouls de Napoléon ne battait que quarante-cinq pulsations par minute, ce qui ne serait plus un sujet de surprise, d'après ce qui vient d'être dit. Cependant, le fait manque de vérité. Je tiens de personnes sûres que le pouls de cet homme extraordinaire, ne présentait rien d'insolite. Il est vrai de dire néanmoins que chez lui la contractilité du cœur était si peu prononcée, qu'on sentait à peine les mouvemens de cet organe, la main étant appliquée sur la poitrine, même avant l'embonpoint qu'il eut dans ses dernières années.

Il arrive pourtant, par une disposition maladive, que la circulation semble accroître son activité, sans cause bien connue. Il y a ce que les médecins nomment un *pouls nerveux,* dénomination aussi juste que vraie. Ce pouls caractérise, en effet, une simple excitation nerveuse de la circulation. Cela est si vrai, que les pratiticiens expérimentés se gardent bien, dans ce cas, de saigner largement si le sujet est faible, l'expérience leur ayant appris que ce surcroît d'action n'était qu'apparent.

L'irrégularité de la circulation, jointe à la diminution de contractilité du cœur et des vaisseaux, et par conséquent la diminution de la vitesse initiale du sang, produisent encore un phénomène qu'il ne faut pas omettre : c'est l'inégale distribution de ce fluide. La tête, l'abdomen et les principaux viscères, sont quelquefois dans un état de pléthore, tandis que le sang ne parvient que difficilement à l'extérieur et aux extrémités. Lancé avec peu de force par le cœur, circulant lentement, soit par le peu d'énergie de ce qu'on nomme *vis à tergo,* soit par le défaut de tonicité des vaisseaux capillaires, le sang se maintient rarement à la périphérie du corps. De là, indépendamment des autres causes, la fréquence des congestions viscérales, le froid des extrémités, si insupportable aux gens studieux et sédentaires; de là aussi leur pâleur habituelle, pâleur si générale, si constante, qu'un Père de l'Eglise l'appelle LE BEAU COLORIS DES GRANDS HOMMES : *Pulchrum sublimium virorum florem.* (S. GRÉG. NAZ., orat. 14.)

La respiration participe également aux effets de cette disposition organique. S'il est vrai que la masse entière du sang repasse environ douze fois par heure à travers le cœur et les poumons, il faut que l'expansion thoracique se fasse promptement, facilement et dans des proportions convenables. Mais la faiblesse des muscles, les fréquentes constrictions spasmodiques de la poitrine, diminuent l'étendue de cette cavité. Ces constrictions produisent quelquefois un refoulement du sang tellement subit dans le cœur et les poumons, que la mort en est la suite immédiate. Molière périt ainsi par une *apoplexie pulmonaire*. Les effets sont ordinairement plus lents à se manifester. Le sang gêné dans son cours, séjourne dans le parenchyme pulmonaire, il presse et rompt peu à peu les mailles de ce tissu; il écarte et brise les fibres du cœur : telle est la source d'une infinité de maladies, comme des crachemens de sang, des inflammations latentes, des dilatations anévrismatiques, etc. L'oxigénation de ce fluide est d'ailleurs imparfaite, et la pléthore veineuse se manifeste de bonne heure avec tous ses inconvéniens. Il est donc prouvé que la capacité, ou l'ampleur du thorax, l'étendue de la respiration, une circulation pulmonaire libre et facile, la régularité des mouvemens du cœur et des troncs artériels, la révivification du sang par l'oxigène de l'atmosphère, dépendent en grande partie du développement de la puissance musculaire.

Il n'est pas jusqu'aux sécrétions et aux absorptions qui ne soient sous l'influence de la contractilité; la plupart languissent lorsque son énergie vient à diminuer. Quant à la calorification et à ses différences, on ne peut lui assigner les mêmes causes. Toutefois les phénomènes thermogéniques de l'économie, se lient particulièrement à l'action nerveuse. Il est certain que quand il existe une prédominance extrême de cette action, la chaleur animale a un caractère pour ainsi dire spécial : elle est âcre, mordicante, irrégulière; c'est la *chaleur nerveuse,* remarquable surtout à un certain âge, et bien différente de la *chaleur halitueuse,* douce, régulière, partage ordinaire du tempérament sanguin et de la jeunesse.

Si maintenant nous passons à l'examen de l'habitude extérieure du corps, nous trouverons les signes les plus distincts de l'influence exagérée de la sensibilité sur la contractilité. Quel est l'individu assez malheureusement organisé pour ne pas désirer voir et contempler un de ces hommes, la gloire de l'humanité? A son approche, un trouble involontaire se fait sentir; enfin on s'écrie, plein d'émotion : *Le voici!* Eh bien! la réalité ne répond presque jamais entièrement à l'image qu'on s'était faite. L'homme célèbre, vu de près, est rarement *l'homme de ses ouvrages;* on le cherche pour ainsi dire, quand il est présent : *Adeò ut plurique, viso eo, quærant famam, pauci interpretantur.* On ne s'aperçoit pas d'abord que l'élément matériel ayant été consumé, le corps n'offre plus qu'un aspect chétif, épuisé qu'il est par la violence des sensations et l'activité de l'âme. La plupart des grands hommes, à quelques exceptions près, dont nous avons parlé, sont de peu d'apparence, notamment quand ils sont d'un certain âge. Ils ont les os petits, les muscles peu prononcés, les membres grêles, le corps débile et souvent courbé. Leur bras sans vigueur, annonce qu'il faut chercher ailleurs la cause de leur puissance; en un mot, tout l'extérieur porte l'empreinte d'une organisation faible, altérée et qui a souffert. Tantôt il y a une indolence, une répugnance invincible pour l'exercice et le mouvement; tantôt c'est de la vivacité, de la pétulance, mais par instans et sans suite. Quelquefois la peau est décolorée, blafarde, la fibre molle, sans consistance; d'autres fois la surface tégumentaire est d'un brun jaunâtre, la fibre sèche et vibratile : mais il est rare, même dans les pays du Nord, d'observer cet éclat de physionomie, ce teint rosé, ce caractère de fraîcheur et de vie, qui annonce une santé florissante, une circulation pleine et facile. Le corps est souvent maigre ; quelquefois aussi se manifeste de bonne heure un embonpoint extrême, symptôme d'une débilité prématurée (Gibbon, Fréd. Schlegel, Napoléon). Enfin, la structure forte et *carrée*, les formes prononcées, la *corrugation* du scrotum, ces signes de la force physique si bien saisis par les anciens, ne s'observent presque jamais dans cette constitution : ils finissent même par disparaître, quand ils existent, si les contentions de l'esprit et la vie sédentaire, sont excessives et permanentes. Personne ne présenta plus que Voltaire l'ensemble de ces caractères. « Sa maigreur, dit M. de Ségur, me retraçait ses longs travaux...... Son œil perçant, étincelait de génie et de malice ; on y voyait à la fois le poète tragique, l'auteur d'*Œdipe* et de *Mahomet*, le philosophe profond, le conteur malin et ingénieux, l'esprit observateur et satyrique du genre humain. Son corps *mince* et *voûté*, n'était plus qu'une enveloppe légère presque transparente, et au travers de laquelle il semblait qu'on vît apparaître son âme et son génie. » (*Mémoires,* tome 1er.)

Cependant, il n'est pas toujours vrai que l'extérieur des hommes illustres annonce ce qu'ils sont en effet; on ne peut souvent deviner cette nature toute mobile, toute passionnée, sous la couche organique qui l'enveloppe. Ce mot si connu de *volcan couvert de neige,* trouve ici la plus juste application. Une sensibilité forte, profonde et contenue, ne se manifeste que dans certaines occasions. C'est alors qu'on sent la présence du dieu caché; c'est alors que le grand homme paraît, que son âme et son génie s'élancent au-dehors. Bonaparte, qui présida si long-temps aux destins de la France et de l'Europe, n'eut rien dans sa jeunesse qui pût faire soupçonner ce qu'il était. Avec sa figure maigre, osseuse, sa petite taille, sa parure plus que modeste, son air embarrassé, qui aurait pressenti le Napoléon futur, si ce n'eût été *la fierté du regard?* L'abbé de Bellegarde racontait à ses amis qu'il n'apprit que six mois plus tard qu'il avait eu l'honneur de dîner *souvent* avec le grand Corneille. Thomson, l'auteur des *Saisons,* était de moyenne taille et d'un embonpoint très-peu poétique. Sa physionomie, habituellement animée, était assez commune, et ne devenait expressive que dans la conversation familière.

Comparant son génie et sa tournure épaisse, la duchesse du Maine appelait M. de Vauban *le héros paysan*. On pouvait fréquenter long-temps Platon, sans deviner ce qu'il était. Un étranger, dit-on, avait fait un long voyage pour voir ce grand philosophe; il fut fort étonné quand on lui apprit que Platon était l'inconnu simple et liant, avec lequel il avait déjà causé plusieurs fois, au milieu de personnes fort ordinaires, sans le remarquer. Dans le moyen âge, on put dire la même chose de Luther, cet homme si fort et si simple, si grand et si semblable à tout le monde, si original et si commun.

La physionomie seule peut décéler l'homme envers qui la nature fut prodigue de ses dons. Un front large, anguleux, proéminent, sillonné par les traces de pensées grandes et hardies, des yeux pleins de feu, un sourire fin, des traits mobiles, donnent à la figure une expression animée; et certes on ne peut être un sot avec une telle physionomie, marquée du doigt de Dieu, comme dit Lavater (1). Cependant, il est

(1) « Ce prélat (Fénélon) était un grand homme, maigre, bien fait, avec un grand nez, des yeux d'où le feu et l'esprit sortaient comme un torrent, et une physionomie telle que je n'en ai vu qui y ressemblât, et qui

encore sur ce point d'étonnantes variétés. La figure n'est pas toujours le portrait de l'âme, n'en déplaise au pasteur de Zurich. On a vu des hommes d'une vaste conception, n'avoir pourtant qu'une physionomie peu expressive. Cromwell, Churchill, Johnson, Goldsmith, étaient dans ce cas; la figure de Malesherbes était loin de peindre l'héroïsme de son âme : il avait la vue basse, l'air épais, et la tournure assez commune (1). Rien de plus opposé que la figure, le ton, les manières de Florian avec ses ouvrages. On sait ce qu'ont dit les anciens de la figure de Socrate, « de façon que ceux qui n'ignoraient pas ce qu'il valoit, disoient que ses paroles et ses sentences, ressembloient à des caisses faictes d'un merrein grossier et sans aucune façon par dehors, mais qui renfermaient au-dedans des peintures exquises et dignes d'ad-

ne pouvait s'oublier quand on ne l'aurait vue qu'une fois... Il fallait effort pour cesser de le regarder. » (*Mémoires de Saint-Simon.*)

(1) « J'observai d'Alembert, dont le nom, les *Mélanges* et les *Discours encyclopédiques*, excitaient ma curiosité. Sa petite figure et sa voix grêle, me firent penser que les écrits d'un philosophe, étaient meilleurs à connaître que son masque. » (Mme ROLAND, *Mémoires.*)

miration. » (Juan Huarte, *Examen des esprits*, traduction de 1661.) César offre le même phénomène. « Il étoit gresle et mince de corsage, et avoit la charnure blanche et molle, subject à douleurs de teste, et si tomboit quelque fois de mal caduc, lequel lui print pour la première fois, comme l'on dit, à Cordube, ville d'Espaigne. » (Plutarque-Amyot.) En général, chez les hommes qui ont ce qu'on appelle de l'*esprit*, la physionomie est animée, tandis qu'elle est souvent calme chez les hommes de génie. On dirait que l'âme de ces derniers, se retirant dans les profondeurs de l'économie, ne paraît que dans les circonstances solennelles.

Les yeux même, qui le croirait? ces fidèles réflecteurs du sentiment intérieur, ne révèlent pas toujours l'homme de génie. Atterbury, évêque de Rochester (1), réfute sur ce point Fontenelle, relativement à Newton. « L'œil fort vif et fort perçant qu'il lui donne, dit-il, ne lui appartient point, du moins depuis plus de vingt ans que je l'ai connu ; et certainement son air en général et sa figure n'annonçaient pas cette

(1) *Lettres latines à Thiriot.* C'est le même qui disait malicieusement de Pope : *Mens curva in corpore curvo.*

profonde pénétration qu'on voit dans ses ouvrages. » Les yeux de Montesquieu étaient saillans et myopes, ce qui ôtait beaucoup d'expression à sa noble figure. On sait tout ce que l'auteur de *Corinne* a dit sur les traits et la physionomie de Rousseau. Les yeux de Mme de Staël elle-même, ne frappaient d'abord ni par leur éclat, ni par leur vivacité; mais ils devenaient d'une *rare magnificence,* selon l'expression d'une de ses parentes, quand elle était animée.

Il ne faut donc pas croire que l'habitude extérieure des hommes illustres, réponde exactement à leur génie, à leurs travaux, bien qu'on puisse citer beaucoup d'exceptions. L'activité trop soutenue des forces sensitives, la réflexion, la méditation continuelles, concentrant la vie dans le cerveau et les fonctions intérieures, les organes du mouvement, principe de la force physique, perdent peu à peu de leur volume et de leur énergie; le corps s'affaiblit et ne répond plus à l'activité morale intérieure.

Tels sont les effets sur l'organisation, de l'extrême prépondérance des forces sensitives sur les forces motrices. Ces effets sont d'ailleurs augmentés, diminués, variés, gradués, selon les différences de constitution individuelle, mais surtout d'après les circonstances de l'hygiène, comme les travaux intellectuels, le régime, la vie sédentaire, les habitudes, les maladies, etc. Toujours est-il que la loi que nous avons posée, est immuable, fondamentale, parce qu'elle tient à la nature intime de l'homme.

CHAPITRE VII.

DES EFFETS DE CETTE LOI SUR L'INTELLIGENCE EN GÉNÉRAL.

« Il ne faut pas se méconnaître, nous sommes corps autant qu'esprit. »

(PASCAL.)

L'ÉTUDE de l'homme, considéré dans ses phénomènes d'organisation, prouve que la sensibilité morale ou de conscience, est pour ainsi dire la conséquence et le reflet de la sensibilité organique; c'est *un fait.* Sans vouloir donner trop d'extension à ce principe, et en se renfermant strictement dans les limites physiologiques, on ne peut rejeter cette vérité. A quoi servirait d'ailleurs de la nier, si les recherches anatomiques, si les lois de l'organisme, si les phénomènes pathologiques, si la vie des hommes célèbres, si l'existence de chaque individu, de chaque animal pris à une certaine hauteur de l'échelle organique, la reproduit en tous lieux, en tout temps et à tous les instans? Nous sommes donc forcés de l'admettre ici; car en médecine il faut des faits, toujours des faits, et non des croyances. Cela n'empêche point une raison forte et supérieure d'éclairer l'homme, de le guider dans ses déterminations et dans ses actes. La vertu est également *un fait,* et ce fait est la preuve démonstrative que la volonté est une force qui contraint et domine l'être organique.

Ainsi un système nerveux très-actif, très développé, donne à l'âme une grande puissance de manifestation. Tout homme chez lequel cet appareil, ainsi que les centres principaux qui le composent, sont prédominans, offre à l'observateur, un ordre de phénomènes aussi étendus que variés, dans leur succession et dans leurs modifications.

Sans nous arrêter aux particularités, remarquons d'abord que la sensibilité, prise dans son ensemble et dans son plus entier développement, présente :

1° *La capacité de sentir;*

2° *La capacité de connaître;*

3° *La capacité d'exprimer.*

Ces trois modes d'une même puissance, offrent des différences notables dans leur action. Le premier est simplement passif; il y a transmission des impressions. Le second exige un certain degré d'activité du centre cérébral; mais le troisième, éminemment actif, est pour ainsi dire le complément et le *summum* de l'intelligence; aussi se trouve-t-il plus rarement à un haut degré de perfection. La plupart des hommes en sont là : ils sentent, et même vivement; mais la capacité d'exprimer dans le grand et le beau, le sublime ou le gracieux, le fin et le naturel, n'est donnée qu'au petit nombre : *Pauci quos æquus amavit Jupiter*. Bien plus, c'est que ces derniers n'expriment jamais tout ce qu'ils sentent et comme ils sentent (1). Mais malheureu-

(1) Selon un philosophe, « si on était condamné, en écrivant, à se satisfaire pleinement soi-même, je ne sais si on écrirait une page en sa vie. Nous admirons avec raison *l'Enéide*, et Virgile voulait la brûler. »

« Je mourrai, disait Voltaire, sans avoir fait une pièce selon mon goût. »

« Le Dieu fait homme, c'est le *Verbe*. La pensée a perdu tout ce qu'elle a de divin, quand elle a été prisonnière dans un tuyau de plume et noyée dans une écritoire. » (*Paroles du colonel Oudet, citées par M. Ch. Nodier.*)

sement le génie est toujours solidaire de l'insuffisance des moyens d'expression. Il s'en faut bien que la même disposition organique qui rend susceptible d'une émotion vive, suffise pour en faire jaillir l'image au-dehors. L'homme de génie vit et meurt, tourmenté de l'impuissance de reproduire le type de perfection idéale dont il a le sentiment. Eternellement limité par les possibilités matérielles, il s'agite et s'épuise pour y parvenir; vains efforts! Il voudrait se baigner dans les flots de la lumière céleste, mais il voit sans cesse les flots se retirer devant lui.

On a beau dire que la parole remet la pensée en sensation; ni la parole, ni tout autre moyen de manifestation extérieure, ne donnent la faculté de reproduire tout ce que l'âme renferme. Il y aura toujours au fond de cette âme des faits de sublime beauté qui resteront inconnus à la foule, puisque les moyens manquent à l'artiste pour les réaliser. Pline dit quelque part, en parlant du poète Timanthe, que dans ses ouvrages on sentait quelque chose de plus que ce qu'il avait peint; et que quand son art était porté au plus haut point, le génie dépassait encore l'art (1). Sans

(1) *In omnibus ejus operibus, intelligitur plus semper quam pingitur; et cum sit ars summa, ingenium tamen ultra artem est.* (Hist. nat., lib. 35, cap. 10.)

doute, mais rien ne peut exprimer ce *quelque chose.* Dans les arts de l'imagination, le plus difficile n'est donc pas toujours de penser, d'inventer; le plus difficile est de produire sa pensée, de la transmettre assez saillante pour qu'elle frappe, assez complète, assez parée pour qu'elle séduise. Il n'en est pas moins vrai cependant, ainsi que nous l'avons dit, que la sensibilité organique est la base première du génie et des talens, parce que c'est là qu'il faut chercher le principe du sentiment et de l'inspiration. De la sensibilité se dégage cette étincelle électrique qui agite et enflamme les idées, les opinions, les passions. Ces germes d'éloquence qui résident et fermentent au plus profond de l'âme, et éclatent ensuite en mouvemens rapides, en traits véhémens; cette puissante verve oratoire qui, du cœur au cœur, électrise la multitude inerte, et la soulève comme Jupiter soulevait les dieux; ces élans passionnés, ces pensées de feu, ces mots doués de vie qui échauffent les imaginations et domptent les intelligences ne sont, en dernier résultat, que les mouvemens impétueux, pressés, d'une sensibilité privilégiée et vivement stimulée. Elle est aussi la source et l'aliment de la poésie, parce que sans elle, il n'est pas de hautes pensées, de grandes images ni de *feu sacré*. Ce que nous appelons les *muses*, ne sont pas les compagnes d'Apollon; elles n'habitent pas sur le Parnasse; ce sont les facultés de notre intelligence, qui l'excitent et l'exaltent. N'est-ce pas d'une vive émotion que l'âme tire sa vigueur ou ce tact exquis d'un sens intime qui la dirige dans ses jugemens? Qu'y a-t-il de plus vulgaire, en effet, que sans la sensibilité, tout est mort et glacé dans les beaux-arts, et même dans les sciences? Elle vivifie les conceptions de l'esprit, comme la chaleur anime et féconde les corps vivans. Ce qu'on appelle verve, sentiment, enthousiasme, n'en sont que les divers modes ou les degrés. Qu'est-ce que la vraie poésie? l'expression de la *passion excitée*, selon Byron. Elle est en effet toute d'impression, d'instinct, de sentiment. Ce mot de Longin, si souvent cité, « qu'une grande pensée est le son que rend une grande âme, » est une figure de rhétorique, qui exprime noblement cette simple vérité de physiologie, qu'il est donné à certains hommes de sentir vivement, puis de peindre avec force et vérité, ce qu'ils sentent avec énergie.

Toujours se reproduit à nos yeux l'action de l'appareil nerveux. Cette action est si marquée dans les grandes perturbations morales, qu'elle influe sur le jeu des autres fonctions. Les conditions dynamiques de l'organisme, n'étant plus dans une juste proportion, tous les ressorts de la vie participent à l'activité du système nerveux. Il est même remarquable que le langage métaphorique de toutes les nations, rend avec exactitude, les effets produits sur l'économie par une sensibilité exaltée. Le sang se glace, les yeux étincellent, les cœurs sont brûlans, on tremble de crainte ou d'espérance; on est pâle d'effroi, gonflé d'orgueil, pantelant de désir, etc. En un mot, les troubles organiques et les agitations de l'esprit, sont dans un parfait rapport, évidemment parce que leur principe est identique.

D'après ces considérations, on cessera de s'étonner si les règles de l'esthétique ont été ramenées au sentiment, et si un poète a dit: *La sensibilité fait tout notre génie.* Montaigne l'avait déjà remarqué: « L'homme ne vault, que quand il est esmeu. » Cela est si vrai, qu'un rustre animé devient éloquent. Certes, la vive allocution du sauvage, tant de fois rapportée: *Dirons-nous aux os de nos pères : Levez-vous et marchez avec nous ;* l'énergique et douloureuse devise des paysans vendéens : *Vive le roi quand même!!* sont aussi vives, aussi pénétrantes que les paroles fulminées par Massillon devant la cour de Louis XIV : *Je suppose que c'est ici votre dernière heure et la fin de l'univers,* etc. Personne n'ignore l'effet qu'elles produisirent sur l'auditoire. On peut dire la même chose des belles paroles de Buffon qui, dans sa réponse à La Condamine, le peignit voyageant « sur les monts sourcilleux que couvrent des glaces éternelles, dans ces vastes solitudes, où la nature accoutumée au plus profond silence, dut être étonnée de s'entendre interroger pour la première fois. » L'auditoire frappé de cette grande image, demeura pendant quelque temps dans le recueillement, avant qu'un tonnerre d'applaudissemens éclatât. Quoi qu'il en soit, une haute culture morale et intellectuelle ajoute peu, en général, aux effets de l'éloquence ; tout part d'un sentiment profond. Parlez à mon âme, si vous voulez que mon âme vous écoute ; voilà le précepte par excellence. Un homme de lettres des plus distingués, M. Villemain, proclame Tacite le plus grand des historiens, précisément « parce qu'en étant le plus intègre, il est, j'ose le dire, le plus *passionné ;* parce qu'il discerne comme un juge, et dépose comme un témoin encore ému et tout en colère de ce qu'il a vu. »

Maintenant il est aisé d'expliquer, à l'aide

des lois de la sensibilité, l'existence morale des hommes les plus remarquables par leurs travaux et leur génie. Prédisposés aux sensations, aux émotions vives, car chez eux l'impression surpasse en intensité et en durée, celle qui a lieu ordinairement, ils sont avides de ces sensations et de leurs produits, ils s'en pénètrent dès l'enfance. Par la masse d'idées qu'ils acquièrent en peu de temps, ils jugent et connaissent de bonne heure; puis, doués de la *capacité* d'exprimer, entraînés, subjugués par leurs propres pensées, ils éprouvent l'irrésistible besoin de les communiquer, de les produire au-dehors, de les lancer dans le monde des intelligences. Et ces pensées, il faut le dire, imposent des lois au monde; elles sont la force vivifiante de ces grandes âmes qui civilisent les nations, qui les élèvent, qui les dégradent, qui les régénèrent et accomplissent leur destin. La force des choses, dans l'état social, n'est que la force des idées. Cromwell, à son époque, « était la destinée visible du moment. » Napoléon fut celle du commencement de notre siècle. Or, comment croire qu'une pareille action vitale et intellectuelle, puisse avoir lieu avec des phénomènes tranquilles et réguliers de l'économie? La vie n'est-elle pas ici en excès, au moral comme au physique ? Remarquez, en effet, cette agitation toujours renaissante, cette activité sans rémission et sans patience, ce bouillonnement intérieur, ébranlant à chaque instant les puissances organiques, ce sentiment de la vie, si vif et parfois si douloureux, qui donnent à l'existence des hommes célèbres quelque chose de violent, d'inquiet, de fiévreux, d'inexplicable, tout à fait en dehors de la vie commune.

Cet état de malaise cesse, ou du moins diminue, quand la vie est très-active, ou bien lorsque par la composition, le torrent des idées a pu s'écouler. Cette crise est ordinairement salutaire. On fait donc aussi des chefs-d'œuvre, on verse des trésors d'imagination et de sentiment pour se soulager, pour satisfaire un penchant violent, et par une loi de l'organisme. La poésie est dans le poète, comme le son est dans la lyre ; ceci est une vérité de physiologie positive. Tel homme de génie a souvent travaillé n'ayant souci de ce que deviendrait son œuvre, et pour se contenter seulement, heureux quand il réussit (1). On pourrait tirer de ces principes des conséquences infinies, applicables aux sciences, aux

(1) « J'ai composé *Don Juan* pour *moi* et pour deux de mes amis. » (MOZART.)

arts, à l'éducation; mais ces détails sortent de l'objet de ce livre, il ne s'agit ici que des bases, et j'ai hâte de les poser.

Peut-être dira-t-on que ces considérations doivent s'entendre seulement des artistes, dont l'imagination est d'ordinaire plus ardente que celle des savans : qu'on se détrompe. Le savant doué seulement de la *capacité* de connaître, n'est qu'un érudit, il sait ce qu'on a fait : mais, pourvu de hautes facultés de l'intelligence, veut-il reculer les bornes de la science, il explore, il invente, il *imagine*. Les faits se refusent-ils à l'explication imaginée, c'est une théorie vague ou une hypothèse ; si au contraire les faits concourent, et que la théorie n'en soit que l'expression, il y a progrès, soit qu'on opère par synthèse, soit qu'on procède par analyse et induction. Saisir un principe général, en pénétrer les conséquences les plus éloignées et les suivre toutes avec une force, une hardiesse, une persévérance de pensée capable d'obtenir d'immenses résultats, puis *exprimer*, formuler ce principe générateur, pour le rendre sensible et applicable à tout ce qu'il est possible d'en déduire, voilà, certes, un travail de l'intelligence qui n'est que l'essor d'une puissante imagination. Homère et Archimède ont été mis sur la même ligne, sous le rapport de l'invention. D'ailleurs, cette vive sensibilité de l'âme qui passionne toutes les idées, se remarque dans les savans comme dans les artistes; c'est le même enthousiasme, le même fanatisme pour leurs œuvres, pour leurs conceptions, leurs théories ou leurs systèmes. Il y a dans les nerfs, dans les veines, dans le sang, dans les fibres d'un homme de génie, quel qu'il soit, savant, artiste, poète ou mathématicien, quelque chose qui le pousse à l'exagération, ou de sentiment, ou d'idées ou d'action. C'est ainsi que l'homme d'une imagination vive et forte, paraîtra toujours une sorte d'énigme pour l'homme froid. Quel est le plus fou des trois, ou du mathématicien Archimède courant tout nu les rues de Syracuse en criant : *Je l'ai trouvé!* ou de Pierre de Cortone disant à un cheval de bronze : *Eh bien! pourquoi ne marches-tu pas? ignores-tu que tu es vivant?* ou bien enfin du minéralogiste Werner, toujours prêt à briser la plus belle statue pour examiner la nature du marbre dont elle était faite? Ces généreuses frénésies de l'âme, tiennent évidemment à une sensibilité qui s'exalte avec la plus inconcevable facilité.

Quelquefois à force de sentir, d'être agité, d'être ému, les facultés tombent dans une sorte d'impuissance, d'inertie. L'individu éprouve alors le besoin de stimulations morales extrêmes; son âme se blase comme le corps du voluptueux se fatigue et s'épuise. La cause de ces deux phénomènes est la même, et s'explique aisément. Quelque supérieure que soit l'organisation du système nerveux, pris dans son ensemble, cette organisation ne peut cependant dépasser certaines bornes assignées à l'homme. La vie intellectuelle, morale, est la première vie, la vie intime et véritable de l'homme; mais, comme tout acte vital, elle doit être renfermée dans de certaines bornes. Veut-on donner aux facultés de sentir et de connaître une extension illimitée, bientôt l'organisme ne répond plus à une pareille action; il s'énerve avec plus ou moins de rapidité. C'est alors que l'homme supérieur devient la proie de ses chimériques idées. Il désire encore, mais que désire-t-il? que veut-il? pourquoi soupire-t-il? il l'ignore. Cette violente aspiration des facultés vers quelque chose d'indéfinissable, d'incréé, cette âme tantôt ravie au troisième ciel, tantôt triste et blessée à mort, ces élans d'une imagination rêveuse, inquiète, sans but apparent, sans objet déterminé, ...

« Et qui roule sans fin ses vagues sans repos, »

(LAMARTINE.)

ont été très-bien décrits par plusieurs écrivains. Cet état existe réellement chez certains individus doués d'une grande activité morale, exercée de trop bonne heure et sans mesure. Je remarquerai seulement que les romanciers le dépeignent constamment comme particulier à la jeunesse, tandis que l'observation médicale m'a fait voir, que l'homme qui a vécu, en est beaucoup plus souvent atteint. La sensibilité neuve et fraîche du jeune homme, la grandeur de ses espérances, suffisent à l'activité de son âme.

Une preuve nouvelle que cette singulière disposition dépend d'une sensibilité prématurément épuisée, c'est que l'imagination ne trouvant plus d'aliment extérieur, se replie sur elle-même, s'agite dans le cercle de ce qu'elle enfante, faisant d'incroyables efforts pour combattre le mal de l'ennui et du trop penser. D'abstractions en abstractions, de chimères en chimères, on finit par cette pensée tant répétée par Rousseau: *Il n'y a rien de beau que ce qui n'est pas.* Mais le point de départ, est toujours un système nerveux éminemment impressionnable, une sensibilité extrême et toujours excitée. De cette manière, nous remontons des conséquences au principe. Quiconque sort de là, quitte le chemin de l'observation, de la réalité, pour s'égarer dans le vaste champ des hypothèses. Les spiritualistes les plus outrés y sont souvent ramenés malgré eux. Pascal a dit vrai : « Il ne faut pas se méconnaître, nous sommes corps autant qu'esprit. » Divin Platon, ne l'avouez-vous pas vous-même en quelque sorte, quand vous assurez « que chaque peine, chaque plaisir, a pour ainsi dire, un clou avec lequel il attache l'âme au corps, la rend semblable à lui, et lui fait croire que rien n'est vrai que ce que le corps lui dit? » (*Le Phédon.*) La nature a donc sagement ordonné, que le jeu harmonique de nos sensations serait successivement excité selon des nuances d'activité, de force et de modes différens; que nos désirs, nos sentimens, nos passions se développeraient en raison de cette activité; mais en même temps elle nous avertit, par l'impuissance et le dégoût, que c'est folie de vouloir des impressions surhumaines avec la faiblesse organique actuelle, d'exiger de la vie plus que la vie ne peut donner. Elle semble nous dire avec un philosophe : « Tu n'es qu'une créature bornée qui désires une perfection que tu ne peux atteindre. Ne te consumes pas en vains efforts; obéis à mes lois, suis ta carrière; au-delà tu trouveras cette abondante source de jouissances, seule capable de te désaltérer. »

CHAPITRE VIII.

DES EFFETS DE CETTE LOI SUR LES ACTES DE L'INTELLIGENCE EN PARTICULIER.

DANS l'exposition des lois générales de la sensibilité, j'ai remarqué qu'une des principales était la faculté de se concentrer sur un point de l'organisme, quand ce point est surexcité. L'état sain, l'état morbide, le physique et le moral fournissent une infinité de preuves de cette grande loi. Ceci démontre que la physiologie, la pathologie et la psychologie, sont liées entre elles par des phénomènes identiques dans le fond, car ils aboutissent tous à l'unité sensitive. Stimulez fortement un des points de l'économie, les mouvemens convergent aussitôt sur ce point, car il y a une communauté d'affections incontestable parmi les organes. De même aussi, qu'un homme soit fortement préoccupé d'une idée, aussitôt les forces de l'entendement prendront cette direction. Autour de cette *idée fixe*, viendront se grouper toutes les autres. Si, dans l'état physiologique ou pathologique, on voit cette loi affecter plusieurs degrés, on peut également observer des nuances dans la concentration des sensations de conscience. En suivant une ligne progressive, nous trouvons l'attention, la réflexion, la méditation, la contemplation, enfin l'extase ou le *raptus animi extra sensus*. Condensée à ce point, la sensibilité abandonne pour ainsi dire les organes extérieurs, et le corps *compâtit* tellement avec l'être moral, qu'il en résulte un véritable état pathologique. Le froid des extrémités, la pâleur de la peau, le tremblement, le spasme ou l'immobilité convulsive des muscles en sont les symptômes et en marquent les degrés.

D'ailleurs, ne nous y trompons pas, dans cette faculté de concentration, réside la puissance d'abstraction, autrement dit le savoir humain : l'homme lui doit, par conséquent, sa supériorité sur les animaux. Bien plus, c'est précisément la force d'attention, la profondeur de méditation qui placent certains hommes dans un rang supérieur. N'a-t-on pas déclaré que le génie n'était autre chose que l'attention?

Ne l'a-t-on pas comparé à un miroir ardent, dont le foyer n'éclaire vivement qu'un seul objet? En effet, plus grande sera l'attention, ce regard de l'esprit, plus forte, plus pénétrante sera l'imagination. Notre puissance est égale à notre intelligence; mais cette intelligence est égale à la force de concentration. Si l'homme, fragile combinaison d'un instant, a pu mesurer les cieux, calculer la masse des astres, saisir la foudre dans la nue, dompter l'Océan; à l'aide de deux instrumens, le télescope et le microscope, toucher à deux infinis, contempler à son gré l'œil du ciron et l'anneau de Saturne; s'il lui a été donné d'arracher quelques secrets à la nature, de fonder les sciences, d'assigner au mouvement ses lois, à l'univers sa marche, à la raison ses bornes et son origine, il le doit sans contredit à cette faculté. Selon Avicenne, médecin arabe, *toutes choses obéissent à l'âme humaine* ÉLEVÉE EN EXTASE. Le sens de cette espèce d'oracle, est maintenant expliqué. La fécondité d'invention, la force créatrice des beaux-arts, l'élévation et l'étendue de la pensée, la puissance d'exécution, le magnifique don de communiquer la vie au bronze, au marbre, à la toile, sont entièrement dus à la concentration, à l'exaltation de l'esprit, à l'intuition extatique, où le corps n'est plus rien. C'est pour ainsi dire passer dès cette vie, de la sphère des substances à celle des essences. Le point essentiel, est d'avoir cette force de tête qui rend capable de rassembler, de contenir sous un seul point de vue l'objet dont on s'occupe, pour le considérer dans ses parties et dans son tout, pour le serrer étroitement, pour en disposer à son gré et s'en rendre le maître. Une vérité bien connue, c'est qu'un chef-d'œuvre n'est que la copie d'un modèle depuis long-temps élaboré dans l'esprit de l'homme de génie. Il y a un type qui préexiste dans l'âme du poète et de l'artiste, mais qui n'en jaillit que pendant l'effervescence de la pensée. Le pinceau, la plume, le ciseau, le burin, ne sont que des instrumens employés à rendre ce qui a été d'avance médité et fini dans la haute région de l'intelligence. Sans leur secours, le génie intérieur a déjà réalisé l'idéal, c'est-à-dire ce que personne n'a encore vu ni conçu avant lui : *Quod nusquam est gentium, reperit tamen.* Quand Phidias, dit Cicéron, faisait sa Minerve, il avait dans l'idée un certain beau exquis sur lequel il tenait les yeux attachés, qui conduisait sa main, et que son art s'efforçait d'exprimer (1). Qui

(1) Un curieux s'avisa de demander à un jeune pâtre

ne connaît d'ailleurs cette gracieuse épigramme imitée par Voltaire, de l'anthologie grecque? Oui, dit Vénus,

> Oui, je me montrai toute nue,
> Au dieu Mars, au bel Adonis,
> A Vulcain même, et j'en rougis;
> Mais Praxitèle, *où m'a-t-il vue?*

La pensée de Cochin : « On ne peint pas avec des couleurs, mais on peint avec son âme, » n'est donc pas aussi paradoxale qu'elle le paraît d'abord. Le tableau est souvent fait avant que l'artiste ait songé à le fixer sur la toile : et malheur à lui s'il en est autrement! Ce n'est pas, comme je l'ai dit, que la représentation extérieure, égale jamais l'idéal psychologique, le fantôme-modèle. Quelque intime que soit l'union de la pensée et de la forme, l'art humain ne va pas jusque là; seulement il en approche plus ou moins, ce qui marque les de-

(le sculpteur Coysevox), taillant un morceau de bois, s'il ne faisait pas la figure d'un cheval. Il répondit : *Je ne la fais pas, je la découvre.* Expression aussi hardie que juste.

On disait au sculpteur flamand Duquesnoy: «Votre statue est maintenant terminée. —Vous le croyez ainsi, reprit-il, parce que vous n'avez pas sous les yeux, le modèle que *j'ai dans l'esprit.* »

grés de perfection de cet art. C'est ainsi qu'a été résolu ce grand problême de l'imitation de la nature. Un bloc de marbre étant donné, en faire sortir l'image déjà conçue et fécondée; transmettre à une matière inerte, et par une continuelle *effusion* de la sensibilité, la forme, l'expression de l'être qui sent et qui pense; s'identifier en quelque sorte avec ce marbre, lui donner l'apparence de la consubstantialité humaine, l'animer de son feu, la faire vivre de sa vie, et cela pendant une longue durée de siècles, tel est le secret de ces hommes dont la haute nature enfante des chefs-d'œuvre en tout genre; car il est inutile de dire que ceci s'applique à la poésie comme à la peinture. Mais pour produire de tels effets, quelle plénitude, quelle exubérance de vie cérébrale ne faut-il pas avoir! quelle activité! quelle tension de l'entendement! quelle énorme dépense de sensibilité! Il en doit être ainsi, puisqu'il y a nécessité d'une action organique dans tout acte intellectuel et moral. Remarquez bien, en effet, que cette transfusion vitale, que ces émanations qui de l'âme de l'artiste, vont échauffer ou le marbre ou le bronze, doivent donner à son œuvre une telle expression de vérité, que le spectateur attentif en soit ému, attendri, étonné, effrayé.

Quintilien disait du Jupiter de Phidias, que cette statue avait ajouté à la religion des peuples. En voyant le Laocoon, ce marbre vivant et souffrant, ou l'Apollon du Belvédère, ce marbre-dieu, il n'est point d'homme sensible qui ne se sente agité. L'influence du génie sur les autres hommes peut réellement se comparer à l'action de Dieu sur les âmes des justes, action si bien exprimée par Santeuil :

Illabensque, suî prodigus, intimis
Sese mortalibus inserit.

Quelquefois même, ô miracle de l'art! ce principe de vie rejaillit sur l'artiste devenu calme et de sang-froid. Il s'étonne, il admire aussi, il s'effraie.... *Le sculpteur exprima si bien!...* Le peintre Spinello eut horreur de la figure du diable tracée par lui-même. Hoffmann, ce conteur célèbre, assure que ses cheveux se dressaient sur sa tête, de ses propres visions. « Est-ce bien moi qui ai fait cela? » s'écria un jour Voltaire en voyant la Clairon dans une de ses pièces. Plus tard il écrit, après une représentation de *Mérope* : « Et moi qui vous parle, *je me suis oublié* au point d'y pleurer comme un autre. » Tels sont les effets de la sensibilité physique et morale, à la fois concentrée et fortement excitée.

Mais toute puissante qu'est la loi de concentration de cette faculté, il en est une autre non moins remarquable, dont il a été fait mention dans l'exposé des divers modes de la sensibilité, c'est celle de la variété et de la mobilité. En général, ce qui dépend de l'énergie vitale n'a rien de fixe et de déterminé, à plus forte raison quand il s'agit de la sensibilité, la force la plus variable peut-être, la plus inconstante et la moins calculable de la nature. Avec un système nerveux très-impressionnable, soyez certain que l'innervation sera irrégulière, la fonction étant constamment liée à l'organe; jamais on n'aura d'évaluation précise. Ainsi la sensibilité monte, s'abaisse, s'irrite, s'exalte, se calme avec une extrême facilité, surtout dans certains tempéramens. Il en résulte que l'étonnante flexibilité du principe sensitif se communiquant aux actes de l'intelligence, l'imagination n'en devient que plus active, plus mobile, plus féconde. Cette loi permet au peintre, à l'écrivain de présenter sa pensée sous les formes les plus diverses, quelquefois même les plus opposées, de passer « du grave au doux, du plaisant au sévère. » Telle est la source de la faculté donnée au grand poète de s'associer à toutes les inspirations, de s'en pénétrer; c'est ainsi que son âme est un reflet de la création entière. Il se met à l'unisson de tous les êtres; il partage en quelque sorte leur joie, leur douleur, leurs espérances, leurs revers; il s'enflamme d'enthousiasme pour le beau et le noble; il saisit également les ridicules, les faiblesses, les travers, le burlesque même; il se remplit de ces types innombrables, pour les exprimer ensuite avec cette richesse d'imagination qui les pare d'une grâce toujours variée, toujours nouvelle, car l'âme humaine est aussi inépuisable peut-être que la nature. Les différences de tons, de nuances, de formes et de caractères, sont les preuves et le témoignage de l'heureuse faculté dont nous parlons. Cette facilité de transfiguration, cette métamorphose de l'âme poétique par l'inspiration se trouve constamment dans les ouvrages des plus grands hommes. Le délicieux portrait de Françoise de Rimini et l'horrible figure d'Ugolin, ont été tracés par le même pinceau. *Les Provinciales* et les *Pensées morales*, sont les œuvres du même génie. C'est surtout dans la poésie dramatique que la flexibilité, la souplesse de la sensibilité et de l'imagination, se font remarquer. L'auteur doit ici entièrement s'effacer, posséder l'art d'être parfaitement naturel dans mille natures différentes; se faire pour quelques instans, un nouveau cœur, une nouvelle âme, un autre esprit; en un mot, il faut que son identification soit complète pour se mettre à la place du personnage qu'il veut peindre, pour en revêtir le caractère, les inclinations, les sentimens; pour le faire agir comme il agirait, s'exprimer comme il s'exprimerait dans la réalité. Racine, ainsi qu'on l'a observé, est pour ainsi dire vertueux avec Burrhus, scélérat avec Narcisse; Shakespeare est grand comme César ou bien astucieux et méchant comme Shylock. Et qu'est-ce que l'art du grand comédien? celui de rendre avec la même vérité, l'accent de toutes les passions, de passer naturellement du langage familier, au sublime de la haute poésie, de provoquer tour à tour le rire et l'attendrissement; en un mot, de se prêter à cette série innombrable de métamorphoses, que commande l'expression scénique des passions et des travers du cœur humain. Croyez qu'un si beau, un si rare talent ne s'acquiert que quand l'esprit est doué d'une très-grande flexibilité. De cette manière, il est possible de prendre tous les caractères, de les représenter, de *frapper les yeux* et *remuer les cœurs,* le sublime d'une œuvre dramatique, afin de rendre l'illusion complète, non seulement par la parole, mais encore par l'accent, par le geste et même le silence : voilà le vrai magnétisme de l'homme sur l'homme (1). Selon Mme de Staël, c'est le privilége des hommes de génie, de recevoir de leur imagination, les inspirations qu'on ne reçoit ordinairement que des évènemens. Les grands acteurs en donnent surtout les exemples les plus frappans. Un d'entre eux assurait qu'il avait quarante manières de lancer son regard. En effet, il n'est pas d'acteur consommé qui ne s'efforce de s'élever à ce point de perfection où l'art devient nature. « Si vous demandiez à Garrick la scène du petit garçon pâtissier, il vous la jouait admirablement ; si vous lui demandiez *tout de suite*, la scène d'Hamlet, il vous la jouait, *également prêt* à pleurer la chute des petits pâtés et à suivre dans l'air le chemin d'un poignard. » (Diderot.) Croirait-on que le grave, le satirique Boileau avait aussi un talent éminent pour contrefaire ceux qu'il voyait, et notamment les comédiens. Louis XIV voulut un jour qu'il contrefît Molière qui était présent ; celui-ci avoua que sa *ressemblance* était

(1) Cassiodore dit d'un orateur éloquent qu'il avait *loquacissimas manus, digitos verbosos, silentium clamosum.*

aussi parfaite que celle des autres. Les courtisans consommés connaissent parfaitement aussi le moyen de faire mentir l'âme sur le front. Il en est dont les mouvemens imitateurs sont tantôt d'une admirable souplesse, tantôt au contraire d'une complète nullité, selon le temps, la circonstance, l'intérêt du moment. C'est ce qui a fait dire à Lichtenberg que les muscles de la face d'un courtisan sont parfois comme une gelée dans laquelle on chercherait aussi vainement une empreinte durable, que des signes d'organisation dans un verre d'eau. Ces formes variées de la sensibilité physique et morale, expliquent comment il est donné à certains hommes de cultiver avec succès diverses branches de connaissances. Selon Aulugelle, César a composé un Traité de grammaire (*de Analogiâ*); Paul Jove se vantait d'avoir une plume d'or et une plume de fer. Richelieu ébranlait l'Europe par la profondeur de sa politique, et il faisait soutenir des *thèses d'amour* à l'hôtel de Rambouillet. Beaumarchais est l'inventeur d'un nouveau ressort pour les pendules ; il était à la fois l'intrigant le plus spirituel et le commerçant le plus positif de France. C'est à Claude Perrault, docteur en médecine, qu'on doit la colonnade du Louvre. Stéele avait inventé une machine pour transporter du saumon frais à Londres. Thomas Payne, le célèbre démocrate, a publié un recueil de madrigaux. Au contraire, Boufflers, auteur de tant de jolis vers, a fait peut-être le meilleur livre qu'on connaisse sur le *libre arbitre*. C'est à Haller, anatomiste et physiologiste, qu'on doit un excellent poème sur les Alpes; le grave Carnot faisait de petits vers; le naturaliste Daubenton a écrit une partie du roman de *Zélie dans le désert*, publié par sa femme. le célèbre chimiste Humphrey Davy a essayé de faire un poème épique; l'inventeur de la lampe de sûreté avait une imagination si poétique et tellement sujette à l'enthousiasme, qu'ayant découvert le *potassium*, il éprouva une sorte de joie vesanique et dansa dans son laboratoire.

Ces sortes d'exemples seraient infinis. Et même quand il s'agit des sciences d'observation, s'il est nécessaire d'avoir un but déterminé dans ses recherches, la flexibilité de l'esprit n'est pas moins indispensable pour l'atteindre. Qui ne sait combien l'art expérimental exige de finesse de vues différentes, d'expériences variées, d'imagination, d'invention, de ressources et de sagacité! C'est précisément en cela que consiste la science, la puissance et la patience des investigations scientifiques.

Quant aux artistes, quoi de plus fréquent que la variété de leurs talens ? Salvator Rosa fut peut-être aussi bon poète qu'excellent peintre. Girodet présentait aussi ce double aspect du génie, bien que ses vers ne soient pas comparables à la poésie de ses tableaux. Mais personne n'a porté plus loin cette variété de talens que Michel Ange. Sculpteur, peintre, architecte incomparable, la poésie le combla aussi de ses faveurs. On ne peut assez admirer comment dans le même homme de mœurs austères, nourri de pensées hautes, graves, se trouvent réunies tant de grâce et de délicatesse ; et, comme l'observe un de ses biographes, cette étonnante facilité de varier les tons, de multiplier les nuances, de puiser à toutes les sources de l'art, ne se montra peut-être jamais à un si haut degré que chez Michel Ange. Tour à tour sombre, profond, léger, gracieux ou plaisant, nous voyons le même homme passer de la majesté presque divine de son Moïse, aux formes aériennes de son Aurore ; de la vaste conception de Saint-Pierre, à l'invention d'un échafaud ; de la terrible scène du Jugement dernier, aux traits bouffons de Polichinelle. Quel génie ! quel talent ! mais aussi que l'on songe à l'heureuse constitution de Buonarotti ; combien il fut doué de cette sensibilité qui rend apte à saisir et à rendre tous les modes du beau, qui s'étend pour embrasser une foule d'objets, s'élève pour atteindre à de hautes conceptions, s'abaisse jusqu'aux plus petits détails, se replie sur elle-même pour se mouvoir avec plus de force, de grâce et de mesure.

Il nous semble donc démontré que la sensibilité morale est aussi souple, aussi mobile que la sensibilité physique. Cette variabilité de phénomènes est telle, qu'on remarque une sorte d'alternative dans son abaissement et son exaltation. Et cet abaissement est si prononcé, que la sensibilité semble parfois cesser de vivifier la pensée. Shéridan éprouvait dans sa jeunesse ces variations, au point qu'il n'était plus en quelque sorte le même individu ; aussi l'appelait-on l'*indéchiffrable bête.* Ces modifications d'intensité de la sensibilité se remarquent surtout dans le centre cérébral. Il n'est pas d'homme qui, habitué à méditer, n'ait épouvé ces singulières inégalités dans la disposition de son esprit. En effet, qu'est-ce que l'inspiration? c'est le rapide éclair de la pensée qui, tout à coup, illumine des lointains sans bornes ; c'est l'explosion de la sensibilité cérébrale concentrée, une sorte de fulguration nerveuse. Cet instant dure peu ;

hâtez-vous de le saisir, car l'instant qui suit est frappé de stérilité. Tout à l'heure les idées se pressaient, et l'expression venait aussitôt pour les peindre et les fixer; maintenant c'est un champ ingrat où l'on trouve à peine de quoi glaner. En réalité, les intuitions instinctives du génie n'ont lieu que par accès, par vives et impétueuses saillies. Rien de plus commun dans les travaux des hommes célèbres; il en résulte quelquefois de choquantes dissonnances dans leurs productions. Annibal Carrache a dit du Tintoret : *Ho veduto il Tintoretto, ora iguale a Tiziano, ora minore del Tintoretto.* Diderot réduisait le génie à *de belles lignes.* Un grand poète se demande où est la poésie dont une moitié seulement vaille quelque chose. Il n'est donné qu'à Dieu de créer le diamant pur. On connaît ce mot de Molière sur Corneille : « Un démon vient lui dicter ses bons vers, et l'abandonne ensuite. » Quel est donc ce capricieux démon? l'inconstance et l'instabilité des mouvemens de la sensibilité. Tantôt c'est un excès d'action qui pousse et anime, tantôt un sentiment intérieur d'aridité qui afflige et déconcerte. Cette muse aux ailes de flamme qui inspirait le poète, *nil mortale sonans,* le délaisse tout à coup; il ne profère plus que le langage grossier des mortels. Que s'est-il donc passé? un mouvement invisible, inappréciable dans un point de son être : eh bien! ce mouvement l'a fait descendre du haut rang où il était placé; le trépied s'est brisé.

Les hommes d'Etat, les savans, sont également sujets à de pareilles alternatives de faiblesse ou de vigueur cérébrale. Les inspirations soudaines, les *traits de lumière* qui décident le succès des grandes affaires, des grandes batailles, tiennent à la même loi d'organisation de l'appareil nerveux. C'est là ce qu'on nomme le *coup-d'œil du génie,* c'est-à-dire ce mouvement instantané de la pensée, mettant subitement en lumière au fond de l'âme, ce qui se dérobait aux efforts de la méditation.

CHAPITRE IX.

DES EFFETS DE CETTE LOI SUR LE CARACTÈRE ET LES HABITUDES.

Ingenium Galbæ malè habitat.
(TAC.)

EN examinant les travaux des hommes qui se sont fait un nom illustre, en étudiant l'histoire de leur vie, de leurs actions, de leur conduite, de leurs ouvrages, c'est avec une sorte de peine et d'humiliation qu'on se figure toute l'influence de l'organisation. Mais si d'une étude superficielle, on passe à un examen approfondi, médico-philosophique, de ce qu'ils sont, on est forcé d'admettre la plus exacte conformité entre les attributs organiques et les affections morales, entre l'action de la sensibilité et les formes de la pensée, sans prétendre néanmoins que la *constitution intellectuelle*, soit en tout une simple modalité de la substance organisée.

A raison de son intelligence, l'homme se prétend supérieur aux animaux ; il a la conscience de ce sentiment, il en a l'orgueil. Or, quand cette intelligence acquiert un surcroît d'étendue, ce sentiment augmente nécessairement et dans les mêmes proportions : cela doit être, et cela est en effet. Celui qui se distingue et s'élève, celui qui force ses contemporains à l'admirer, ne tarde guère à concevoir de lui la plus haute idée. Comme l'auteur de *Cinna*, il répète :

> Je sais ce que je vaux et crois ce qu'on m'en dit.

Lorsqu'on est placé sur les hauteurs escarpées de la gloire, les autres hommes paraissent petits dans l'éloignement. Gall prétend même que les individus qui ont la protubérance de l'orgueil, ont le sentiment physique d'être plus hauts que les autres et d'occuper plus d'espace. Il est certain que les hommes supérieurs, séduits eux-mêmes par le *sortilége de leur gloire*, se font quelquefois d'étranges illusions. Est-ce un conquérant de l'antiquité ; il est issu du sang des dieux ; Alexandre se fit déclarer le *Bacchus de l'Inde.* « On trouve à la fois dans ma famille, disait César, la sainteté des rois, qui sont les maîtres des hommes, et la majesté des dieux, qui sont les maîtres des rois (1). » S'agit-il d'un conquérant moderne, il n'est plus possible de se faire adorer; mais un héros se croit difficilement pétri du même limon que le vulgaire. Toute égalité l'importune, même celle de la tombe. Quand la Fortune eut comblé Napoléon de ses faveurs, quand il eut mêlé son sang de soldat, au sang des Césars, il prit le titre fastueux de l'*homme du Destin.* Il avait compris tout ce qui est grand, hors la liberté; mais ne voit-on pas que le despotisme était inné en lui, qu'il agissait d'après les impulsions de sa propre organisation? Aussi à quelle distance se plaçait-il de la foule! quelle idée de lui-même! quel mépris insultant de l'humanité! N'a-t-il pas dit dans son délire d'orgueil : *Les hommes sont des pourceaux qui se nourrissent d'or; eh bien! je leur jette de l'or pour les conduire où je veux!*

Poètes, orateurs, sophistes anciens et mo-

(1) *Est ergò in genere, et sanctitas regum, qui plurimùm inter homines pollent, et ceremonia deorum quorum ipsi in potestate sunt reges.* (SUETON., *Jul. Cæsar,* 6.)

dernes, savans, artistes, hommes d'Etat, tous ont ce caractère distinctif, indélébile, une haute et complète idée de leur supériorité, réelle à la vérité, mais que l'amour-propre exagère, quelquefois outre mesure. Ils sentent et ils savent, qu'ils forment comme une nuance à part de l'espèce humaine. On offrait à Libanius la place de préteur, il la refusa, alléguant qu'il ne voulait point dégrader sa profession. Ecoutons Cardan, parlant de lui-même : *Natura mea,* dit-il, *in extremitate humanæ substantiæ conditionisque, et in confinis immortalium posita.* (*De Vita propr.*) Estienne Pasquier, qui avait été très-lié avec Montaigne, dit « qu'il n'avoit jamais conneu d'homme qui s'estimât autant que luy, quoiqu'il fît *contenance* de se dédaigner ; et qu'on devoit prendre de ses *Essais* ce qui estoit bon, saus s'attacher à aucune *courtizanie.* » (Lettres, liv. 18, lett. 1.) Voltaire, dans la société des Conti, des Vendôme, répétait : « Nous sommes tous rois, princes ou poètes. » Il se mettait à son rang. Rousseau ne voulait pas moins que des statues et des autels. A en croire le célèbre Baron, un comédien était élevé dans le giron des reines. Mirabeau, ce fougueux tribun, parlant de l'amiral Coligny, avait toujours soin d'ajouter : « Et qui, par parenthèse, était *mon cousin.* » Il n'est pas jusqu'à Scarron, pauvre poète cul-de-jatte, qui ne pouvant prétendre à aucun rang, à aucun honneur, prit néanmoins le titre de *malade* de la reine.

Sachons pourtant distinguer ici les illusions d'un sot amour-propre, de la conscience du vrai talent, capable de dire, *je veux et je puis.* Plus d'un homme célèbre s'adjuge avec raison, la palme que lui refusent ses contemporains. D'ailleurs, la pudeur et la modestie du génie, ne sont point incompatibles avec cette confiance du véritable poète qui croit en soi et qui ose. Les hommes doués d'une vaste intelligence, ayant seuls une idée juste, profonde, de la perfection et de l'impossibilité de jamais y atteindre, savent toujours s'arrêter ; ils sentent qu'il y a quelque chose de plus élevé que le point auquel leur génie est parvenu. Cette réflexion est le principe secret de leur modestie. Quoi qu'il en soit, ils ont foi à leur génie, ils sont forts, et ils ont la conscience de leur force. On a reproché à un homme célèbre d'avoir le *fanatisme de l'infaillibilité;* ce reproche est mal fondé, car on peut dire qu'il n'y a pas un homme supérieur qui n'ait ce fanatisme, né d'une profonde conviction. Il est heureux que cela soit ainsi, puisque c'est dans cette conviction profonde que se trouve l'origine du progrès social.

Si maintenant on descend à la classe des artistes, des écrivains médiocres, des *poëstastres,* selon l'expression de Ronsard, on remarque également cette bonne opinion d'eux-mêmes, mais sans le contre-poids dont j'ai parlé. Aussi voit-on cet amour-propre s'irriter au moindre obstacle, se gonfler au plus petit succès ; ils ont le pressentiment que le piédestal n'a pas de solides fondemens. Pas un cependant ne voudrait changer son *moi* poétique pour celui d'un autre. A la vérité, ce n'est plus cet orgueil des grands hommes taillés pour l'avenir, c'est de la pure vanité, se satisfaisant elle-même, à peu de frais, et pourtant une vanité implacable. Toujours est-il que le principe est le même, une haute idée de soi, produit d'une sensibilité facilement exaltée.

Il est aisé de voir, dans ce qui vient d'être dit, l'origine de ce désir excessif de louange qui dévore les hommes ainsi constitués. Grands et petits, illustres et obscurs, tous sont avides d'éloges, de bruit et de renommée ; voilà pourquoi la méchanceté du silence est à leur égard la pire de toutes. Une vanité exubérante, torturée par l'indifférence et l'oubli, est à vrai dire un affreux supplice. La plupart avouent cet immense désir de célébrité. Lucrèce a dit de lui : *Sed acri percussit thyrso laudis spes magna, meum cor:* « une espérance de gloire a vivement frappé mon cœur comme du thyrse. » La Fontaine, qui se souciait peu de richesses, faisait grand cas des éloges, témoin ce vers :

Adieu plaisirs, honneurs, *louange bien aimée.*

On ne saurait leur en faire de reproche ; n'est-ce pas à ce désir bien souvent que sont dûs leurs chefs-d'œuvre? n'est-ce pas le vrai motif qui les pousse à ne point mourir sans postérité intellectuelle? Convenons en effet que cette louange au murmure dulcisonnant, est un mobile bien puissant, s'il n'est pas le seul pour l'homme de génie. Au prix de sa santé, de son repos, de son bonheur, de sa vie, il aime à se repaître d'encens, tous ses pores sont ouverts pour humer ce délicieux poison, s'enivrer de ce philtre magique. C'est le prix de ses peines, c'est le but de ses rudes labeurs, sa vie, le nectar qui le transporte dans l'Olympe. Approchez la coupe de ses lèvres, il est assis au banquet des dieux ; retirez-la, il n'est plus qu'un mortel. L'étude physiologique de ces hautes intelligences, prouve en effet, que la louange, la flatterie même, est l'excitant moral le plus actif, le plus prompt, le plus sûr d'une forte imagination. La refuse-t-on à l'homme qui l'a méritée, alors se manifeste un autre caractère de sa physionomie morale, caractère essentiellement lié à une très-vive sensibilité, c'est l'irascibilité.

Genus irritabile vatum. Ce caractère est si saillant, si formel, que les anciens l'avaient signalé. Mais ce qu'ils disent des poètes, peut s'appliquer à presque tous ceux qui cultivent les sciences et les arts ; rien de plus rare que les exceptions. Une sorte d'irritabilité inquiète, jalouse, impatiente, les travaille sans cesse, et cet état s'exaspère sous l'influence des plus légers stimulans, soit physiques, soit moraux, bien plus encore par les pointilleries injurieuses, les attaques sourdes ou patentes d'une critique implacable. Il est en physiologie, une disposition d'éréthisme et d'excitation qu'on désigne sous le nom d'*orgasme;* cette disposition a lieu dans certains cas pathologiques ; mais le tempérament éminemment nerveux, prédispose beaucoup à cet état. La susceptibilité nerveuse et la susceptibilité d'amour-propre, sont nées ensemble et du même principe. La nature inflammable de ce tempérament, rend pour ainsi dire permanent cet éréthisme chez les poètes, les peintres, les orateurs et certains savans.

Il en est dont les nerfs sont tellement susceptibles que tout les blesse et les irrite. Il faut à leur corps des précautions sans fin, et à leur amour-propre des ménagemens continuels; comme les enfans, les nourrir de lait et de louanges, c'est le régime dont il n'est pas permis de s'écarter. Le moral, comme on le voit, n'échappe point à cette disposition fâcheuse qui, poussée à son terme extrême, a tous les caractères d'une maladie. A dire vrai, le son des trompettes de la renommée, est le calmant le plus efficace de cette irritation nerveuse. La flatterie est le seul joug qui courbe ces têtes fières et ardentes; encore faut-il que la dose de louange soit forte, réitérée, et surtout sans mélange amer de censure. On reconnaît ici le *boisseau* d'éloges avec un *grain* de critique, ce dernier seul est vivement senti. (Bayle.) Racine en a fait l'aveu : toute approbation mesurée est une forme de critique, toute louange refusée, compte parmi les douleurs; c'est là l'épine du laurier qui ceint la tête du héros et du poète. Cette irascibilité, qui s'allie très-bien avec la bonté du cœur, s'observe à des degrés différens, mais elle existe toujours dans la constitution avec prédominance nerveuse. La célébrité acquise n'en défend pas même certains hommes; il n'y en a pas un qui ne cherche à monopoliser l'attention publique. Voltaire se montra jaloux du *roué* dont on parlait tant. Napoléon, ce colosse de gloire, n'aimait pas qu'on parlât de César dans les harangues officielles. Il était même importuné de la réputation de Geoffroy, critique mordant et spirituel, le Fréron de l'époque (1). Le grave Boileau disait à Fréret: « Jeune homme, il faut penser à la gloire; je l'ai toujours eue en vue, et n'ai jamais entendu louer quelqu'un, fût-ce un *cordonenir,* que je n'aie ressenti un peu de jalousie. » (Mém. de Duclos.) Qu'on s'étonne maintenant de l'agitation de leur vie! La susceptibilité de Girodet était extrême. Ce n'était pas de la douleur, c'était du désespoir que lui causait la critique, même la plus insignifiante.

(1) Les caricatures, les bons mots, les allusions où l'on cherchait à le rabaisser, l'affectaient profondément. On sait que rien n'égala sa fureur quand il apprit qu'on avait affiché jusqu'à trois fois le quatrain suivant au bas de la colonne de la place Vendôme:

Tyran juché sur cette échasse,
Si le sang que tu fis verser,
Pouvait tenir sur cette place,
Tu le boirais sans te baisser.

Plusieurs fois, dit-on, ses amis ont arraché de ses mains des tableaux qu'il était prêt à mutiler, parce que le souffle impur d'un aristarque, venait de les souiller à ses yeux. Aussi vit-on jamais une complexion plus grêle, plus délicate, plus maladive que celle de Girodet? Les savans, je le répète, doués de la même constitution, offrent le même caractère d'irascibilité. Fougueux, fanatiques, jaloux, martyrs de leur foi, de leurs idées, combien éprouvent les tourmens de la haine et de l'envie! L'histoire de leurs querelles ne le prouve que trop; le fiel philosophique n'est pas moins âcre que celui des faux dévots. Ne sait-on pas que le fer qui égorgea Ramus, était dirigé par des savans envieux; Robert Hook a été le tourment de la vie de Newton; la gloire de Linné a fait passer de bien mauvaises nuits à Buffon. Si Byron se fâcha contre un magistrat parce qu'il avait oublié son titre de *pair d'Angleterre*, Morgagni l'anatomiste, ne put pardonner à un confrère qui l'avait cité sans faire précéder son nom du titre d'*illustrissime*. Dans un de ses ouvrages sur l'instruction médicale, Haller avait indiqué un nombre prodigieux d'auteurs à consulter. L'absence ou la présence d'une ou plusieurs étoiles, désigne le degré d'approbation que mérite chaque ouvrage. On ne saurait croire, dit un illustre médecin, combien d'auteurs ont été choqués, irrités de ce que l'étoile ne s'était pas arrêtée sur eux. Meckel, célèbre anatomiste, mourut le 31 décembre 1833. Une chose remarquable, c'est qu'il défendit expressément qu'on fît l'ouverture de son corps, et le motif de cette défense, était sa longue querelle avec le prosecteur de l'Université, à qui appartenait de droit cette autopsie. D'où l'on voit qu'il n'y a pas de savant, si la raison ne le domine, qui soit exempt de malveillance; et comme l'a dit un homme d'esprit, la racine carrée du cube des révolutions des planètes, et les carrés de leurs distances, peuvent encore faire des ennemis (1).

(1) Lorsque Galilée fit la découverte des satellites de Jupiter, Keppler en éprouva une impression extraordinaire. « J'étais, dit-il, assis chez moi, sans rien faire, pensant à vous, digne et excellent Galilée, et à vos lettres, lorsque j'appris la découverte de quatre planètes au moyen du double verre. Wachenfels arrêta sa voiture à ma porte, pour me le dire, et je *fus saisi*, en entendant son récit, qui semblait si absurde, d'un tel accès de surprise, j'éprouvai une telle agitation en voyant une ancienne dispute entre nous vidée de cette manière, qu'entre sa joie, le rouge qui me montait à la figure et nos éclats de rire, confondus que nous

Le pouvoir même uni à la gloire, ne met point à l'abri de cette affection pénible; il manque toujours quelque chose, or ce quelque chose irrite et trouble secrètement le cœur, la pensée, l'économie. « Lorsque Richelieu, dit l'auteur de l'*Esprit des lois,* eut vu l'autorité royale affermie, les ennemis de la France consternés et les sujets du roi rentrés dans l'obéissance, qui n'eût pensé que ce grand homme était content de lui-même? Eh bien! non; pendant qu'il était au plus haut point de sa fortune, il y avait dans Paris, au fond d'un cabinet obscur, un rival secret de sa gloire; il trouva dans Corneille, un nouveau rebelle qu'il ne put jamais soumettre. » (*Discours sur les causes de l'écho*, 1718.)

Cette irascibilité est bien connue de l'envie, qui sait toujours en profiter. N'est-ce pas le tendon d'Achille, où elle frappe à coup sûr? En général, l'homme habitué à méditer, déguise peu ses sentimens, ses opinions; il sent vivement, il s'exprime de même. C'est l'explosion d'une âme ardente qui, fortement émue, s'irrite

étions d'une pareille nouvelle, à peine étions-nous capables, lui de parler, et moi de l'écouter. » (*Vie de Galilée*, etc., traduite de l'anglais par Peyrot.)

contre un vice, s'indigne d'un ridicule, éclate contre l'injustice, se révolte contre les formes menteuses de la société. Mais impatient de la contradiction, sensible à l'excès, il y a ordinairement une réaction que lui-même ne supporte que difficilement. L'irascible susceptibilité qui tient au système nerveux et domine le caractère, ne le permet pas. Heurter ses opinions, blâmer sa conduite, mais surtout critiquer ses ouvrages, c'est porter le fer jusque dans ses entrailles; et ce poète, qui, contraint de retrancher quelques-uns de ses vers, se comparait à Médée égorgeant ses enfans, donne la plus juste idée de la douleur qui a lieu dans ce cas. Les hommes tout formés d'os et de muscles, s'étonnent parfois de cette irritabilité extrême. Un impassible sot, *le cœur glacé, le crâne étroit,* ne comprend rien à ces mouvemens tumultueux, et pour des causes qui lui semblent légères. En effet, comment les comprendrait-il? Sent-il de même? voit-il de même? sait-il que cette disposition est liée à l'organisation, qu'elle en est l'essence, la condition, le caractère? Les grands hommes, ceux sur qui la joie ou la douleur ont une si pénétrante influence, présentent les défauts de leurs qualités; l'énergie du talent qui saisit, excite, électrise, tient à cette même irascibilité. Napoléon s'en plaignait quelquefois, « mais, disait-il, sans elle, on ne gagne pas de batailles. » Le moyen qu'une monotone régularité, une prudence empesée, calculant froidement les évènemens de la vie, soient le partage des personnes très-impressionnables, très-sensibles, très-irritables!

Cependant, dira-t-on, quand on a acquis un nom illustre, pourquoi s'agiter, pourquoi cette sourde et continuelle inquiétude? Mais réfléchissez donc que le mouvement se continue, qu'il s'accroît même par les habitudes. La soif de la célébrité, comme celle de l'or, ne s'étanche jamais. Cette passion ne permet ni repos ni trève; un succès doit en attirer un autre; aussi un ancien remarque-t-il que le laurier dont on couronne les poètes, est une plante corrosive de sa nature, capable d'enivrer et d'empoisonner. Toutefois, le désir et la puissance ne sont pas toujours en harmonie. La nature humaine ne peut franchir certaines bornes, sans que l'organisation ne s'altère; celui qui abuse ne tarde pas à l'éprouver. Usé par les émotions, par la perpétuelle sollicitation du système nerveux, par l'action trop soutenue du cerveau, le penseur exalté finit par arriver à la *susceptibilité nerveuse* morbide. Cet affreux état dont j'ai déjà parlé, et sur lequel je reviendrai plus d'une fois, atteint surtout les hommes de génie, qui n'ont su ni diriger ni conserver leurs forces. Parvenus à ce point d'épuisement organique, tout les blesse, tout les irrite; le plus petit accident, la plus légère contrariété les trouble, les déconcerte, les aigrit. Les tracasseries obstinées finissent toujours par les lasser et les vaincre. Leur constitution nerveuse se rapproche alors de celle des femmes; ils en ont la mobilité, le caprice, les faiblesses, les exigences. Ils versent des larmes à la moindre occasion, même les moins sensibles en apparence. Le terrible Billaud-Varennes, étant à Sinnamary, fondit en larmes pour une perruche qu'il aimait et que lui enleva un oiseau de proie. On a vu, dit le médecin Lorry, des gens de lettres tellement susceptibles, qu'ils tombaient en faiblesse, en lisant les plus beaux morceaux d'Homère et de Virgile (*De Melancholiâ et morbis melanchol.*) (1). Ne rien voir,

(1) Un beau tableau, le récit d'une scène touchante, un acte de dévouement ou de délicatesse, produisent souvent ces effets. J'ai vu les traits suivans faire couler des larmes d'admiration:

A la bataille de Dettingen, en 1742, un officier anglais, à la tête d'un escadron, n'avait qu'un bras dont la

ne rien dire, ne rien penser sans être émus, passionnés, transportés, telle est leur existence. Voilà comme la sensibilité en excès, altère prodigieusement la santé et le bonheur.

D'autres fois, et par des circonstances particulières du tempérament, la susceptibilité se concentre dans l'imagination, qui s'effarouche au moindre objet. De là naisssent, la misanthropie, la *sauvagerie,* la nature quinteuse, les boutades *humoristiques* tant reprochées à des hommes du mérite le plus distingué. Ce qu'il ne faut pas oublier, c'est que sous cette rude écorce, se cache souvent un cœur affectueux et bon;

main lui servait à tenir la bride de son cheval. Dans la chaleur de l'action, un jeune officier français marche à lui, et s'élance pour l'attaquer; mais s'apercevant qu'il lui manquait un bras, il le salue respectueusement de son épée, et passe outre.

Un échafaud surchargé de maçons s'écroule subitement à cent pieds du sol. Par miracle, une perche mieux scellée résiste et deux hommes s'y accrochent. Mais cette perche est faible, elle plie et va se rompre. « Lâche, Pierre, je suis père de famille. — C'est juste, » répondit le jeune homme. Pierre lâche, tombe et se tue sur la place.

Le docteur Salsdorf, chirurgien saxon du prince Christian, eut, dans le commencement de la bataille de Wagram, la jambe fracassée par un obus. Etendu

car on peut affirmer de certains savans ou artistes, ce que disait Garrick de Samuel Johnson, *qu'il n'avait d'ours que la peau.* Cette susceptibilité explique comment une foule d'hommes célèbres se plaignent toujours de leur santé, sans qu'extérieurement elle paraisse altérée. C'est qu'en effet, ils sont dans un état continuel de souffrances, parce que les nerfs pour ainsi dire mis à nu, toujours irrités, agacés, ne donnent aucun repos à l'économie et la saturent d'irritabilité. Ce qui accroît encore ce fâcheux état, c'est que le moral ne manque jamais de coopérer à cette perturbation sympatique des fonctions. La susceptibilité du carac-

par terre, il voit à quinze pas de lui, M. de Kerbourg, aide-de-camp, qui, froissé par un boulet, tombe et vomit le sang. Il s'aperçoit que cet officier va périr s'il n'est promptement secouru. Il recueille toutes ses forces, se traîne sur la poussière en rampant jusqu'à lui, le saigne, et lui sauve la vie. M. de Kerbourg ne put embrasser son libérateur. Le pauvre docteur Salsdorf, transporté à Vienne, ne survécut que quatre jours à l'amputation.

Les artistes donnent souvent des preuves d'attendrissement dans des circonstances qui émeuvent à peine d'autres personnes. Le Dominiquin fondit en larmes, en apprenant que certains tableaux du Titien allaient partir pour l'Espagne.

tère exagère toujours le malheur. Ce qui n'est qu'un accident ordinaire dans la vie de la plupart des hommes, est une effroyable catastrophe aux yeux de tel poète ou de tel artiste; une légère critique, un simple dédain, lui va au cœur et le tue. Les riantes illusions de la gloire littéraire, les plus douces affections du cœur, ne suffisent pas pour calmer ces inquiétudes sans cesse renaissantes de la sensibilité (1). Mais n'anticipons pas sur les causes des maladies des hommes nés avec prédominance du système nerveux.

Heureusement que ce système n'acquiert pas toujours cette funeste excitabilité maladive. La sensibilité peut se maintenir dans les limites de son action normale. Un de ses attributs, comme nous l'avons dit, est la mobilité; de même aussi voit-on l'instabilité dominer souvent dans le caractère de ceux qui se livrent aux travaux de la pensée.

(1) « Votre imagination va trop vîte..... Voilà les tours que me fait la mienne à tout moment. Il me semble toujours que tout ce que j'aime, tout ce qui m'est bon, va m'échapper; et cela donne de telles tristesses à mon cœur, que, si elles étaient continuelles, comme elles sont vives, je n'y pourrais pas résister.» (Mme de Sévigné à sa fille.)

Si l'homme est un être ondoyant et divers, il le doit aux mouvemens brusques et rapides de la sensibilité; or, comme le poète, l'artiste, le savant, le philosophe, est par excellence l'être humain, l'être social et progressif, il en résulte que, doué de plus de sensibilité, ces variations, ces fluctuations doivent être plus fréquentes que chez les hommes ordinaires : c'est ce qui a lieu en effet. Croyons-en Platon et La Fontaine, le poète est chose légère, *qui vole à tout sujet*. Cette nature inconstante, volage et mobile, se remarque aussi dans les essais, les productions de l'esprit, ce caractère est ineffaçable. Où est l'homme de lettres, où est l'artiste, qui n'ait conçu, projeté, ébauché une foule d'ouvrages? Pourquoi sont-ils inachevés? est-ce le talent qui a failli? Nullement; mais pour surmonter les difficultés d'exécution, il faut un esprit de suite, une persistance de volonté qui ne se rencontrent que rarement. Exciter, aviver la pensée est sans doute le premier soin de l'écrivain, mais ce soin n'est pas d'une grande difficulté. Le plus pénible est de donner aux premières lueurs de cette pensée une certaine consistance, d'en fixer pour ainsi dire l'éclair avant qu'il s'évanouisse. Un souffle de poésie enflant la voile du poète, il s'élance plein de joie. Mais ce souffle d'inspiration mollit et l'abandonne, il reste fixé sur la terre. De belles conceptions apparaissent et flottent dans l'imagination, l'esprit s'efforce de les saisir, il s'arrête et fléchit, il s'élève, il retombe, il s'enflamme à de soudaines clartés, il s'épuise dès les premières contemplations. Ces phénomènes sont fréquens, parce que pour mettre la dernière main à un chef-d'œuvre, des qualités pour ainsi dire contraires, sont indispensables ; il faut quelque chose de passionné et quelque chose de l'esprit constant d'observation, un mélange d'enthousiasme et d'analyse, une imagination d'artiste et une patience d'érudit. Qu'il est peu de mortels doués de ces qualités ! L'homme de génie lui-même ne les a que par instans : de là cette foule d'ouvrages commencés, de poëmes, d'esquisses, de croquis, de plans, d'expériences, d'hypothèses, de systèmes, qui traversent l'esprit et n'y laissent que de faibles traces. Tous ces enfans de la pensée, sont conçus avec joie, mais ils ne croissent qu'au milieu des sollicitudes paternelles et ne parviennent pour la plupart que bien difficilement à leur maturité. Du savoir à créer, la distance est infinie, on ne la parcourt que lentement et difficilement. Combien la route est longue, dit Lessing, de l'imagination jusqu'au pinceau, et que d'hommes s'égarent dans cette route! Un biographe de Johnson, compte jusqu'à trente-neuf ouvrages ou entreprises littéraires dont aucune n'a été exécutée. Il y a bien peu d'artistes qui ne puisse se citer en exemple. Cette action aventureuse de l'imagination et de la pensée, est pleine d'ivresse et de charmes, mais elle est fatale à qui s'y livre trop, car elle compromet la gloire et la fortune littéraires des plus rares et des plus brillantes capacités.

La mobilité de l'esprit influe directement aussi sur les mœurs et la conduite; il y a dans une tête pensante, un mouvement fermentescible qui s'accroît et diminue par instans, mais qui ne cesse jamais entièrement. Telle est l'origine de ces anomalies de caractère, de ces énormes inconséquences, de ces inégalités de disposition morale auxquelles n'échappent pas les hommes d'un mérite incontestable. Ils y sont même plus sujets que les autres, en raison de l'essor extraordinaire de l'imagination qui rompt à chaque instant l'harmonie des facultés intellectuelles. « Le caractère de Buonaparte, assure Bourienne, offrait les plus inexplicables disparates, bien qu'il fût l'homme le plus positif qui ait peut-être jamais existé. » Et plus loin ; « il reprit, dit-il, la gaieté qu'il avait eue.... ; car les nuages poussés par le vent, ne traversent pas l'horizon avec autant de rapidité que les idées et lès sensations diverses de Napoléon se succédaient dans son esprit. » (*Mémoires.*)

Comme l'émotion du moment influe singulièrement sur les déterminations de la plupart des hommes, que doit-ce donc être quand ces émotions sont vives, quand elles sont fortes, quand elles sont variées? Aussi voit-on bien rarement chez les êtres éminemment sensibles, un caractère simple, égal, inaltérable. Le pouvoir réacteur du *moi* sur l'organisme, est parfois trop faible, surtout dans le premier instant de l'impression. L'inconstance, la versatilité de sentimens et d'actions, sont par cela même très-souvent le partage des personnes douées d'une imagination ardente; on pourrait dire aussi : *Genus* INSTABILE *vatum.*

Une vie d'une teneur égale, sans dissonance, sans variations, sans contrastes, composant à elle seule une belle et entière harmonie, tel est le rêve des stoïciens, si bien exposé par l'un des Antonins. Cependant on peut approcher plus ou moins de ce degré de perfection; mais la stabilité d'énergie morale, pas plus que la stabilité de force physique, ne peut guère exister avec un système nerveux qui s'agite et s'ébranle à la moindre impression; ce serait un phénomène à la fois contradictoire et contre nature. Le principe potentiel, ou la faculté de pouvoir vouloir, et de vouloir avec fermeté, semble exiger une solidité d'intelligence qui coïncide avec une énergie soutenue de l'action vitale. Cet accord est infiniment rare; mais quoi de plus rare aussi qu'un homme toujours conséquent, toujours complètement *lui?* Voilà pourquoi *vouloir* est le mot qui renferme l'idée de toutes les ressources, de toute la puissance, de toute la dignité de l'homme; la volonté constante est la plus haute expression de la force morale. Voilà aussi pourquoi cette même volonté est le levier à l'aide duquel on ébranle, on soulève le monde des idées. Ainsi peut s'expliquer, l'étonnante faiblesse de caractère de beaucoup d'hommes placés hors de ligne par leur génie ou leur esprit (1). Ces grands, ces hardis promoteurs de l'esprit humain, manquent

(1) Mme Roland remarque, dans ses Mémoires, que ce sont les hommes à caractère, et non les hommes d'esprit qui ont manqué dans la révolution. Tout en rendant justice à la science éminente de Condorcet, elle l'accuse de pusillanimité. Et en comparant sa haute intelligence avec sa faiblesse de caractère, on peut dire, ajoute-t-elle, que *c'est une liqueur fine imbibée dans du coton.*

tout à coup de vigueur dans des circonstances quelquefois peu importantes; l'imagination les élève et ne les soutient pas. Voulez-vous de la force, de l'élan? ils en trouveront dans cette même imagination, dans la tension de leurs nerfs, s'il est question de la gloire ou de grands évènemens, quand il s'agit de traverser les plus saisissantes crises de la vie; mais les voilà désarmés contre les petits chagrins, contre les ennuis, les tracasseries de chaque jour; et pourtant ces petits chagrins répétés, les rendent malheureux. Toujours ils préféreront les tourmens d'une vie orageuse à une destinée calme, vide de situations énergiques. La vie commune, obscure, leur est surtout odieuse, c'est leur conception de l'enfer, ils y sont harcelés par les ennuis, terrassés sans combat. Qui ne sait que le bien-être dépend de nous d'abord, puis de la bonne opinion de ceux avec qui nous vivons, dont les passions, les intérêts, les habitudes sont journellement en contact avec les nôtres? Mais il faut ici une volonté patiente plutôt que de l'énergie. Corneille était du caractère le plus faible; c'est cependant le même homme qui, dans son théâtre, peignit les Romains « de manière à expliquer la conquête du monde. » (Vict. Fabre.) Delille refusa des vers à Robespierre, il y allait de sa tête ; il osa dire après le 9 thermidor, quoiqu'il y eût encore du danger : « Enfin, *ils ont mis de l'eau dans leur sang!* » pourtant ce poète était sous le joug de celle qu'il appelait son *Antigone*. On connaît la belle réponse que fit Suard au duc de***, qui lui demandait de la partde son maître, un article de journal pour excuser le meurtre du duc d'Enghien ; et personne n'eut un caractère plus doux, plus conciliant que Suard. Newton craignait les petites choses, il n'allait en voiture, tant la crainte de tomber le préoccupait, que les bras étendus et les mains cramponnées aux deux portières. (M. ARAGO, *Notice sur Thomas Young.*) Napoléon luimême, avait bien des faiblesses pour sa femme et certains courtisans. Beaucoup de gens de lettres, d'artistes, de savans en sont là. A les entendre cependant il n'en est rien ; un d'eux déclare même, qu'il regarde les légères contrariétés de la vie, comme des insectes volant dans l'atmosphère, et dont le manteau de cynique émoussait l'aiguillon. Ceci est pure jactance ; les médecins qui les soignent et ceux qui les entourent le savent bien. Leur sensibilité les rend trop vulnérables pour qu'il en soit autrement. Ce contraste de l'esprit et du caractère, cette mobilité d'idées qui étonnent toujours chez de pareils hommes, tiennent nécessairement à l'imagination, de toutes les puissances de notre être, la plus forte, la plus irrésistible, mais aussi la plus souple, la plus élastique, la plus complaisante. Assemblage variable et discord de facultés éminentes et d'incroyables faiblesses, l'homme chez lequel domine l'élément nerveux, est soumis aux propensions morales de sa constitution. Sa vive ardeur l'entraîne souvent à des écarts que sa raison déplore; parfois on le voit passer du désordre des actions à l'élévation des pensées, des petitesses puériles aux plus généreux sacrifices. Un mâle et ferme vouloir est à l'instant suivi d'une complète irrésolution; il s'emporte, il s'irrite, mais ce vent de colère, cet éclat de premier mouvement, s'abattent aussitôt : c'est un lion ou une colombe, c'est la simplicité d'un enfant ou une violence de tourbillon. Naguère l'espérance le berçait de ses chimères, tout à coup les nuages d'or de l'avenir se sont dissipés, et il se désespère. Toujours une variation d'idées, une ondulation d'affections, un flux et reflux de sentimens contraires dont la source évidente est dans une imagination fougueuse, inégale, tenant elle-même et radicalement à une extrême sensibilité : de là tant de hauteur d'âme et tant d'abaissement, tant de pénétration et tant d'erreurs, tant de sagesse et tant de folie, tant d'esprit et tant de sottises, pourquoi *une âme moulée au patron des siècles anciens,* peut être souillée par le vice. N'est-ce pas là ce qu'on remarque, avec un étonnement mêlé de douleur, dans l'histoire de beaucoup d'hommes célèbres? Ces défauts, ces vertus, ces prérogatives du génie, dépendent de la trame constitutionnelle et première dont ils sont faits. Espérez-vous trouver dans une organisation athénienne, la torpeur de sensibilité du tempérament béotien? Ainsi, douleur et joie, plaisirs et chagrins, sentimens d'affection et d'aversion, tout est violent, emporté, hors de mesure, mais dure peu nécessairement. «Sachez, disait Napoléon, qu'un homme véritablement homme ne hait point, sa colère et sa mauvaise humeur ne vont jamais au-delà de la minute... C'est le coup électrique. » (*Recueil de pièces authentiques sur le captif de Sainte-Hélène,* 1822.) Byron, maltraité dans un ouvrage périodique, en conçut un excessif dépit; il ne le cacha point au peintre West, qui faisait alors son portrait; puis il ajouta : « Je ne sais si j'y répondrai ou non. Si je le fais, ce sera d'une manière bien amère; mais si je le laisse passer trois jours, je n'y penserai plus. Ces choses-là ne m'occupent pas davantage, quelque peine qu'elles m'aient faite d'abord. » C'est ce qu'il appelait ses *rages immenses* de quarante-huit heures. Quel caractère d'ailleurs que celui de Byron! Considéré comme poète et comme homme, sa fatuité de dandy, ses goûts efféminés, ses actions héroïques, sa morgue aristocratique, son dédain de la société, son génie, les bizarreries, les inconséquences de sa conduite démontrent la vérité de ce que nous disons. N'est-ce pas le cas de dire : *Aut insanit homo, aut versus facit?*

Voltaire passait en un instant, de la colère à l'attendrissement, de l'indignation à la plaisanterie. Il est doux, souple, amer, insolent, flatteur, caressant, orgueilleux, indomptable avec la plus étonnante facilité ; il consacre ses immenses travaux littéraires à plaire aux Parisiens, et il les appelle Barbares, Welches, la *chiasse* du genre humain. Marmontel raconte, dans ses Mémoires, qu'étant allé le voir après la mort de la marquise du Châtelet, il le trouva fondant en larmes, et inconsolable de la perte qu'il venait d'éprouver. L'intendant de Chauvelin entre, il se met à raconter quelques histoires plaisantes ; Voltaire se calme, écoute avec plaisir, et bientôt se met à rire aux éclats. Tel est l'effet d'une grande mobilité nerveuse, nécessairement inégale et fluctuante. Je le répète, un phénomène extraordinaire, serait de voir à la fois une sensibilité exquise et une placidité d'âme inaltérable. Socrate seul peut-être en a donné l'exemple au monde ; mais rappelons-nous les constans efforts qu'il fit pour se vaincre : alors faut-il s'étonner que Socrate fût déclaré par l'oracle le plus sage des hommes?

CHAPITRE X.

NOUVELLES APPLICATIONS DES PRINCIPES PRÉCÉDENS.

Si maintenant nous considérons la vie publique et sociale, on voit encore se manifester la versatilité, l'irrésolution de caractère des personnes à tempérament nerveux, quelque mérite qu'elles aient d'ailleurs.

Il est des hommes de lettres dont la foi religieuse ou politique est inébranlable ; ils restent les mêmes dans les bouleversemens de la société, auxquels ils prennent une part plus ou moins active : mais aussi que de poètes, que d'orateurs, que de peintres et même de philosophes ont su tendre leur manteau du côté du vent, en prenant le masque du jour, en se parant de toutes les couleurs! que n'ont-ils pas fait pour apaiser la Némésis des révolutions, la circonstance! Beaucoup ont *adoré l'écho,* mais les variations de cet écho sont parfois aussi brusques que fréquentes. Combien ont fait voir que leurs affections voyagent, très-facilement avec la fortune, d'un parti à l'autre! Dryden fit des *stances héroïques* à la louange de Cromwell; il écrivit ensuite un poème en l'honneur de la restauration, *Astrea redux,* etc. Bien d'autres l'imitèrent en France, car les mêmes causes ont amené les mêmes effets (1). Notre Parnasse est chargé de louanges, de couronnes, en l'honneur de tous les pouvoirs, de tous les gouvernemens qui ont fait acte d'apparition sur notre malheureux pays. Aucun triomphateur ne manque de poète. Pourquoi s'en étonner? dira-t-on; les gens de lettres et les artistes ne sont-ils pas, en définitive, comme les autres hommes? n'ont-ils pas aussi leur part de l'*esprit d'imprudence et d'erreur?* Sans doute; mais le malheur veut que leurs œuvres restent et témoignent contre eux, quand ils ont du talent; leur immortalité consacre leur honte. Les vils flatteurs de Domitien sont oubliés, Martial et ses

(1) Larmes que n'avait pu m'arracher le malheur,
Coulez pour la reconnaissance.

Tels sont les vers d'Ecouchard le Brun, sur la pension que venait de lui accorder le roi Louis XVI. On connaît la poésie et les opinions du même homme peu d'années après.

vers ne le seront jamais. Ainsi le poète dont le dévouement éclot au rayon de la faveur du pouvoir, quel qu'il soit, doit être voué au mépris comme un écrivain dont la muse est prostituée, qui a peut-être encore le brillant de l'esprit, mais qui n'a plus la dignité de la vertu. Une différence néanmoins existe ici et tout à l'honneur des gens de lettres, c'est que les opinions qu'ils proclament ne sont pas toujours le résultat d'un calcul. Leur logique se passionne sans cesse et même trop. Il s'agit pour eux d'entraînement, de chaleur d'âme; ils tâchent souvent de se conformer aux progrès de la raison publique. Si quelques-uns ont l'art de faire de la vérité elle-même, la torche des passions plutôt que la lumière des esprits, c'est le petit nombre; bien différens de ces matérialistes politiques pour qui la fin d'une théorie, ou d'un système, est de faire un peu de bruit et de remuer de l'or.

Cette instabilité de l'imagination, influe aussi sur la carrière qu'ils doivent parcourir. Sans parler ici de vocation spéciale, le *quod vitæ sectabor iter,* est long-temps mis en délibération par les hommes de l'esprit le plus pénétrant. On rapporte que le célèbre réformateur de la Trappe, désirant embrasser un état, voulut consulter plusieurs prélats. Un d'eux lui conseilla de se faire religieux ; mais l'abbé de Rancé, traducteur d'Anacréon, avait alors tant de répugnance pour cet état, qu'il s'écria avec étonnement : *Moi, me faire frocard!* On sait ce qui arriva. Mais comme l'imagination dominait toujours chez lui, *sa pénitence,* dit Bossuet, *fut aussi vive que ses passions.* Par opposition, je remarquerai que Diderot fut dévot dans sa jeunesse, et même jésuite. Parny lui-même, qui le croirait! a été au séminaire de Saint-Firmin; il voulut se faire trappiste ; et sa ferveur religieuse était telle, qu'un prêtre lui défendit la lecture de la Bible : *Quantum mutatus* (1). L'as-

(1) Rien n'est plus fréquent que ces variations d'opinions religieuses dans l'histoire des hommes célèbres de toutes les époques. Bayle parle d'un certain poète et philosophe du dix-septième siècle, nommé Jean Hénaut, qui en donna un insigne exemple. Assez longtemps il se piqua d'athéisme ; il avait même composé trois différens systèmes de la *mortalité* de l'âme et fait deux fois le voyage de Hollande exprès pour voir Spinosa...... A sa mort, il se convertit, et son confesseur fut obligé de l'empêcher de recevoir le Viatique au milieu de sa chambre, la corde au cou.

De nos jours, le poète Zacharie Werner, auteur de la pièce *le Vingt-quatre février,* a été tour à tour protestant zélé, catholique, jésuite, et il finit par dédier sa plume à la sainte Vierge.

tronome Lalande, qui professa depuis l'athéisme le plus déclaré, avait d'abord publié un petit ouvrage avec cette épigraphe : *Cœli enarrant gloriam Dei.* Assistant à une leçon d'Euler, il fondit en larmes, en pensant que le vertueux, le savant Euler n'était qu'un hérétique. Piron fut long-temps incertain de savoir s'il serait avocat, médecin ou apothicaire. Schiller étudia la jurisprudence, puis il devint médecin ; il a même écrit deux dissertations médico-physiologiques. On le nomma chirurgien-major du régiment d'Augé ; il quitta brusquement ce régiment, parcourut une partie de l'Allemagne, et devint poète, philosophe, professeur, journaliste, etc. Cet esprit aventureux, cet état d'indécision dans leurs vues et leurs projets se continue quelquefois pendant toute leur vie ; et ce qu'on appelait en plaisantant, les *révolutions de l'abbé de Vertot,* leur est souvent applicable. Le Tasse, dévoré de cette inquiétude, ne savait vivre ni à la cour ni dans la solitude. Vit-on jamais de caractère plus inconstant que celui de Christine, reine, savante, dévote, philosophe, et qui ne put jamais être en effet ce qu'elle voulait être ? Avant que Benserade ait dit d'elle chez la reine : *Desinit in* VIRUM *mulier formosa supernè,* un auteur contemporain écrivait : « Cette pauvre princesse pélerine! *verè etiam peregrinatur corpore et animo;* elle fait assassiner Monaldeschi, et elle va régulièrement aux sermons du Père Lebouts, prêtre de l'Oratoire (1). »

Ce désir perpétuel de changement, conduit quelquefois à cette insouciance, à cette incurie de l'avenir, remarquable chez beaucoup d'hommes de lettres et d'artistes, surtout dans les époques qui précèdent la nôtre. Le défaut de logique dans les actions, c'est-à-dire se laisser vivre à l'aventure, faire quelquefois infidélité à la gloire pour le plaisir et la paresse, « mangeant son fonds avec son revenu, » telle fut la vie d'une multitude de savans, de poètes et d'artistes. Cela prouve aussi leur peu d'habitude pour l'intrigue et la science de l'antichambre, ils ignorent ce que savent les sots; *bête comme un génie,* disait Duclos. De nos jours cependant ils savent mieux, et avec raison, tirer parti de leurs travaux. Il est fort douteux que Montaigne ajoutât aujourd'hui aux comptes de sa

(1) « La reine Christine fera toutes sortes de métiers en sa vie, si elle ne meurt bientôt. Elle a déjà joué bien des personnages fort différens et fort éloignés de son premier état, quand on l'appelait la dixième muse et la nouvelle sybille du Septentrion. » (Gui Patin, *Lettres à Spon,* 26 juillet 1658.)

maison : « *Item,* mille francs pour mon humeur paresseuse. » Qu'on nous cite l'écrivain qui dans ce sens, voudrait ressembler à Mirabeau, dont les affaires étaient dans un tel désordre, qu'à sa mort, il devait encore son premier habit de noces.

Mais, dira-t-on, comment concilier cette appétence d'émotions vives et variées, cette activité tourmentante, ce besoin de changer de place avec l'amour de repos et de solitude que disent éprouver les hommes dont les travaux de l'esprit font le bonheur? On peut répondre d'abord, que si dans la solitude le corps est en repos, l'imagination n'est jamais calme, ce qui est conforme à leurs vœux. En second lieu, qu'un séjour tranquille n'est pas long-temps pour eux un séjour rempli de charmes. Horace étant à Rome, soupire pour son cher Tibur; s'il est à Tibur, il désire retourner à Rome. Etudiez la vie de Cicéron : est-il un caractère plus remuant, plus inconstant? Etant en exil, sa femme était sa lumière, sa vie, sa passion, sa bonne et très-fidèle épouse, *mea lux.....*, *mea vita....*, *mea desideria....*, *fidelissima et optima conjux...;* et peu de temps après, il répudie cette divine Térentia; il regrette son cher *Tusculum,* il y vient avec plaisir, et il s'en éloigne sans regret. Possesseur de dix-huit maisons de campagne, il écrit à Atticus : « Pourquoi ne pas demeurer avec vous ? Pourquoi quitter mes jolies maisons de campagne, ces délices de l'Italie (1) ? » mais il n'y séjourne jamais long-temps ; il va, il vient, il s'inquiète, il s'agite, jusqu'à ce qu'enfin sa tête et ses mains furent clouées à la tribune aux harangues. Voyez Bolingbroke : ambitieux, politique, philosophe, homme d'Etat, homme de lettres, austère, licencieux, il passe sans cesse de l'étude aux plaisirs, de la retraite dans le tourbillon des affaires, du monde dans la solitude. En vain se vante-t-il, dans son ermitage de Chanteloup, d'être heureux ; en vain, dans sa campagne de Dawley, fait-il placer cette inscription au-dessus de sa porte : *Satis beatus ruris honoribus*, un principe secret d'agitation ne lui permet pas de jeter l'ancre et de s'arrêter. Je choisis quelques exemples ; je pourrais en citer des milliers, parmi lesquels je compterais Agrippa, Rabelais, Clément Marot, Cervantès, le Camoëns, etc. Les gens de lettres, les artistes modernes, présentent les mêmes phénomènes. « Il me semble

(1) *Cur ego tecum non sum? Cur ocellos Italiæ villulas meas non video?* (*Epist. ad Atticum*, lib. 16, 6.)

que si je restais en place une année, je ne pourrais plus vivre.» (Chamfort, *Lettres*.) On connaît le singulier penchant de Beethoven pour les déménagemens et la promenade. Les hommes célèbres les plus graves ne forment pas même exception. Bacon remarque que Tite-Live, après avoir dit que le vieux Caton, avait une telle force d'esprit et de corps qu'il se serait illustré dans quelque pays qu'il fût né, ajoute qu'il avait *ingenium versatile*, un esprit versatile et malléable. Dans nos temps modernes, parut surtout un homme d'un génie incomparable et d'un caractère aussi bizarre qu'inconstant; c'est Rousseau dont il s'agit.

Certes, on peut appliquer à cet homme extraordinaire, se donnant pour l'apôtre et le martyr de la vérité, tout ce qui vient d'être exposé sur le tempérament avec une excessive prédominance nerveuse; il en est pour ainsi dire le prototype : mais aussi que sa vie, que sa conduite, que ses écrits sont bien en rapport avec la constitution qu'il avait reçue de la nature! Son âme de feu, ses immenses talens, ses contradictions, ses sophismes, ses boutades, ses inconséquences, ses faiblesses, tout part de là, une ardente imagination et un fonds inépuisable de sensibilité. C'est ce qui fait de Rousseau un être extraordinaire, une sorte d'anomalie; c'est enfin ce qui l'explique. Inconstant dans sa foi, dans ses opinions, dans ses habitudes, ses amitiés, ses aversions, on dirait qu'il y a dans son cœur un abîme de mélancolie et de pensées douloureuses, deux personnes qui agissent et pensent en sens contraire; qu'il recèle dans son sein deux génies opposés qui le poussent, soit au bien, soit au mal. Il cherche le repos, et il n'est bien nulle part; il préfère les champs, la solitude, et il demeure rue Plâtrière; il conçoit des femmes la plus sublime idée, et il vit quarante ans avec une grossière servante; il écrit un traité d'éducation, et il met ses enfans à l'hôpital; il cherche des amis, il veut qu'on lui fasse l'aumône d'un peu d'affection, de justice, et il ferme sa porte opiniâtrément, « l'ours n'est pas visible. » Désintéressé, refusant fièrement les bienfaits, il reçoit un billet d'Opéra, et il le vend sept livres dix sous. Il juge l'homme et les hommes avec une rare sagacité, mais, crédule et défiant tout à la fois, il devient le jouet de lui-même, de ses perplexités, de ses chimères, voulant et ne voulant plus, partageant sa triste vie entre penser, écrire, et se repentant d'avoir écrit et pensé. D'un caractère franc, d'une fausseté insigne;

naturellement honnête, et vicieux par habitude, par faiblesse; d'une grande simplicité, et d'un orgueil extrême; aimant les lettres, puis les décriant (1), et se souvenant trop qu'étant com-

(1) « Je ne puis vous dissimuler, monsieur, que j'ai une violente aversion pour les Etats qui dominent les autres. » (4e *Lettre à M. de Malesherbes.*) C'est dans ses lettres à ce grand magistrat et à d'autres personnes, que Jean-Jacques se peint avec une franchise qu'il n'a pas toujours dans ses *Confessions.* Voici, suivant lui, son caractère : « Une âme paresseuse qui s'effraie de tout soin, un tempérament ardent, bilieux, facile à s'affecter, sensible à l'excès à tout ce qui l'affecte, semblent *ne pouvoir s'allier* dans le même caractère, et ces deux contraires semblent pourtant former le fond du mien. » (*Id.*, 2e *Lettre.*)

« Ah! monsieur, la Providence s'est trompée. Pourquoi m'a-t-elle fait naître parmi les hommes, en me faisant d'une autre espèce qu'eux? » (*A M***,* Iverdun, 15 juin 1762.)

« Après avoir parcouru rapidement leur sot écrit, je l'ai jeté par terre, et j'ai craché dessus pour toute réponse. » (*Lettre à Mme de ***,* 27 mars 1763.)

« Les déplacemens sont devenus pour moi des besoins. Durant la belle saison, il m'est *impossible de rester* plus de deux ou trois jours en place, sans me contraindre et sans souffrir. » (Janvier 1765.)

« Repos! repos! chère idole de mon cœur, où te trouverai-je? » (Février 1765.)

mis chez M. Dupin, il ne dînait pas à table le jour de la réunion des gens de lettres. C'est le Platon et le Diogène des temps modernes. Il ne voit que l'homme de la nature, et il nous a légué dans le *Contrat social* une magnifique et inapplicable fiction ; il juge avec hauteur toutes les religions, et il lance une pierre contre un arbre pour s'assurer de son salut ; personne plus que lui n'a fait bouillonner la tête et les idées de son lecteur, et la plupart de ses actions font pitié.... Mais arrêtons-nous : les disparates, les inconséquences, les faiblesses sont tellement nombreuses dans la vie de cet infortuné, que ses détracteurs et ses admirateurs les plus outrés, sont toujours assurés d'avoir raison. Enfin on peut dire, avec Mme de Créquy, que « quand la nature forma Rousseau, la sagesse pétrit la pâte, mais la folie y jeta son levain. »

L'auteur d'*Emile* est considéré ici sous les rapports purement physiologiques, il ne faut pas l'oublier ; j'ai voulu faire ressortir les contrastes que produit dans les idées, dans les actions et les mœurs, une sensibilité que la plus haute raison ne peut souvent ni contenir ni diriger : Rousseau en est peut-être le plus fatal exemple.

Une circonstance de sa vie, et qui tenait encore à cette constitution, c'est qu'atteint d'infirmités incurables (*un catarrhe chronique de la vessie et deux hernies inguinales*), il supporta ses douleurs avec résignation, tandis qu'une légère contrariété, une parole équivoque, un simple soupçon lui donnaient des accès de sombre mélancolie. La plupart des hommes illustres, éminemment irritables, présentent cette singularité. Quelque délicate que soit leur complexion, la douleur physique et la douleur morale ne peuvent être mises chez eux en comparaison. J'ai plusieurs fois admiré, dans ma pratique médicale, l'héroïque patience des hommes de lettres, des savans, des artistes, dans leurs maladies les plus graves. On a vu des physiciens, des médecins observer les phénomènes de la décomposition graduelle de leur être, avec autant de sang-froid que s'il s'agissait d'une autre personne. Haller suivit les variations de son pouls jusqu'au dernier moment. Il dit au docteur Rosselet, son ami : *L'artère ne bat plus!* et il expira. Beaucoup de savans et de philosophes ont offert ce courage. Mais la douleur morale.... ah! voilà le poison qui les déchire.

Non s'agguali tormento, a quel tormento :
Quest' è il dolor, ch'ogni dolor eccede.

(MARINI.)

Beaucoup d'entre eux regardent la douleur physique comme une nécessité de notre nature, et ils s'y résignent; mais on dirait que la douleur morale les surprend, les étonne toujours. Pénétrant souvent dans le vif de l'amour-propre, elle sape les forces et les détruit rapidement. Qui donc peut ignorer que l'inquiétude est la sœur fatale du génie, que Dieu seul se complaît éternellement dans son œuvre, et qu'il est aussi impossible de créer sans souci ni douleur morale que de ne point mourir? Il y a toujours un endroit faible par où pénètre profondément cette douleur. Le philosophe Hiéroclès d'Alexandrie, étant allé à Byzance, s'éleva contre les injustices du pouvoir; c'était l'opposition du temps. Mais bientôt il fut traîné au tribunal et rudement flagellé devant le juge. L'exécution finie, le philosophe recueillit dans sa main le sang qui coulait de ses plaies, le présenta au juge, et lui dit un vers d'Homère dont voici à peu près le sens : *Tiens, cyclope, bois le sang après que tu as mangé de la chair humaine.* Maintenant, qui nous répond que ce philosophe eût supporté avec un aussi rare courage, le mépris de sa personne et surtout une vive critique de ses œuvres et de ses idées sur Platon, le libre arbitre, etc.? La satire du poète Churchill, *the Apology,* hâta, dit-on, la fin de Hogarth, atteint d'un anévrisme au cœur. On a vu d'Alembert supporter sans se plaindre les atroces douleurs d'un calcul dans la vessie, et l'infidélité de Mlle de Lespinasse a été le tourment de sa vie. Son médecin, le célèbre Barthez, consentit à l'âge de cinq ans à l'extirpation d'une phalange de la main gauche, à condition qu'on ne gênerait plus son goût effréné pour la lecture : cependant une critique faite, dans le *Journal de Paris,* sur ses *Elémens de la science de l'homme,* lui resta sur le cœur jusqu'à la seconde édition de son livre, c'est-à-dire pendant près de trente ans (1). Enfin, je finirai par un exemple assez récent. Luce de Lancival, littérateur distingué, fut atteint en 1790, d'un mal de jambe qui nécessita l'amputation. Il paria un dîner à Saint-

(1) Ménage, atteint d'une sciatique, se résigna courageusement à l'application du feu. Aussi disait-il « que, si on savait ce qu'il avait souffert, on lui érigerait des statues. » Eh bien! ce même Ménage ne souffrait que très-impatiemment la critique de ses moindres pensées. Certainement l'auteur de *l'Anti-Baillet,* n'était pas endurant. Un auteur contemporain (Tallemand des Réaux) nous apprend que Vaugelas, Chapelain, Conrart, et les politiques de l'académie, craignant sa *mordacité,* se firent ses amis.

Cloud qu'il souffrirait l'opération sans jeter le moindre cri. Il la supporta en effet, avec la plus admirable constance; au dernier coup de scie qui abattit le membre, il dit froidement : *J'ai gagné mon dîner.* Eh bien! ce même Luce de Lancival était presque au désespoir par les critiques du célèbre Geoffroy; il fit tout ce qu'il put pour s'en venger.

Au reste, plus on étudie les hommes dont l'existence se mesure par la force et l'énergie de la pensée, plus on trouve parmi eux des caractères fortement contrastés. C'est encore un de leurs traits distinctifs. Rousseau se cite lui-même à ce sujet, comme j'en ai fait la remarque. Il ne faut pas croire cependant qu'il y ait toujours un peu d'extravagance, comme le croit le vulgaire; le *maximum ingenium, non sine mixturâ dementiæ,* est un adage aussi cruel que faux. Quoi qu'en dise Montaigne, il y a plus d'un *demi-tour de cheville* entre la sagesse et la folie. Il n'en est pas moins vrai cependant que le grand poète ou le grand artiste, présente les facultés de l'intelligence les plus opposées, les plus incompatibles en apparence : voilà ce qui constitue peut-être l'homme véritablement supérieur. L'un a du feu, de l'imagination, mais il manque de mesure; l'autre est doué de goût, de jugement, mais sans âme et sans élan, son esprit n'a point d'essor. Le génie réunit tout; aussi l'a-t-on défini une *raison sublime*. Il y a en effet une telle perfection du système nerveux et de l'encéphale en particulier, l'équilibre des actes cérébraux est si bien établi, que la force des impressions ne nuit point à la netteté du jugement. On peut donc tout à la fois posséder son génie, en être le maître, et se livrer à l'enthousiasme; suivre l'inspiration qui anime, la juger, l'analyser, la contenir dans les formules de la science; avoir pour ainsi dire deux existences, deux lumières, deux forces. Une pensée grande, hardie, présente avec le bon sens les plus étroits rapports : si l'une est créatrice, l'autre donne et la forme et la grâce; si la première s'élance avec fougue dans la carrière, le second en trace les limites, en assigne les termes. Un chef-d'œuvre d'imagination est aussi dans toute la rigueur possible, un chef-d'œuvre de logique; il n'y a rien de mieux connu. Pourquoi ce contraste? c'est que les plus belles productions de l'esprit humain, exigent tout à la fois de brillantes inspirations et des méditations profondes, une certaine hauteur d'enthousiasme et une grande justesse de combinaison. Platon définit le génie, « l'ordre dans la grandeur. »

Cette alliance ou plutôt cette consanguinité du jugement et du génie, se remarque également dans les sciences. S'élever par la force des inductions aux généralités, saisir le *fait-principe* d'où jaillissent d'innombrables conséquences, avoir en partage cette sagacité d'esprit, à la fois imaginative et pratique, si nécessaire à qui veut sonder les secrets de la nature ; cet instinct qui pousse en avant, anticipe sur les possibilités, conduit aux découvertes, néanmoins se soumet à l'épreuve du temps ; et marchant toujours la lumière à la main, rejette prudemment les résultats douteux, les conclusions hâtives, n'est-ce pas là le vrai génie scientifique? Tel fut celui des Newton, des Linné, des Lagrange, des Sydenham, des Barthez, des Bichat, des Cuvier, etc., etc. Un grand mathématicien, un grand naturaliste, un général consommé, un habile médecin, est un homme qui lie une vaste pensée à un jugement, à un tact parfait ; il imagine et il observe, il conçoit et il expérimente, il invente et il applique.

Rien donc de plus démontré que cette vérité : le génie, c'est-à-dire l'esprit humain élevé à la plus haute puissance, se compose de facultés opposées, mais qui se combinent admirablement ; c'est l'*harmonie des contraires*. Une organisation mobile, irritable, du sang-froid et de l'aplomb; une sensibilité exquise, toujours excitée, toujours active, puis une raison méthodique et positive; de l'exaltation et de la précision, de l'ardeur et de la persévérance, la puissance de concevoir et la patience d'exécuter : c'est précisément cet ensemble si rare, si précieux, si difficile à obtenir, qui donne au génie une force inconnue, irrésistible, quand il apparaît. Muse ou démon, être immatériel ou simple mode de vitalité, il y a en lui je ne sais quoi d'inconcevable, de surnaturel, quelque chose d'humain et de céleste, qui le place tout d'abord au sommet de la civilisation et lui donne l'empire du monde.

Ces caractères du génie, exactement puisés dans l'étude des lois de la vie, expliquent pourquoi il naît si peu d'hommes extraordinaires. Beaucoup de personnes pensent néanmoins le contraire. Selon leur opinion, le génie est plus commun qu'on ne pense; mais il faut que la Fortune le mette en œuvre. Soit : l'aveugle déesse joue un grand rôle dans la destinée de chacun de nous, suspendus que nous sommes au branle de sa roue. Certainement il est des êtres dont le génie, préétabli par la nature, a été comprimé par les circonstances, brisé par le malheur, éteint dans les ennuis; mais croyons aussi que ces individus sont infiniment rares. Quand on réfléchit à cette délicate et singulière constitution des hommes célèbres dans tous les genres, à ce système nerveux d'une extrême perfection et que la plus légère cause peut altérer, à cette sensibilité vive, forte, rapide, mobile, étendue, concentrée, abondante, expansible, aussi variée et énergique en ses effets qu'inconnue dans sa cause; quand on pense à cet accord de facultés, à cette pondération des forces les plus diverses, à cette organisation pour ainsi dire *spéciale,* non, on ne peut croire que la nature soit prodigue de pareils trésors. Un grand homme est un grand phénomène qu'elle ne produit, comme certains météores lumineux, que de loin en loin dans les siècles.

CHAPITRE XI.

DES EFFETS DE CETTE LOI SELON LES AGES.

« L'homme entier marche vers son croist et son décroist. »
(MONTAIGNE.)

I.

PARMI les nombreuses modifications qu'éprouve notre économie, les plus puissantes comme les plus profondes, sont celles que le temps amène. De la naissance à la vieillesse, du berceau à la tombe, l'homme passe successivement et fatalement par des phases qui changent pour ainsi dire son être, qui donnent à ses actes vitaux des impulsions diverses et toutes d'une grande importance pour son bien-être. A dire vrai, l'existence ne se compose réellement que de deux périodes, l'une ascendante, l'autre descendante, renfermées entre ces deux limites extrêmes, la conception et la mort. Il est un temps où le corps humain jouit de la plénitude de son énergie vitale, mais rigoureusement parlant, il n'y a point de *solstice* dans la vie. Parvenue à son sommet de perfection, cette vie n'est déjà plus la même, ses dégradations sont insensibles et pourtant réelles; bientôt les phénomènes de désorganisation future se prononçant d'une manière formelle, l'homme juge enfin que le cercle de ses jours s'avance et que son être doit revenir à ses sources primitives. Mais quelle force nous change et nous conserve ainsi pendant notre existence, jeunes, hommes mûrs, vieillards, toujours les mêmes et toujours dissemblables? Comment s'opère la transition de nos goûts à d'autres goûts, de nos pensées à d'autres pensées? Comment se modifie notre être par une gradation insensible et inaperçue? Quelle est la cause secrète et commune de cette variation qui, s'emparant à la fois de l'organisation, de tous les phénomènes de l'animalité, conduit l'homme au tombeau par un chemin rapide, une pente inévitable? C'est là un des plus grands secrets de la nature. Tout ce qu'on peut dire, c'est que le corps humain a en lui-même la loi continue et palingénésique de son développement et de sa détérioration ; qu'il commence par l'état *gélatineux*, et finit par l'état *osseux*, mais il n'est pas possible d'aller plus loin ; car il s'en faut que la portée de notre esprit puisse mesurer l'horizon des choses.

Toutefois les anciens appliquant leurs observations aux effets plutôt qu'à la cause, avaient calculé que la période entière de l'existence peut être divisée en époques principales. Toujours fidèles au grand principe pythagoricien, que le nombre est le signe et le moyen de l'harmonie, que dans le nombre se puisent la mesure, la valeur et la sanction des rapports, ils avaient divisé la vie humaine en périodes de sept années, périodes qui amènent des révolutions organiques, quelquefois heureuses, et souvent fatales dans l'économie ; c'est là ce qu'ils ont nommé les *années climatériques*. Aujourd'hui, sans rejeter tout à fait ces transformations septennales, on se contente de signaler les grandes et successives époques de l'organisme. Ainsi les deux périodes ascendante et descendante, autrement dit, la *courbe de la vie*, ont été divisées par segmens qu'on appelle les *âges*, et qui, en marquant l'échelle du temps, indiquent la progression croissante ou décroissante des actes vitaux. On sait encore que ces époques de la vie, influent singulièrement sur le nombre et le caractère des affections morbides. Chaque âge est, en effet, une cause prédisposante à un ordre particulier de maladies, donnée médicale d'une grave importance dans la pratique.

Quoiqu'il soit possible, ainsi que l'ont fait certains physiologistes, de diviser l'existence à partir de l'instant où le germe est fécondé, en un mot de la vie intra-utérine, jusqu'à la décrépitude, en un grand nombre d'époques, je m'en tiendrai pourtant à la division ordinaire des âges, comme la plus connue et la mieux appréciable. En effet, les conditions anatomiques et physiologiques, différentes de celles qui ont précédé et de celles qui suivent, sont assez saillantes, à chaque âge, pour indiquer les divers changemens éprouvés par l'économie, changemens qui ont également lieu dans le moral, car il y a l'âge où l'on croît, l'âge où l'on raisonne et l'âge où l'on craint.

Dans l'*enfance*, la loi fondamentale que j'ai posée et dont je poursuis les conséquences, est difficile à reconnaître. Rien de plus connu que la sensibilité extrême de l'enfant; la légèreté de ses goûts, la rapidité de ses sensations, cette facilité d'impression qui l'emporte sans cesse d'objets en objets, ses idées vives mais sans suite, sont l'image fidèle de la manière dont la nature ébauche en lui la vie. Possesseur d'un bien qui se répare et s'accroît sans cesse, il ne trouve jamais assez d'occasions pour le dépenser. Ses douleurs ne sont que senties, elles ne sont pas raisonnées, et le grand développement des organes sensoriaux prouve facilement que les idées le pénètrent de toutes parts et à chaque instant. La sensibilité a donc alors une prédominance évidente, mais rien n'annonce que cette propriété ait une supériorité individuelle décidée. Considérez une foule de très-jeunes enfans, presque tous se ressemblent, et les germes du grand homme futur ne peuvent être reconnus, tant ils sont profondément cachés dans une organisation qui commence son développement. L'enfant pense et se conduit par instinct, par sentiment; mais comme la comparaison qui lie les idées, la réflexion qui les mûrit, le raisonnement qui délibère, le jugement qui prononce, sont à peine ébauchés, on peut défier le plus ardent phrénolâtre de tirer les moindres conséquences des investigations les plus minutieuses du crâne. Cependant on trouve des observateurs profondément attentifs qui pressentent en quelque sorte les talens et la destinée d'un très-jeune enfant. Il est certain que les soudains changemens d'humeur, les grandes joies, les tristesses sans motifs, les caprices, l'opiniâtreté d'un enfant, sa tranquillité habituelle, ses colères fréquentes et imprévues, sa disposition à la mutinerie, sont déjà les *linéamens* d'un caractère qui plus tard sera fortement buriné. Un acte de la volonté, un penchant prononcé, un mot suffisent quelquefois pour lever un coin du voile. Le Dante, dès sa plus tendre enfance, était singulièrement grave et sérieux; à neuf ans, il devint amoureux de Béatrix, la célèbre fille de Folco de' Portinari. Mme Roland, qui à cinq ans résiste à son père, et consent à en être châtiée plutôt que de céder dans une chose qu'elle croyait juste, ne pouvait-elle pas faire présumer la femme forte qui plus tard monta si courageusement à l'échafaud? Le jeune Watt, disparut un jour au milieu d'un repas où toute sa famille était réunie; on le chercha long-temps, et on le trouva enfin blotti dans un coin où il examinait l'effet de la vapeur qui s'échappait d'une bouilloire; l'enfant n'avait pas six ans. On sent combien, pour le dire en passant, des soins bien dirigés, une hygiène sagement entendue, peuvent influer sur la santé, les talens, le caractère de pareils enfans, et cela dès le commencement de la vie. Qu'on n'oublie donc pas ce grand principe, que le lait même est empreint des passions et des maladies de l'individu d'où il sort, pour le communiquer à celui qu'il va nourrir. Qui sait jusqu'à quel point la femme Ilari, nourrice de Napoléon, et à laquelle il prenait tant d'intérêt, contribua à lui donner la vigueur et la souplesse de constitution dont il a donné tant de preuves?

Mais s'il est presque impossible, dans le premier âge, de discerner l'homme à venir, il n'en est pas toujours de même dans la seconde enfance, ou ce qu'on appelle l'adolescence. A cette époque, il y a déjà des habitudes et des penchans évidens. L'homme se prononce, et la loi dont j'ai parlé devient positive à ne pas s'y méprendre. Il est certainement dans les enfans de dix à quatorze ans, des différences caractéristiques dans leur manière d'être et d'agir. L'impression organique et ses résultats moraux, peuvent donc se manifester à cette période de la vie. Il y a parfois de bonne heure dans le génie, un sentiment de sa vocation dont le mystère le tourmente tant qu'elle n'est pas remplie; mais souvent cette vocation est inconnue ou rencontre de puissans obstacles. Si Jean Sanzio, père de Raphaël, découvrit et favorisa le génie de son fils, on sait que celui de Michel Ange jura que le sien ne serait jamais *tailleur de pierres*. Le Guide fut élevé pour être musicien, le Guerchin pour être maçon, Claude Gelée, dit le *Lorrain*, pour être pâtissier, Molière, marchand tapissier, etc. Le jeune Canova, fils d'un pauvre manœuvre, étant admis chez le sénateur Faliero, à Venise, modela un lion dans une livre de beurre, et révéla ainsi son génie. Le père de Voltaire était greffier, son fils devait suivre la même carrière ; il le plaça donc chez un de ses amis pour qu'il la commençât. Qu'on se représente le petit Arouet, si pétulant, si vif, si spirituel, chez maître Alain, procureur, dans la rue Perdue, près la place Maubert (1). A dire vrai

(1) Il est connu que Danville, étant écolier, ne vit dans *l'Enéide* de Virgile, que l'itinéraire d'Enée, dont il dressa une carte.

Le comte de Zinzendorf, fondateur de la secte des herrnhuters, avait un tel penchant pour être chef de secte, qu'étant enfant, il établit l'ordre de *la graine de moutarde*, qui avait pour emblême un *ecce homo*, avec l'épigraphe : *Nostra medela*.

L'illustre Jacques Bernouilli, contrarié par son père dans son amour pour l'astronomie, prit pour devise un Phaéton conduisant le char du soleil ; au-dessous était écrit : *Je suis parmi les astres, malgré mon père*.

cependant la spontanéité de l'instinct poétique, ou de toute autre vocation, ne paraît pas toujours prématurément. Qui aurait deviné chez le petit page de la comtesse Delalain, si humble, si modeste, si froid, le grand peintre, l'habile diplomate, le chevalier Pierre-Paul Rubens? N'est-ce pas la lecture d'une ode de Malherbe qui éveilla dans La Fontaine, très-jeune encore, le beau génie dont la nature l'avait doté? Le célèbre Lagrange ne manifesta point de bonne heure son goût pour les mathématiques. Si le jeune Bossuet, par son ardeur au travail, avait mérité qu'on l'appelât, en faisant allusion à son nom, *Bos-suetus aratro*, le grave, l'austère Crébillon eut long-temps cette note sur le registre de son collége : *Puer ingeniosus, sed insignis nebulo.*

Toutefois la sensibilité extatique ou concentrée que décèle un enfant, peut donner jusqu'à un certain point, la mesure de ce qu'il sera dans la suite. Certes dans l'enfant qui, âgé de onze ans, se pâmait de rire à la lecture de l'*Amphytrion* de Molière, on pouvait pressentir de bonne heure le Voltaire futur. Le cardinal de Retz, montra dès son enfance, son caractère violent, altier, brouillon, et en même temps son excessive libéralité. Voici un renseignement donné sur un écolier dont on était bien loin de prévoir alors la haute et éclatante fortune. M. de Keralio, inspecteur des écoles militaires, dans le compte rendu à Louis XVI, de son inspection, donna sur le jeune Buonaparte, alors à Brienne, la note suivante :

« M. de Buonaparte (Napoléon), né le 15 août 1769, taille de quatre pieds dix pouces dix lignes, a fait sa quatrième. De bonne constitution, santé excellente, caractère soumis, honnête, reconnaissant; conduite très-régulière; s'est toujours distingué par son application aux mathématiques. Il sait très-passablement son histoire et sa géographie ; il est assez faible pour les exercices d'agrément et pour le latin, où il n'a fait que sa quatrième. Ce sera un excellent marin ; il mérite de passer à l'Ecole militaire de Paris. » (*Revue rétrospective*, n° XII.)

Quoiqu'on puisse entrevoir ici dans le lointain, le génie et les aptitudes spéciales du Napoléon à venir, l'auteur de cette note ne se doutait guère que ce *caractère soumis*, serait celui d'un homme qui ne voulut souffrir de rois en Europe que ceux pris dans sa famille, et de libertés publiques que sous le bon plaisir de sa police. Toujours est-il néanmoins que les enfans qui touchent à la jeunesse, et dans l'organisme desquels se trouvent enfouis les germes du génie, ont quelque chose d'insolite, de bizarre, de plus haute portée que leur âge, mais qu'on ne remarque bien que dans la suite de leur vie. Or, ces phénomènes sont le résultat d'une sensibilité plus ou moins forte, concentrée et toujours prédominante. D'ailleurs, cette virginité d'impressions et de sensations qui existe à cet âge, tourne singulièrement au profit de la force, de la profondeur et de la fixité de ces mêmes impressions. Alors tout pénètre et s'implante dans des cerveaux si bien prédisposés; là se fait un immense amas d'idées qui travaillent, fermentent, se coordonnent, puis la lumière se fait, le génie produit son œuvre.

Mais d'un autre côté, n'oublions pas de remarquer que la force matérielle ou de réaction, manque souvent chez ces jeunes privilégiés de la nature. Presque tous, et la remarque n'est pas nouvelle, ont une complexion délicate et chétive. Le système musculaire est peu développé, la circulation nullement active; aussi la plupart sont-ils pâles, étiolés, de mauvaise mine; tout annonce un état souffrant, un développement incomplet des fonctions organiques, qui, remarquables sur un point, manquent d'énergie sur une infinité d'autres. Il existe ici un danger d'autant plus grand, qu'il s'attache aux racines mêmes de la vie très-loin encore de sa pleine vigueur.

Un enfant précoce doit donc être infiniment plus surveillé qu'un autre; gardez-vous de l'éperon et de tout excitant; au lieu de stimuler l'ardeur de cet enfant, sachez la contenir, l'amortir, l'engourdir s'il est possible; employez à le diriger, cette *austère douceur*, base de toute bonne éducation d'après un ancien. A cet âge, au long espoir, rien de mieux d'infuser la science avec ménagement, à doses modérées, surtout chez certains esprits vifs, ardens, généreux, de crainte de les briser, de les énerver par une fatigue intellectuelle hors de mesure avec la force physique. Torturer l'enfance pour hâter sa maturité, n'est-ce pas la pratique la plus certaine, la plus directe, pour l'épuiser radicalement? Jugez de ce qui peut arriver quand déjà un feu intérieur anime et consume cette jeune plante, hâte les fruits et la moisson. Alors, ou l'enfant succombe de bonne heure à l'excès du travail, et les exemples en sont infinis, ou bien sa vie entière sera frappée de langueur et de faiblesse. Ce dernier résultat est sans contredit le plus fatal, car l'excès de stimulus cérébral est la cause de cet état d'hébétude et d'engourdissement particulier à beaucoup d'enfans dont l'intelligence était d'abord brillante. Il est vulgaire de voir une foule de petits prodiges d'esprit, devenir ensuite des prodiges de sottise; ils ont promis, voilà tout, et leur caduque virilité prouve le peu de jugement de ceux qui les ont instruits. Aussi que d'efforts infructueux, de dons étouffés, de talens avortés, de destinées manquées! En supposant même que la supériorité d'intelligence se soit conservée et accrue, cet enfant sera toujours le plus malheureux des hommes, si de bonne heure on ne s'est attaché à fortifier son corps, à lui donner cette vigueur indispensable non seulement à la santé, mais encore propre à soutenir de longs travaux, de rudes labeurs, sans lesquels il n'y a point de gloire durable.

Enfin, au moyen d'une gradation sagement ménagée par la nature, la *jeunesse* se prononce; l'économie acquérant de nouvelles forces, subit bientôt une révolution qui en change les rapports, et la conduit vers une autre fin que celle de l'existence individuelle. Cependant les phénomènes organiques et moraux qui se manifestent chez les jeunes gens présentent des différences fondamentales, et qu'il convient d'observer avec soin par rapport aux penchans et aux aptitudes spéciales qui en sont la conséquence. On le sait, la jeunesse est l'âge des sensations vives, de l'enthousiasme et des chaudes pensées. A une époque où la nature développe une grande énergie d'accroissement organique, on remarque également cette inquiétude vague des désirs, ces rêveries sans objet, cet accent passionné de la voix et du geste, ce feu du regard qui annoncent d'importans changemens dans l'économie, et surtout le développement d'un système d'organes tenus jusqu'alors dans une profonde inertie. En effet, le plus actif des excitans moraux et physiques, le *sens vénérien* est acquis, l'amour a fait sentir son puissant aiguillon, il faut vivre sous sa suprême influence, car de toutes les révolutions que subit le corps humain, il n'en est pas de plus essentiellement perturbatrice que celle de la puberté. Aussi l'être qui l'éprouve, sent-il pour ainsi dire doubler sa vitalité, le besoin d'aimer est pour lui l'existence elle-même, et l'ordre actuel des choses n'est pour ainsi dire que l'attente et le pressentiment de cette heure qui commence la lumière de la vie. Une pareille époque est souvent décisive pour la destinée d'une infinité de jeunes gens. C'est alors que beaucoup d'entre eux, pleins de sève et d'énergie, ne sachant comment dépenser leurs forces, souvent victimes de désirs inconsidérés, de folles espérances, d'illusions chimériques, se lancent dans les hasards de l'existence sans en calculer les suites. Toutefois cette existence est pleine de charmes, parce que d'une part, le corps est sain et vigoureux, et que de l'autre, l'imagination colore tout de ses nuages d'or. Oh! que c'est beau de vivre jeune, d'avoir vingt ans! d'être dans la plénitude de la force, de la santé, du bien-être! Où sont-ils ceux qui accusent la vie? Qui n'a pas été ivre de sa jeunesse, au moins certains jours, certains momens? Mais quelle que soit à cet âge l'impétuosité des actes vitaux chez presque tous les hommes, ce mouvement est bien autre, quand aux désirs de l'amour viennent se joindre les sourdes excitations de la gloire, lorsque le jeune homme sent, dans le plus profond secret de son cœur, qu'il y a en lui *quelque chose* d'inexplicable et qui l'agite sans cesse, lorsqu'il est dévoré par la soif de l'inconnu, par une inquiétude sans cause, une impatience sans but, enfin lorsqu'il croit toujours les autres indifférens, parce que tous n'ont pas la fièvre comme lui! Ceci explique l'espèce de furie avec laquelle certains jeunes gens se ruent au plaisir et au travail, se pressent de vivre par tous les sens et dans toutes les directions : tels furent Fox et Mirabeau. Rien de plus évident qu'il existe dans ce cas une impulsion nerveuse des plus intenses, impulsion qui tendrait continuellement à rompre l'équilibre des forces, si à cette heureuse époque de la vie, une puissante contractilité n'existait pas pour maintenir l'harmonie des actes vitaux. En effet, chez la plupart des jeunes gens, même les plus forts par l'intelligence, le système moteur est aussi souple qu'énergique ; les muscles ayant pris du volume et de la consistance, donnent aux membres de l'ampleur et de la forme, d'autant plus que le système artériel prédomine avec force. Aussi le sang est-il chaud, actif, vivement coloré, saturé de fibrine, éminemment nutritif, ce qui prédispose aux maladies aiguës et inflammatoires. C'est aussi cette exubérance de vitalité qui fait que les jeunes gens aiment les exercices violens, ils en ont le besoin, ils y excellent et ils s'y livrent avec ardeur, à moins d'habitudes molles, sédentaires, et d'une éducation de Gynecée.

Il en est cependant chez lesquels l'intensité de la vie intellectuelle est si prononcée, que l'éréthisme cérébral et la prédominance nerveuse qui en est la suite, l'emportent de beaucoup sur la contractilité. On les reconnaît à leur constitution presque toujours frêle et délicate, à leur physionomie pâle, fatiguée, maladive, à leur contenance réservée, silencieuse, parfois triste, gauche et embarrassée. Le feu intérieur qui les consume est quelquefois tellement concentré, que rien ne le trahit à l'extérieur; il faut deviner en quelque sorte ces naturels passionnés, mais qui se couvrent d'un voile épais de modestie et de timidité. La belle-sœur de lord Stafford renvoya avec dédain un de nos plus illustres écrivains, l'abbé de la Mennais, qui demandait une place de précepteur, parce qu'il avait l'*air trop bête*. Or, c'est précisément dans ces complexions où se trouvent souvent la force juvénile, l'élan et la verve, ces têtes énergiquement méditatives, ces âmes brûlantes qui ont le génie et la foi du génie ; c'est là qu'il faut chercher ces jeunes gens d'une vitalité excessive, âpres au travail et à l'étude, ardens, tenaces dans leurs entreprises, qui tôt ou tard saisissent les palmes de la science ou ceignent leur front des lauriers du poète, de l'artiste ou du guerrier. La psychologie expérimentale, la seule vraie, démontre en effet qu'à cette époque, les facultés intellectuelles ont un développement très-marqué. Si l'imagination est encore vive, l'attention aussi se forme, le jugement s'affermit et le goût s'épure ; ainsi avec certaines conditions organiques, germent de bonne heure les plus hautes pensées, les idées les plus fécondes. Fontenelle nous apprend que Newton avait conçu dès sa jeunesse, ses immortelles découvertes. Ce fut à vingt-quatre ans que Linné posa, dit-on, les bases de son ingénieux système sexuel des plantes. Pitt étonna l'Angleterre et l'Europe, en offrant le phénomène d'un chancelier de l'échiquier âgé de vingt-trois ans. Le vainqueur d'Arcole et de Lodi n'était-il pas encore dans l'âge brillant de la jeunesse? On sait avec quel enthousiasme Louis Carrache, dans une de ses lettres à don Fernand Carlo, annonce les talens naissans de Barbieri, dit le Guerchin, en italien *Guercino*, parce qu'il était louche. « Nous avons, dit-il, ici un jeune homme qui est aussi habile dessinateur que grand coloriste. C'est un prodige, c'est un monstre; je ne vous dis rien de trop, ses ouvrages épouvantent nos plus grands peintres. » L'histoire des hommes célèbres regorge de pareils exemples.

Cependant il est de jeunes organisations, en apparence vigoureuses, mais qui s'usent rapidement sous l'action d'une intelligence trop active. Dans leurs nerfs trop fortement excités pour que l'état normal se maintienne, se trouve souvent la cause prédominante d'une infinité de maladies; alors la vie semble se réfugier dans le cerveau, mais cet organe, à son tour ne pouvant supporter ce flot continuel d'impressions vives, de sensations extrêmes, d'idées tumultueuses, de sentimens violens, s'affaiblit et se détériore plus ou moins rapidement. Bientôt des altérations physiques ont lieu, et au moral on remarque un affaiblissement particulier de l'intelligence. Il arrive encore que l'imagination nullement pondérée par le jugement, s'empare de toutes les facultés, les maîtrise et les domine. Des éclairs s'échappent souvent de l'esprit, mais rien de plus; il y a toujours ici un intervalle profond, un hiatus infranchissable qui sépare à jamais du génie les jeunes gens atteints de ce genre d'infirmité morale. Puis frappés de stérilité, ils éprouvent un dégoût prématuré, une lassitude sans cause, ils tombent dès le début de la carrière. En vain veulent-ils creuser, méditer, approfondir, il leur semble toujours voir un but lointain fuyant sans cesse devant eux. Pour combler l'abîme, ils y jettent tout ce qu'ils ont pu saisir dans leur vie d'ivresse et de bonheur, des rêves d'amour, des rêves de gloire poétique, des rêves de philosophie ou de politique, mais inutilement, l'abîme ne se comble pas. Alors, le découragement s'empare d'eux; tantôt ils sont atteints d'une sorte de paralysie morale, tantôt ils se laissent aller à d'amollissantes rêveries ou ils tombent dans les écarts d'une stérile sentimentalité, disposition toujours fatale à leur santé, à leur destinée. Qu'on se garde bien d'ailleurs de confondre de tels jeunes gens avec ceux dont l'esprit brillant mais superficiel, ne pénètre point au-delà des apparences. Nés avec cette sécheresse de cœur qui fait que de bonne heure on ne s'abuse sur rien, ils ne comprennent ni la passion, ni l'enthousiasme, ni le dévouement; jeunes gens presque sans jeunesse, faisant partie de cette variété de l'espèce humaine à *cœur froid*, éternellement condamnée à l'égoïsme. Je parle de ces jeunes hommes, qui magnifiquement doués sous le rapport intellectuel, essaient de planter des jalons dans l'avenir, mais dont la fortune contraire arrête l'essor et brise les talens. Ah! si l'on savait combien de sentimens poignans, de luttes, de transports, d'espoir, d'angoisses, de fière indignation, il y a dans l'âme de pareils jeunes gens, on comprendrait alors la vie aventureuse, l'originalité, les bizarres actions et plus souvent encore le dégoût qui les caractérise, les déplorables maladies dont ils sont atteints! Les déceptions mûrissantes qu'ils éprouvèrent si souvent, leur ont appris de bonne heure ce que sont les hommes, ce qu'est la vie et ce qu'elle vaut; dès lors c'est à leurs yeux un fardeau dont on ne saurait trop tôt se délivrer. Chatterton, Léopold Robert, et tant d'autres dont les noms obscurs n'ont jamais retenti, en sont des exemples qui se multiplient sans cesse.

Avouons pourtant que tout dépend de la direction première donnée aux tendances physiques et morales. L'homme de génie doit tout à son organisation, *il s'est donné la peine de naître,* rien de plus vrai; mais n'est-il pas également le résultat, n'est-il pas l'œuvre de son éducation? mais le bon emploi de ses facultés ne dépend-il pas aussi du soin, de la méthode qu'on a mis à les former, à les diriger? On ne saurait le nier. Ajoutons qu'il faut un certain temps pour découvrir les penchans, les aptitudes de la jeunesse; qu'il faut plus d'un essai pour apprécier son talent et s'y confier. Or, ce temps est précieux pour contenir le trop d'ardeur juvénile, pour établir une juste pondération des facultés de l'intelligence. Mlle Nancy-Necker (Mme de Staël) écrivant à dix-huit ans, ses admirables lettres sur J.-J. Rousseau, prouve que le jugement et l'imagination ne sont nullement incompatibles dans une jeune tête. Il est aussi certains hommes qui, dès les premières phases de l'existence, voudraient saisir le prix qu'on n'obtient qu'au bout de la carrière. Ils s'irritent des premiers obstacles, ils se dépitent et s'arrêtent aux premiers mécomptes qui les accueillent, ils se plaignent des choses et des hommes, qu'ils ne connaissent pas. Toujours la lassitude avant la marche, le découragement et la plainte avant le combat et la défaite, toujours le grand homme comprimé, le génie méconnu, avant qu'il ait prouvé sa force et donné sa mesure. Etrange erreur! Vous avez marché quelques pas à peine, et voilà que vous vous sentez défaillir! N'accusez pas la destinée avant qu'elle vous ait accablé de ses rigueurs.

Au reste, la loi, dont je ne trace ici qu'à grands traits les effets dans la jeunesse, subit d'importans changemens, en raison des constitutions primitives. Cette exubérance de *nervosité,* si l'on peut ainsi s'exprimer, qu'on remarque à cette époque de la vie chez certains individus, se modifie néanmoins selon l'organisme de chacun d'eux. C'est là ce qui établit l'immense variété de penchans, d'aptitudes spéciales qu'on remarque parmi les jeunes gens doués d'un esprit supérieur. Tous ont le caractère général et fondamental dont j'ai parlé, une sensibilité extrême, une intelligence active et de haute portée, une certaine disposition à l'enthousiasme, à l'exaltation, une excessive bonne foi d'espérance dans l'avenir; tous ont encore le désir d'émotions vives, l'amour du bruit, de l'éclat, ce besoin de fixer sur eux l'attention des hommes, enfin cet excès de vie et d'action qui déborde leur être, mais les applications sont diverses et les carrières diffèrent totalement. L'un, s'élance comme Achille, sur l'épée nue qu'il aperçoit; l'autre, doué d'une imagination vive, devient poète ou artiste. Il en est dont le jugement formé de bonne heure, rend plus propres aux sciences d'observation, à la politique, à la diplomatie, etc. Toutefois ce n'est que dans l'étude de l'ensemble des facultés intellectuelles, qu'il est possible de préjuger les talens d'un jeune homme; la phrénologie n'apportera sur ce grave sujet que des lueurs incertaines et une expérience très-souvent démentie.

II.

Cependant la vie a continué, et son cours plus ou moins accéléré, produit bientôt de notables modifications dans l'économie, car une nouvelle direction des forces vitales, succède toujours à celle qui finit. L'âge de *la virilité* se prononce, celui où l'organisme a atteint son développement entier, son complément de forces. Les phénomènes vitaux ont alors plus ou moins d'égalité, d'ensemble et d'harmonie; la circulation est moins impétueuse, la sensibilité moins excitable, la contractilité moins souple, moins puissante, bien que jouissant encore d'une grande énergie. La fibre musculaire semble même avoir acquis une sorte de raideur et de consistance qui la rend souvent capable de prodigieux efforts. Une foule d'autres phénomènes ont lieu, mais ils sont hors du cadre que je me suis tracé. Remarquons seulement que la régularité du pouls, l'harmonie des fonctions, la vie plus calme, en un mot, correspondent à des goûts plus uniformes, à des idées plus fixes, à des passions moins vives, mais plus profondes, et certainement plus tenaces. C'est une observation faite depuis long-temps, qu'aux changemens qu'éprouvent les *organes*, ou instrumens de l'âme, correspondent de profondes modifications de l'esprit, il y a ici une corrélation qu'on ne peut nier, sans nier l'évidence même. Parvenu à cette époque de la vie, où la vanité est moins ardente, où l'ambition succède aux plaisirs des sens, la jouissance calculée, raisonnée, à la jouissance fougueuse et animale, l'homme se sent mieux vivre, pour ainsi dire; il jette un coup-d'œil sur le passé, il connaît mieux la valeur du présent, et il espère encore de l'avenir. Ses intentions sont plus décidées, ses projets plus constans, il a foi désormais dans le temps qui coule, dans la volonté qui persiste et le feu qui dure. L'expérience d'ailleurs lui a donné un sens plus exact des choses, et il a compris la distance immense qui existe entre une première vue et la solution pratique des questions sociales. Aussi cet âge est-il celui des grandes entreprises, des grandes renommées, des grands crimes et des grandes vertus.

Toutefois, ainsi que je l'ai dit, quoique la vie parvenue à son époque d'activité, semble s'être raffermie, la période ascendante n'en est pas moins terminée, l'homme a commencé son *décroist*. Car s'il nous était permis de pénétrer dans les plus secrets mystères de l'organisation, on y verrait déjà les traces d'une détérioration qui ne fera que s'accroître et se précipiter. Il faut aussi remarquer que cet âge présente deux époques presque opposées, l'une qui touche au déclin de la jeunesse, l'autre, au début de la vieillesse, *virida senectus;* or, ces deux époques de l'âge mûr, présentent de notables différences, pour la force physique et la vigueur de l'intelligence. Les maladies offrent même des caractères assez dissemblables, il en doit être ainsi, car dans la première époque, la pléthore artérielle est encore prédominante, tandis que la pléthore veineuse est déjà formée dans la seconde, et il n'est pas de médecin qui ne sache combien ces divers états de la circulation, influent sur le caractère, la marche, les crises et les solutions d'une foule de maladies. Il faut encore observer que dans cette phase de la vie, les types de l'organisme désignés sous le nom de *tempéramens*, ont alors une saillie, un relief qui les rend faciles à étudier, à reconnaître, ainsi que les maladies auxquelles ils prédisposent. Bien plus, dans chaque tempérament considéré isolément, il y a un *maximum* et un *minimum* d'action vitale, très-importans à observer, relativement à la santé, aux maladies et à la thérapeutique qu'exigent ces dernières. Ainsi dans la constitution des hommes où la sensibilité est très-développée, il est évident que la contractilité diminuera en raison directe des vives et continuelles excitations de cette même sensibilité. De là chez la plupart de ces individus, la maigreur ou un embonpoint prématuré, l'atonie musculaire, l'apathie des mouvemens du corps, l'amour de la vie sédentaire, etc. Puis par une conséquence inévitable, des digestions pénibles; des engorgemens de viscères, des congestions abdominales, et surtout une vie tourmentée par ces maladies bizarres, indéfinissables, insaisissables qu'on appelle *nerveuses*, qui tiennent plus de l'esprit que du corps.

En effet, la sensibilité et les facultés intellectuelles ayant acquis dans une pareille constitution un haut degré de développement, les changemens qu'on remarque à cette période de la vie, paraissent très-prononcés. D'une part, la diminution d'activité organique a lieu, dans une progression plus ou moins rapide, à l'état sain ou à l'état morbide; de l'autre, l'intelligence porte évidemment l'empreinte de cette diminution de l'action vitale. Certes la prudence qui délibère, et pèse les motifs, le jugement qui ne se décide qu'à la longue, sont loin de cet âge où les éclairs de la pensée, les vifs élans du sentiment vous emportent dans les régions de l'imagination. Ces rêves du jeune homme, si brillans et si purs, où l'amour et la gloire occupent tant de place, où le bonheur paraît une certitude, l'amitié, un besoin, le chagrin, la maladie, des mots à peu près vides de sens, n'existent plus. Ils se sont dissipés à la lueur de cette froide raison qui gâte parfois la vie, précisément en la faisant voir telle qu'elle est, en nous donnant le motif réel quoique secret, des paroles et des actions des hommes. N'est-il pas vrai que la trop juste estimation de la valeur positive des choses, tient de bien près à leur dégoût? Or, comme ces phénomènes ont lieu chez des hommes doués d'une lucidité perçante, qui de bonne heure ont su tout voir et tout comprendre, on doit facilement imaginer combien la plaie morale doit être relative à la détérioration organique. Une chose fatale, mais qui n'en est pas moins confirmée par l'observation des physiologistes et des philosophes, c'est que plus la sensibilité se développe, plus l'intelligence s'accroît, en même temps que la vie s'écoule, et plus le moral s'assombrit. Y a-t-il ici un effet, naturellement amené par l'expérience des choses humaines, dont on voit, dont on touche le fond? Y a-t-il en même temps un résultat produit par l'action des organes dont l'activité diminue, par un instinct secret de la dégradation de l'être, par l'influence du sang veineux qui commençant à prédominer, s'élance plus froid, plus calme, plus carbonisé, moins stimulant, moins vivant, du cœur au cerveau?

Je ne sais, mais dans cette ruine successive des illusions de l'esprit et de la pensée, il est certain que le bonheur diminue, tandis que le malheur semble acquérir de colossales proportions, et, pour me servir des expressions d'un poète persan, on dirait que le temps s'attache *à aiguiser l'épine et décolorer la fleur.*

Il est pourtant un point dans la vie de l'homme supérieur, une époque précise de maturité, où les fonctions de l'économie ayant le degré d'équilibre dont elles sont susceptibles, le talent jouit aussi de son plein développement. L'action cérébrale est alors dans sa vigueur, et les résultats de son activité se remarquent dans cette foule d'ouvrages, magnifique domaine des sciences et des arts. Balzac disait que ceux qui voudraient avoir de ses nouvelles, lui feraient plaisir de les chercher dans l'année 1626. Beaucoup d'hommes célèbres pourraient réclamer une pareille indulgence de la postérité. Cependant l'époque dont il s'agit varie beaucoup, soit à cause des dispositions innées très-souvent inappréciables, soit à raison des travaux auxquels on se consacre. Ne voit-on pas en effet, ainsi que je l'ai remarqué, un mérite transcendant se manifester de bonne heure, chez certains hommes, tandis que d'autres ont besoin que le temps et l'arrière saison, mûrissent les fruits de leur génie?

Le travail d'esprit auquel on se livre, en raison des aptitudes, présente aussi d'importantes différences. Quoi de plus démontré que la poésie, dans son élan et sa puissante verve, que l'impétuosité lyrique surtout, se rencontrent très-rarement lorsque l'âge a déjà mis son triste cachet sur les organes? Les chefs-d'œuvre des beaux-arts, en général, exigent un feu d'imagination et de création assez rare dans l'âge mûr et déclinant. Loin même de pouvoir dépenser alors une vie en quelque sorte exubérante, il faut déjà songer à entretenir la force vitale, à la ranimer dans sa défaillance prochaine. Bien plus, dans un genre donné, objet du travail de l'intelligence, il y a encore des différences relatives à l'âge. Ainsi, M. Quetelet a fait pour le talent dramatique, un tableau où les développemens de ce talent, sont exposés d'après les époques de la vie. En examinant les résultats, on trouve que ce n'est qu'après vingt et un ans, en Angleterre comme en France, que le talent dramatique commence à se manifester. Entre vingt-cinq et trente, il se prononce avec force; il continue à croître et se soutient avec énergie, jusqu'à cinquante et cinquante-cinq ans. Il baisse alors sensiblement, surtout si l'on a égard à la valeur des ouvrages produits. On a encore remarqué que le talent tragique se développe plus rapidement que le talent comique. Les chefs-d'œuvre qui ont enrichi la scène comique française, n'ont commencé à être produits qu'entre trente-huit et quarante ans, et l'on ne trouve guère d'ouvrages appartenant à la haute comédie avant l'âge de trente ans. Cependant il faut remarquer que ce principe, donné comme général, souffre des exceptions. Il est dans l'âge viril, des hommes de mérite, dont le génie s'éclipse avec une étonnante rapidité, notamment sous le rapport de l'imagination. Le même homme continue sa destinée, que le poète a fini la sienne, et ne fait que glaner. Le monde croit que ceux-là vivent de la plénitude de leur existence, parce qu'ils participent aux besoins matériels; oui, sans doute, ils vivent encore de la vie organique, mais la vie du génie où est-elle? l'âge a tout flétri. Au contraire, il est certaines constitutions bien que frêles et délicates, mais énergiquement douées sous le rapport nerveux, qui conservent une incroyable vigueur morale. De temps à autre, la verdeur des premières années semble se ranimer; ils ont de ces chaleureuses bouffées de jeunesse qui ravivent les affections presque éteintes et les joies oubliées, une âme de feu brûle encore leur front déjà sillonné par les rides. Or, chez presque tous ceux qui sont ainsi favorisés par la nature, croyez que l'ardeur du travail se soutient, et de belles conceptions en sont souvent les preuves.

Mais *la vieillesse* arrive qui éteint progressivement et complètement le reste d'ardeur juvénile, et la loi que j'ai posée a des effets aussi marqués qu'affligeans. Alors une détérioration manifeste a lieu dans l'économie; déjà cette terrible vérité, le *memento mori,* se trouve gravée sur chacun des organes, à ne pas s'y méprendre. La capacité de sentir s'émousse, les sentimens se concentrent, tous les phénomènes de la vie physique et morale, semblent converger de l'extérieur à l'intérieur. Cependant la sensibilité paraît s'accroître dans certains cas, mais c'est une sensibilité d'affaissement et de faiblesse. Qui n'a pas vu, en effet, des vieillards, jadis hommes fermes et énergiques, fondre en larmes aux plus petites affections chagrines et aux moindres revers de fortune? Or, cette puérilité de la décrépitude (1), est peut-

(1) Aristote observe qu'en général, les jeunes gens

être le symptôme le plus marquant de faiblesse organique et intellectuelle. La contractilité a singulièrement diminué ; le système musculaire a perdu sa souplesse, son volume, son énergie ; aussi le bras est sans vigueur, la main tremble, les extrémités inférieures sont grêles et menues, la tête fléchit, l'épine dorsale se courbe, le corps perd de sa hauteur et de son épaisseur, il diminue, il se rapetisse, il s'émacie (1). Remarquons que ce défaut de contractilité se fait également sentir dans les organes intérieurs. Quoique plus gros, le cœur a moins de force impulsive et la circulation est plus lente, la force *a tergo* n'étant plus la même qu'autrefois. Le canal digestif a aussi moins de ressort, il se laisse dilater par des flatuosités continuelles, et son défaut de tonicité contractile, est souvent la cause des constipations opiniâtres qui tourmentent les vieillards. Les os fortement imprégnés de phosphate calcaire, deviennent plus

sont miséricordieux par humanité, les vieillards par faiblesse. *Juvenes ob humanitatem misericordes, senes ob imbellicitatem.*

(1) Shakespeare dit avec raison d'un de ses personnages : « Les vêtemens de sa jeunesse qu'il a conservés, forment mille plis sur ses membres amaigris. »

secs, plus pesans, mais leur dureté n'augmente point leur solidité.

C'est surtout dans la nature même du sang que s'observent les plus grands changemens. La balance circulatoire n'est plus la même, et le sang veineux l'emporte de beaucoup sur le sang artériel. Dès lors les artères s'imprégnant d'une sorte de dégénérescence cretacée, deviennent raides, cassantes, diminuent de diamètre, tandis que les veines toujours minces et molles, augmentent sans cesse d'ampleur. Il en résulte pour l'état physiologique, que certaines sécrétions diminuent ou cessent entièrement, que le sang devient noir, moins plastique, moins fibrineux, que la nutrition s'altère, que la calorification est moins active, etc. Chez beaucoup de personnes âgées, le nombre des pulsations artérielles ne s'élève pas au delà de cinquante par minute; pour l'état pathologique, une foule de modifications importantes, outre que les maladies sont plus lentes, leurs solutions plus difficiles, les convalescences plus pénibles, on remarque encore des affections morbides directement produites par cette pléthore veineuse, comme les congestions cérébrales et abdominales, la stupeur apoplectiforme, les coups de sang, les hématuries ou pissemens de sang, les hémorroïdes, les dilatations variqueuses, etc. Cette grave et importante transformation du sang trouve sa raison et sa cause dans le poumon où se fait l'aération de ce fluide, où il puise le principe vivifiant que l'atmosphère contient. Mais l'âge avancé s'oppose à cette fonction, soit par une faiblesse radicale, soit parce que l'atonie des bronches et l'espèce d'état catarrhal habituel où elles sont, laissant les cellules aériennes surchargées de mucosités, s'oppose manifestement au contact plus ou moins immédiat de l'air et du sang. C'est là ce qui explique l'oblitération des ramifications bronchiques, pourquoi le vieillard consomme peu d'oxigène comparativement au jeune homme, pourquoi il a peu de chaleur animale, pourquoi il résiste bien moins au froid, etc. Quant à moi, je suis convaincu que la vieillesse commence et s'accroît par le poumon, que c'est dans cet organe essentiellement vasculaire et perméable, qui absorbe l'air, qui le digère en quelque sorte et l'assimile à notre substance, que se trouve le point de départ de dégradation de l'organisme; et s'il était possible d'entretenir l'*hématose* ou sanguification, dans son état de perfection, je ne doute pas qu'on ne trouvât ainsi le vrai moyen de prolonger la vie humaine. Les générations futures décideront cette question, s'il est jamais permis à l'homme d'en donner la solution. Quoi qu'il en soit, le mouvement de décomposition organique, continue à mesure que l'existence se prolonge, et comme dans les périodes précédentes, l'intelligence participe à cette faiblesse générale, presque toujours dans les mêmes proportions. Sans changer de nature, l'esprit n'a-t-il pas en effet, son aurore, son midi et son couchant, et avec ces phases, des tendances, des aptitudes diverses (1)? De même que la vie physique s'éloigne de la circonférence, de même aussi les sentimens expansifs diminuent de plus en plus, avec l'âge ils finissent par se réduire à la personnalité, à l'égoïsme. Le vieillard aime la vie pour la vie, il s'y attache d'autant plus qu'il sent que c'est un bien dont la possession va lui échapper:

(1) « Et moi aussi, madame, tout lourd et gourd que vous me voyez, je prêchais à trois ans; à six, j'étais un prodige; à douze, un objet d'espoir; à vingt, un brûlot; à trente, un politique de théorie; à quarante, je ne suis plus qu'un bonhomme. J'ai senti tous les degrés de cette décroissance périodique, et ne m'en suis félicité qu'au dernier cran. » (Lettre inédite du marquis de Mirabeau, à la comtesse de Rochefort, 27 décembre 1756.)

aussi cherche-t-il tous les moyens de le conserver, sans jouissances trop vives, car il sait qu'elles coûtent cher à l'économie. La philosophie du *renoncement*, est donc celle qu'il adopte pour peu qu'il soit prudent et avisé; son langage est celui d'un homme revenu des passions et qui ne les comprend plus. Comme tout lui est obstacle, il appelle à son secours la réflexion, la prévoyance et l'expérience. Or, bien que cette dernière soit un fruit sans parfum, elle n'en est pas moins utile, parce qu'on peut la considérer comme la ménagère de l'existence. Ah! si l'homme héritait du temps sans se courber sous son poids, que de trésors de connaissances, il acquerrait pour son bonheur! mais non, à proportion que la vie dure, la détérioration de nos organes continue, s'augmente, et avec elle la diminution progressive du sens intellectuel. Une preuve que l'affaiblissement moral se lie étroitement avec celui du physique, c'est qu'il y a une diminution sensible du cerveau chez les hommes qui ont long-temps vécu. L'abaissement et l'éclipse plus ou moins totale de l'intelligence des vieillards, est donc produite par le *retrait* du cerveau, indépendamment des autres lésions de cet organe.

Au reste, les modifications organiques dont

je viens de parler, présentent comme dans les âges précédens, des différences individuelles plus ou moins notables. Tel a des rides précoces au front et à l'esprit, tel autre conserve en lui un foyer de vie qui fond les glaces de l'âge, ou du moins en retarde l'envahissement. Cette prérogative s'observe quelquefois chez les hommes d'étude, et certains artistes. C'est même là une des singularités de leur étonnante organisation. Toutefois elles sont en petit nombre, ces heureuses constitutions où l'esprit ne participe que tard à la vieillesse du corps. Les stimulations congestionnelles du cerveau long-temps répétées, finissent par fatiguer, par apesantir cet organe, et le rendent, quand l'âge arrive, tout-à-fait impropre aux méditations et au travail de la pensée. Très-peu de grands génies échappent à cette infirmité morale d'autant plus remarquable, qu'elle contraste fortement avec l'état précédent. Fontenelle observe que l'esprit de Corneille, dans les dernières années de sa vie, se ressentait d'avoir tant et si long-temps produit. A la suite d'une faible attaque d'apoplexie, le grand Linné avait oublié jusqu'à son nom. « Ciel! » s'écriait Canova épuisé par l'âge, le travail, et sur le point de mourir, « je ne ferai donc plus de Vénus! »

Dunque non saro più Venere! Cependant, je le répète, tous les hommes célèbres ne perdent pas, avec la vieillesse, la faculté de penser avec force et de produire des ouvrages remarquables; il en est même, surtout au commencement de la période sénile, qui conservent une partie de cette force, de cet éclat d'imagination qui caractérise la première saison de la vie. Dans ce corps usé, dont le mécanisme semble sur le point de s'arrêter, bouillonnent encore un cerveau actif et une grande puissance intellectuelle. Les muscles sont affaiblis, les nerfs détendus, parce que les ressorts de l'organisation physique ne jouent que leur temps donné; mais il est merveilleux de voir, chez certains vieillards, hommes supérieurs, combien l'esprit est radieux de vigueur sur les ruines de la matière, combien leur vieillesse semble s'attarder sous la virilité des idées, de la parole, des sentimens et des souvenirs. Les fruits d'automne ne sont-ils pas ceux qui souvent ont le plus de saveur? Longin a dit de l'*Odyssée* que c'était la production d'un vieillard, mais que ce vieillard était Homère. Ce fut à l'âge de près de soixante ans que Bossuet composa son chef-d'œuvre d'éloquence; Milton se plaint d'être déjà glacé par l'âge quand il peint les amours d'Adam et d'Eve. Michel-Ange avait soixante ans quand il entreprit l'immense travail de son *Jugement dernier;* il y employa près de huit années. En supposant même qu'on ne puisse s'élever à une telle hauteur, la science, cette maîtresse aimable du vieillard instruit, le console et l'anime encore; il s'y complaît d'autant plus, qu'ayant presque accompli sa carrière, il n'a plus d'oppositions à craindre, de rivalités à combattre; le repos, le respect, la considération, la modération des désirs, le calme des passions, sont des biens qui lui appartiennent; si la santé est chancelante, il est rare que de violentes maladies en ébranlent subitement les fondemens; le corps semble un vêtement que le temps use et gâte petit à petit, afin qu'on le quitte avec moins de regrets. Le jeune homme se précipite parfois dans la mort, elle vient doucement au devant du vieillard, même le plus *acoquiné à la vie.* (MONTAIGNE.) Ainsi la vieillesse ôte, mais donne également, quand on sait la considérer sous son vrai point de vue. N'est-il pas encore très-commun de voir des hommes de mérite, soutenir la vigueur du corps et de l'esprit, en jetant un coup-d'œil satisfait sur leurs travaux et leurs succès? Cette idée, ou plutôt ce moyen de conservation vitale, *je ne mourrai pas tout entier,* a bien plus de puissance qu'on ne croit sur l'économie. Les hommes célèbres devenus vieux, se souviennent avec délices de leurs travaux, des obstacles qu'ils ont surmontés, des pensées, des sentimens qui les ont autrefois agités dans la composition de leurs œuvres. Rousseau entre dans la bibliothèque de son ami Dusaulx; il y voit ses livres rangés sur une tablette, et dit en soupirant : « Ah! les voilà! je les recontre partout, il semble qu'ils me poursuivent. Que ces gens-là m'ont fait de mal.... et de plaisir! » Il avait raison, toute la vie d'un homme de lettres se résume dans son œuvre, il est là tout entier, le reste est la part de la mort.

Cependant elle s'avance de plus en plus cette mort tant redoutée par tout ce qui respire; à la vieillesse succède la caducité, puis enfin la décrépitude, dernière limite où la vie s'arrête quand l'homme parcourt le cercle entier de ses jours, et qu'il cesse de vivre plutôt qu'il ne paraît mourir. L'économie arrive plus ou moins rapidement, mais insensiblement à ce terme extrême de décroissance et de faiblesse. Les fonctions de reproduction ont cessé les premières, le silence de l'amour a commencé en effet, le néant prochain de notre être; il en doit être ainsi, car qui n'a pas trop de vie pour lui-même, doit renoncer au don de la transmettre à d'autres. Viennent ensuite les fonctions de relation, c'est-à-dire la mort des sens, qui s'éteignent successivement, et l'image de l'univers ne se reproduit plus dans l'esprit de celui qui va disparaître de sa surface. Enfin les fonctions intérieures, celles de la nutrition, résistent quelque temps pour terminer aussi leur activité; nées les premières, elles succombent les dernières, parce qu'elles sont pour ainsi dire les racines de la vie. On le voit, les changemens, les variations de l'économie sont toutes d'accroissement, de vigueur; puis de déclin et de dégradation, dans les phases diverses où le corps passe selon la succession du temps. Les différentes époques de l'existence sont comme une suite de vies et de morts qui naissent les unes des autres, tout en conservant néanmoins l'identité individuelle. Mais enfin la mort complète arrête le mouvement vital, et la disgrégation des élémens organiques du corps commence aussitôt, car la nature universelle ressaisit les dons qu'elle avait faits à l'individu; ces mêmes élémens servent à d'autres combinaisons de la matière; il n'y a donc que dissolution et non pas annihilation. Telle est la nécessité imposée aux êtres doués de la vie, nécessité immuable, implacable, à laquelle nul ne peut se soustraire. Elle s'étend dans tout l'univers, et par une progression infinie. Les astres eux-mêmes, comme on l'a remarqué, portent cette sentence écrite sur leur front étincelant; ils n'ont point de privilége contre la mort, leur vie est plus longue, voilà tout. A l'éphémère, il faut une heure, à l'homme quatre-vingts ans, aux continens, aux îles, quelques milliers de siècles, à un système planétaire, une durée immense, mais limitée. Que l'homme cesse donc de se plaindre, si son être, après avoir épuisé la somme de vie qui lui est dévolue, rentre de nouveau dans le torrent des métempsycoses physiques, dans les transformations de ce monde, qui ne cesse de mourir et de renaître.

CHAPITRE XII.

DES DIFFÉRENCES ET DES VARIÉTÉS ORGANIQUES QUE PRÉSENTE CETTE CONSTITUTION.

« Chaque homme a des dispositions à tout, et cependant on peut dire avec vérité qu'il n'a que pour très-peu de choses des dispositions particulières. »

(LAVATER.)

I.

DANS tout ce qui précède, il n'a été question que des caractères généraux, des masses et des divisions principales. En effet, chez les esprits éminens, il y a un principe d'organisation commun à tous ; principe, nous l'avons dit, primitif, fondamental, qui consiste dans la *prédominance marquée de l'appareil nerveux, avec tendance à la diminution de la contractilité.* Les lois de la sensibilité, que nous avons examinées, n'en sont que les conséquences; mais ce principe subit lui-même des variations, des modifications, en raison des dispositions individuelles. L'étude attentive de la vie des hommes célèbres, prouve que parmi eux, ainsi que chez les autres hommes, existent tous les tempéramens et même toutes leurs nuances connues en physiologie, mais toujours avec un système sensible très-actif, très-développé. Ce dernier constitue la base première, le type immodifiable de la constitution. De là on conçoit que la prédominance nerveuse peut s'allier avec les formes organiques les plus variées; qu'on peut avoir le tempérament ou sanguin, ou bilieux, ou lymphatique, ou mélancolique, c'est-à-dire *veineux,* et même athlético-musculaire, comme j'en ai cité des exemples, avec un développement très-marqué du système cérébro-spinal. Cette assertion me paraît incontestable.

Posons donc pour base première que l'influence nerveuse ayant lieu dans un haut degré, la puissance d'intelligence sera dans les mêmes proportions, mais que la direction de cette puissance, c'est-à-dire les talens, les dispositions particulières, les aptitudes spéciales, seront déterminés par les autres modifications générales de la constitution, le système nerveux lui-même participant à ces modifications. Corneille et La Fontaine étaient deux grands poètes; mais l'un étant bilieux et l'autre lymphatique, leur génie dut se présenter sous un aspect entièrement différent. L'antiquité nous apprend qu'Epicure était d'un tempérament sanguin, et Zénon d'un tempérament bilieux : on ne doit plus s'étonner si les principes de leur philosophie furent si différens. Euphranor et Parrhasius avaient sacrifié la vérité, l'un à l'énergie, l'autre à la grâce. « Le Thésée de Parrhasius est nourri de roses, disait Euphranor, le mien est nourri de chair. » Il est dès lors certain que les tempéramens de ces deux sculpteurs étaient tout à fait opposés.

L'harmonie du système nerveux avec les autres parties de l'organisme, telle est l'origine des modes particuliers de la sensibilité physique et morale (1), la cause de l'impulsion secrète des talens divers, sauf les hasards de la fortune et de l'éducation.

(1) Marsile Ficin, chanoine de Florence et philosophe platonicien du quinzième siècle, pense que *huit* parties de sang, *deux* de bile et *deux* de mélancolie, formeront un grand génie dans toutes ses proportions.

Cette harmonie est toutefois sur des tons infiniment variés; on peut même établir une échelle de dispositions organiques dans l'*hyperesthésie* ou sensibilité extrême. Cette échelle, s'il était possible de la graduer d'une manière certaine et positive, indiquerait les nuances, les formes, les différences des esprits les plus distingués : à l'un la profondeur, à l'autre l'étendue, à celui-ci la force du raisonnement, à cet autre la grâce de la persuasion, etc. Ainsi tout ce qui peut influer sur le génie, le modifier de mille manières, prend un caractère différent, selon le tempérament, et par conséquent selon l'œil qui a vu, le cœur qui a senti, la main qui a tenu la plume ou le pinceau, l'intelligence qui en a dirigé l'usage. C'est là ce qui constitue l'originalité, la condition la plus importante dans les arts. Cette originalité consiste, en effet, à être complètement soi-même, à n'obéir qu'à son instinct, à son génie, à ses facultés, à son être; mais cette condition est rare, parce qu'il est difficile de posséder la double puissance de sentir et d'ex-

On peut rire de la recette; cependant on trouve cette remarque dans Montaigne, le philosophe *sceptique* par excellence : « Ma complexion est entre le jovial et le mélancolique, moyennement sanguine et bilieuse. »

primer ce que d'autres n'ont jamais senti ni exprimé, de se créer une autre vie dans la vie commune. Ces différences ou ces types se lient toujours à une sorte d'organisation particulière. Michel-Ange et Jules Romain, tous les deux bilieux, n'ont représenté que des êtres analogues. Raphaël et le Guide, tous les deux sanguins, ont peint la vie dans toute sa beauté, sa pureté, son éclat; ils ont peint des sanguins. Il n'y a que cette constitution qui puisse *dessiner les esprits et colorier la vie,* selon l'expression de l'antiquaire Bellori, non seulement pour la vérité de l'expression, mais encore pour la fraîcheur et la beauté de la carnation.

On le voit : dans le même art, la différence des esprits, née de la variété des tempéramens, a une action directe sur les productions du génie, beaucoup plus encore qu'on ne le croit. En veut-on aussi un exemple dans les sciences? écoutons Cuvier : « Buffon, d'une taille vigoureuse, d'un aspect imposant, d'un naturel impérieux, avide en tout d'une jouissance prompte, semblait vouloir deviner la vérité et non l'observer. Son imagination venait à chaque instant se placer entre la nature et lui, et son éloquence semblait s'exercer contre sa raison avant de s'employer à entraîner celle des autres.

« Daubenton, d'un tempérament faible, d'un regard doux, d'une modération qu'il devait à la nature autant qu'à sa propre sagesse, portait dans toutes ses recherches la circonspection la plus scrupuleuse; il ne croyait, il n'affirmait que ce qu'il avait vu et touché; bien éloigné de vouloir persuader par d'autres moyens que par l'évidence même, il écartait avec soin de ses discours et de ses écrits, toute image, toute expression propre à séduire; d'une patience inaltérable, jamais il ne souffrait d'un retard; il recommençait le même travail jusqu'à ce qu'il eût réussi à son gré, et, par une méthode trop rare peut-être parmi les hommes occupés de sciences réelles, toutes les ressources de son esprit semblaient s'unir pour imposer silence à son imagination. » (*Eloge de Daubenton.*)

En approfondissant davantage toutes les variétés dont il est question, on arriverait à l'individualité; mais si l'on se contente des traits généraux, on trouve qu'ils se lient assez bien avec les groupes de caractères physiques connus sous le nom de *tempérament,* et de plus avec la prédominance nerveuse. Ce qu'on appelle le *tour d'esprit* d'un auteur, le *faire* d'un peintre, est une formule abrégée qui exprime l'influence du caractère, des goûts, des habitudes, de l'humeur même de l'écrivain sur ses ouvrages ; ses pensées en sont imbues, son expression en est teinte : or, qu'est-ce que le caractère, sinon la manifestation de l'état habituel de la sensibilité ? Diderot nous en avertit, rien n'influe davantage que le caractère sur le coloris choisi par le peintre. « Si sa pensée, dit-il, est triste, sombre, noire, *s'il fait toujours nuit* dans sa tête mélancolique et dans son lugubre atelier....., n'aurez-vous pas raison de vous attendre à une scène vigoureuse peut-être, mais obscure, terne et sombre ? S'il est ictérique et qu'il voie tout en jaune, comment s'empêchera-t-il de jeter sur sa composition le même voile jaune que son organe vicié jette sur les objets de la nature ? etc. »

Les variétés de l'intelligence, quoique infinies, pourraient aussi se classer comme celles des divers types de tempérament, sous des chefs principaux et des nuances singulièrement multipliées, mais avec un caractère prédominant. Il est des esprits vifs, qui désirent avec ardeur, jouissent avec ravissement, se lassent avec promptitude ; ils lancent d'abord leurs idées, mais ils s'épuisent rapidement ; il est des esprits graves, réfléchis, ayant plus de lest que de voiles ; leur pensée coule mais ne jaillit pas ;

exacts, sévères, méthodiques, ils ne perdent jamais de vue le but qu'ils veulent atteindre, et s'ils aiment la gloire, ils l'attendent avec patience. Il est des esprits sagaces et fertiles qui expriment d'un principe toutes les idées qu'il renferme ; il est des esprits vastes qui saisissent et enchaînent une longue série d'idées ; il est des esprits lumineux qui rayonnent et éclairent un immense horizon, etc. On ne finirait pas si l'on voulait étudier, suivre les nuances et les formes que prend l'entendement. Il y a plus, c'est qu'une faculté de cet entendement prise isolément, présente elle-même une foule de variétés. Par exemple, on trouve l'imagination hardie, riche, féconde, liée à une de ces organisations où domine le principe sacré qui forme l'âme, cette flamme qui nourrit la vie et la dévore, qui exalte et varie subitement les pensées ; l'imagination brillante qui anime et colore l'expression, fait rapidement passer dans les âmes sensibles, les impressions qu'elle a reçues ; l'imagination lente s'aidant toujours de la raison, mais qui stimulée, dégage parfois une pensée haute et ferme de dessous une enveloppe inerte et opaque ; l'imagination tendre, rêveuse, donnée à ces cœurs religieux, doux, pénétrés d'une sorte de mysticisme sentimental, qui ne croiront jamais à un monde sans Providence, à un tombeau sans résurrection, à un cerveau uniquement composé de fibres pensantes; l'imagination gracieuse qui effleure et embellit tout, douce température intellectuelle qui produit souvent les fruits les plus savoureux; l'imagination forte, pénétrante, capable de remuer les pensées humaines à de grandes profondeurs. La mémoire, l'attention, fourniraient également des nuances très-variées de caractères particuliers. Il en est de même des qualités affectives. Une seule considérée à part, présentera toujours plusieurs différences dépendantes des spécialités individuelles du tempérament. On en voit qui pardonnent les offenses les plus graves, il en est dont la haine vivace comme le sang prolifique de l'hydre, conservent éternellement le souvenir de l'injure. On peut remarquer, d'après un illustre écrivain du dix-huitième siècle, la férocité sombre et froide dans Tibère, la férocité ardente dans Caligula, la férocité imbécille dans Claude, la férocité sans frein, comme sans honte, dans Néron, la férocité hypocrite dans Domitien.

On sera donc contraint d'avouer cette vérité physiologique: de la disposition de nos organes, du cours de nos fluides, de l'exercice plus ou moins régulier de nos fonctions, de l'irritabilité plus ou moins grande de la fibre nerveuse, naissent nos différentes manières de sentir, de juger, de connaître et d'exprimer. Des rapports secrets de l'organisme avec les objets extérieurs se forment nos perceptions et nos idées sur ces objets. Ainsi se trouve justifiée une des bases de l'idéalisme ; l'univers ne se compose que d'idées et d'impressions, de plaisirs et de souffrances, le *concret* est soumis à l'*abstrait*. Changez ces tendances organiques, troublez, altérez, rétablissez leurs harmonies, dès l'instant même, ces rapports intellectuels changent également. C'est ce jeu harmonique des forces vitales qui détermine en quelque sorte nos goûts et nos qualités, nos talens et notre mérite, notre énergie et notre abattement, nos affections et nos haines, notre bien-être et nos maladies morales, et tout ce que nous éprouvons, et tout ce que nous pensons, et tout ce que nous sommes.

Il est donc de la dernière évidence que les variétés d'organisation influent d'une manière incontestable sur les aptitudes spéciales; elles sont aussi, comme nous l'avons dit, le principe des mœurs et des habitudes. Il est des savans, des érudits, des gens de lettres, tristes, moroses, d'une originalité *excentrique,* comme on dit. Il en est aussi d'affables, d'une exquise politesse, d'une gaieté très-communicative. Parcourez un cercle nombreux de littérateurs, de magistrats, de savans et d'artistes, vous y observerez, selon la différence des esprits, le ton acerbe, la critique virulente, le ton railleur et fin, le naturel du langage, la facilité d'élocution, la répartie piquante, la saillie caustique et spirituelle, la bonhomie aiguisée de malice, des pensées hautes et profondes, ou de ces pensées fines et délicates qui feignent de se cacher sous la familiarité de l'expression. Quelques-uns sont graves, silencieux, d'autres très-expansifs; on en voit dont l'énergie des mouvemens, la mimique passionnée, décèlent un grand feu d'imagination; beaucoup offrent un mélange heureux de réserve et de dignité naturelle, de facultés éminentes et de naïve simplicité. Il en est qui s'attachent aux choses positives, aux réalités, qui descendent à cette économie privée, à cette recherche du mieux possible qui facilite le bonheur; d'autres qui n'envisageant que le côté *poétique* de la vie, se livrent aux écarts d'une imagination qui les berce et les joue. L'un est hardi, entreprenant, doué, comme Beaumarchais, d'une finesse madrée;

l'autre présente une ardeur concentrée et timide, une facilité malheureuse à tomber dans mille erreurs de conduite, une appréciation inexacte des hommes, des choses et des positions, quoiqu'aujourd'hui, ce défaut soit assez rare. Tout cela, dira-t-on, se remarque chez la plupart des hommes, c'est la peinture générale de la société, sans doute; mais ici, ces qualités ont un relief, une saillie, un éclat bien autrement remarquables. Irez-vous comparer ce pâle rayon commun à tous les esprits, à cette vive lumière qui émane d'une haute intelligence?

Ne laissons point échapper une autre différence, c'est qu'en raison de la susceptibilité du système nerveux, de la délicatesse de l'organisation, la plus petite modification de fonction, le plus léger changement organique, amène aussitôt de la différence dans les impressions et les pensées. C'est une chaîne électrique dont l'irritable mobilité est bien connue des personnes très-sensibles. Ces modifications fugitives, instantanées, résultat de l'action normale ou morbide de la vie, n'en agissent pas moins immédiatement sur l'esprit par des perceptions cachées, instinctives, mais réelles. Si une critique injuste, si le succès d'un concurrent, la chute d'une pièce, etc., donnent du sombre à l'imagination, une bile âcre et qui coule difficilement, un embarras intestinal, une certaine gêne dans la circulation pulmonaire, réagissent également d'une manière fâcheuse sur le cerveau, d'ailleurs très-impressionnable (1). Telle épigramme *trempée dans le Styx*, telle *poésie splénétique*, selon le mot de Hazzlitt, sont souvent dues à des hémorrhoïdes qui ne fluent point, à une douleur sourde, à un malaise indéfinissable et physique, cause plus ou moins évidente du malaise moral. Alors s'élève une verve orageuse, humoristique, éclatant en ironie, en invectives, en amères railleries, en portraits satyriques.

Væ meum
Fervens difficili bile tumet jecur.
(HORAT., lib. 1, od. 13.)

J'ai connu un homme de lettres qui attendait

(1) Un médecin a soutenu bien avant Cabanis, que le plus minime changement dans l'économie, influait sur l'intelligence, « tant il est vrai, dit-il, que l'âme suit tous les penchans du corps, et que *peut-être* la tête garnie ou dégarnie de cheveux, donne des différences essentielles à la substance spirituelle qui l'anime. (*Médecine de l'esprit*, par Ant. LE CAMUS, 1753.)

de mauvaises digestions pour lancer ses traits les plus acérés. Ses écrits n'étaient, selon lui, que des *déjections bilieuses*. Saint Paul n'a-t-il pas dit des Crétois qu'ils étaient menteurs, méchans et des *ventres paresseux?* Le vertueux, l'austère d'Aguesseau, en fait la remarque sur l'opinion des juges, remarque bien digne d'être méditée. « Il est, dit-il, si nous n'y prenons garde, des jours de grâce et de miséricorde où notre cœur n'aime qu'à pardonner; il est des jours de colère et d'indignation où il semble ne se plaire qu'à punir, et l'*inégale révolution des mouvemens de notre humeur* est si impénétrable, que le magistrat étonné de la diversité de ses jugemens, se cherche quelquefois et ne se trouve pas lui-même. » La pratique de la médecine confirme journellement la vérité de ces assertions. A qui serait tenté de les nier, nous demanderons si, quand nous jouissons d'une santé pleine et ferme, quand l'équilibre des forces est maintenu, il n'y a pas dans l'âme plus d'égalité et de calme, moins de discordance entre nous et l'ordre général, plus de sang-froid, plus d'impassibilité philosophique, plus de disposition à l'optimisme. En lisant feuille par feuille, la mystérieuse histoire du cœur humain, on arriverait peut-être à ce résultat : content de sa santé, on l'est facilement des choses, mécontent de sa santé, on l'est bientôt de l'univers.

Avouons toutefois que les données acquises sur ces importans objets, sont purement générales. Veut-on préciser davantage, essaie-t-on de remonter aux spécialités individuelles, indiquer pourquoi un homme diffère d'un autre, en génie, en talens, en aptitude? l'anatomie et la physiologie se taisent. La condition organique qui fait un homme tel qu'il est, et peut-être son destin tel qu'il sera, existe assurément, mais où est-elle? comment la découvrir? par quelle voie la reconnaître? Ici la science des faits nous abandonne, le fil de l'analogie se rompt, le vaste champ des hypothèses se découvre à nos yeux. Le dédale de notre organisation est si compliqué, que par aucun moyen nous ne pouvons en apprécier les modifications intimes, et ce sont elles pourtant qui varient les causes et les phénomènes. Bien plus, c'est qu'on n'est pas parfaitement d'accord sur les sources primitives, générales, des manifestations morales et intellectuelles.

II.

D'après Gall, ces manifestations procèdent uniquement du cerveau; mais, selon le plus grand nombre des physiologistes, tout en faisant une large part à l'action cérébrale, l'instinct et les passions se lient principalement à l'ensemble du système nerveux ganglionnaire, aux excitations viscérales. Cette dernière opinion s'accordant mieux avec les faits, paraît la plus probable et la mieux fondée. Gall a très-bien exposé l'influence générale du cerveau sur le moral, il a présenté sur cet important appareil, les vues les plus lumineuses; mais quand il veut assigner les limites de chaque sens en particulier, circonscrire nos facultés, parquer nos affections, dire là est le bon sens, ici la folie, voilà l'organe de l'ambition, voici l'organe de l'humilité, etc., il se perd dans un labyrinthe de conjectures que les faits abandonnent, que l'expérience dément. On s'aperçoit que la mappemonde cranioscopique a été tracée par la prévention systématique. D'innombrables et accablantes objections ont été faites, Gall y a répondu, mais il n'a convaincu que ceux qui l'étaient déjà. Ce médecin célèbre n'a pas voulu voir que nos connaissances anatomiques et physiologiques sur le cerveau, n'étaient point assez avancées pour établir avec certitude des rapports constans de l'organe à la fonction. Bien qu'il n'entre pas dans le plan de ce livre de discuter de pareilles questions, qu'il me soit permis d'en exposer rapidement les résultats.

Il est une foule d'animaux dans les derniers degrés de l'animalité, qui ont des instincts très-prononcés, et chez lesquels il n'y a point de cerveau ; cet organe n'est donc pas le siége unique des affections toujours intimement liées à l'instinct.

On trouve aussi dans le cerveau de certains animaux des organes qui cadrent peu avec le système galliste, alors on s'en tire avec plus ou moins de subtilité. C'est ainsi qu'un phrénologiste anglais, M. H***, embarrassé de rencontrer dans le cerveau d'un chat, l'organe de l'individualité, a pensé que cet organe avait *peut-être* là un autre usage. Ce *peut-être* est fort prudent, et l'on ne ferait pas mal de l'étendre à d'autres organes.

Le cerveau est un organe très-compliqué, comme je le dirai dans un instant. Il est possible que chacune des parties qui le composent, ait son action propre ; mais quelle est-elle? On l'ignore jusqu'à ce jour. Gall s'est attaché à observer certaines élévations de la masse encéphalique, auxquelles il a donné des attributions arbitraires, mais il garde le silence le plus absolu sur les usages de la glande pituitaire, des éminences olivaires, des ventricules, du corps calleux, etc.

Quelque complexe que soit l'appareil cérébral, il existe une parfaite harmonie dans l'exercice de ses parties diverses. Si ces parties ne sont pas identiques, elles ont au moins entre elles des rapports tellement intimes, que rien ne prouve davantage leur défaut de spécialité. Or, de cette admirable harmonie, résulte le *moi*, ce point convergent de toutes les perceptions, ce moi, simple, abstrait, indivisible, inétendu, toujours actif et toujours présent. La liaison des idées, cet inexplicable phénomène de psychologie, ne se conçoit que par l'unité du moi, son indivisibilité. Mais ce moi a-t-il un organe particulier? où réside cet organe? faut-il diviser le *moi* entre toutes les parties du cerveau? n'a-t-il qu'un siége unique dans l'encéphale, un point central d'où irradie sa lumière et sa puissance? voilà ce qu'on a demandé. Gall et ses sectateurs n'ont jamais pu répondre à cette foudroyante objection.

Si le cerveau est composé de plusieurs organes avec un moi pour chacun d'eux, pourquoi ne peut-on les exercer tous simultanément, être à la fois et dans le même instant, poète, musicien, mathématicien, comme on peut déguster, voir, digérer en même temps? Cette *pluralité* de moi, cette pluralité d'actions mentales est donc inadmissible.

Faut-il donc le répéter? le moi est *un;* on ne peut dire en le divisant, voilà qui est pour tel organe, puis pour tel autre; la personnalité ne se prête pas à être ainsi fractionnée, il faut la nier ou la reconnaître dans son intégrité absolue. L'unité matérielle, l'unité organique est un composé, une aggrégation de parties, mais l'unité mentale ne présente rien de semblable, elle est *l'unité* tout simplement et en essence.

S'il est vrai qu'une petite partie de l'encéphale acquérant un accroissement marqué, la manifestation d'une qualité morale soit par cela même plus énergique, comment se fait-il que ce développement se fasse précisément à la surface du cerveau? N'est-il pas plus simple de l'observer à l'origine de chaque nerf, au point même où se fait la perception? Supposerait-on que les besoins de la cranioscopie, exigeaient que les protubérances fussent extérieures?

Les phrénologistes ne sont nullement d'accord dans la création et la division des organes cérébraux; où l'un n'en voit que vingt-sept, l'autre en observe soixante et plus. Présentez le même crâne à dix d'entre eux, pris isolément, ils seront bien rarement d'accord sur les organes à noter. L'organe de la bienveillance est placé, suivant Gall, à la partie antérieure de la tête, et il donne le sentiment du juste et de l'injuste; Spurzheim, place cet organe à la partie postérieure et latérale du crâne. D'ailleurs, la plupart des phrénologues, comme on l'a dit, font de la science *après coup :* ils découvrent après telles ou telles actions, que l'individu portait intrinséquement les organes de ces manifestations, encore se trompent-ils très-souvent. La tête de Lacenaire, ce poète assassin et athée (exécuté le 9 janvier 1836), présentait les organes du *meurtre,* mais en même temps ceux de la *bienveillance* et de la *théosophie :* ne voilà-t-il pas une science bien étayée par les faits! Le docteur Leuret, observateur judicieux, dit : « J'ai souvent présenté, mis à côté l'un de l'autre, un cerveau de mouton et un cerveau de chien à des amateurs de phrénologie, auxquels je disais : des deux animaux porteurs des cerveaux que vous voyez, l'un conduit l'autre ; désignez-moi le conducteur. Tous sans hésiter ont mis le doigt sur le cerveau du mouton. Ces amateurs avaient raison, au moins phrénologiquement, car non seulement le cerveau du mouton est large en avant, mais il porte à ne pas s'y méprendre les circonvolutions de la croyance en Dieu, de l'esprit de saillie et de la métaphysique. » (*Gazette médicale,* tome 3, année 1835, pag. 3.)

Il s'en faut beaucoup qu'il y ait une exactitude parfaite entre la conformation du crâne et celle du cerveau. Est-il bien sûr même que ce dernier détermine la structure de la boîte osseuse? On a fait voir en 1829, à la Société anatomique de Paris, le crâne d'un enfant chez lequel il y avait absence complète et congénitale des lobes antérieurs du cerveau ; à leur place se trouvait une sérosité transparente qui remplissait la concavité de l'os frontal. Il y avait une nullité presque absolue des actes intellectuels et moraux. Mais en outre, l'os frontal décrivait à peu près *sa courbure habituelle,* malgré l'absence congénitale des lobes antérieurs, ce qui, comme dit l'observateur de ce fait, semble mettre en défaut la doctrine des cranioscopistes, en même temps qu'à l'intérieur, la *présence des impressions digitales* et des éminences mamillaires, sur le frontal et les fosses sus orbitaires, venait déposer contre la théorie qui nous montre le crâne modelant ses contours sur ceux de l'organe important qu'il recèle. (*Revue médicale,* cahier de mai 1830, p. 232.) Les phrénologistes n'ont souvent étudié que des crânes; ils ont par conséquent tiré des inductions fausses. Gall, après avoir exploré le large crâne de Goëthe, lui dit : « Vous êtes né pour parler au peuple. » Or, toute la vie de Goëthe a été un démenti donné à l'oracle phrénologique.

Il y a des cas où les anfractuosités du cerveau, d'un côté, ne ressemblent point aux circonvolutions de l'autre hémisphère, tant sous le rapport de la forme que celui du volume, et même du nombre. Cependant Gall admet, et il est forcé d'établir une parité égale et constante dans ces circonvolutions dont il fait des organes.

Il est des hommes dont le génie semble universel ; ils n'ont qu'à vouloir, et la sphère de leur intelligence s'étend pour ainsi dire à l'infini. Leibnitz était philosophe, jurisconsulte, historien, théologien, poète, mathématicien, médecin, antiquaire, philologue, etc. « De plusieurs Hercules, dit Fontenelle, l'antiquité n'en a fait qu'un, et du seul M. Leibnitz, nous ferons plusieurs savans. » Fréret, présentait le même phénomène ; sa tête réunissait un vaste ensemble de sciences les plus opposées. Existait-il dans le cerveau de ces deux hommes, une foule d'organes particuliers à chacune de ces sciences? L'illustre Cuvier peut être placé sur cette ligne. Ses connaissances étaient aussi variées qu'étendues. Anatomiste habile, grand et profond naturaliste, chimiste, médecin, philosophe, professeur, législateur, administrateur, homme de lettres, dessinateur, graveur, etc. ; il n'est guère de science ou d'art qu'il n'ait cultivé. Six grands ouvrages, quatre-vingt-onze Mémoires sur les sujets les plus variés, quarante éloges, quatorze grands rapports, sans compter une foule d'articles, de rapports, de notes, d'observations, de notices, de réflexions, répandus dans les recueils scientifiques ou académiques, sont les preuves de cet immense savoir et dans des genres bien différens. Encore une fois, y avait-il dans le vaste encéphale de Cuvier un organe ou protubérance pour chaque science ? Lui-même ne le croyait pas, et son célèbre rapport à l'Institut, en 1808, sur la doctrine de Gall, qu'il condamne, en est un témoignage formel.

Admettons qu'un développement partiel du

cerveau produise un penchant déterminé quelconque, mais alors pourquoi l'homme qui l'a reçu, n'est-il pas toujours le même? Pourquoi ce penchant ne se manifeste-t-il quelquefois que très-tard? Pourquoi au contraire se perd-il souvent pour reparaître ensuite, comme il arriva à Lagrange et à d'Alembert pour les mathématiques? Pourquoi le même homme change-t-il totalement de goûts et d'affections? Pourquoi Labruyère a-t-il raison de dire : « Mettez-moi simple soldat, je suis Thersite; mettez-moi à la tête d'une armée dont je réponds à toute l'Europe, je suis Achille? »

Enfant, adolescent, homme fait, vieillard, les goûts, les passions diffèrent absolument; ne doit-on pas attribuer ce changement aux modifications générales de l'organisme, modifications auxquelles participe lui-même l'encéphale? Le point de départ serait-il dans cet organe? on ne saurait le démontrer. Et cet être qui diffère de l'homme sous tant de rapports, la femme, en un mot, est-elle femme, uniquement par une ou plusieurs protubérances spéciales? Il est ici de la dernière évidence que l'organisme entier, et surtout l'utérus, produisent les différences fondamentales du moral et de l'intelligence. Si la femme a des *idées roses,* comme le dit galamment Sainte-Foix, elle les doit certainement à la nature générale de sa constitution.

Vous dites que l'homme a reçu dans telle ou telle petite partie de son cerveau sa qualité dominante, la principale source de ses passions, de ses aptitudes; mais oubliez-vous de faire la part des évènemens? Sans doute un grand homme s'élève toujours en dépit de tous les obstacles, mais la fortune aussi doit y mettre du sien. Ecoutons Gall lui-même : « Il faut avouer, dit-il, que l'homme dans plusieurs des mouvemens les plus importans de sa vie, est soumis à l'empire d'un destin qui, tantôt le fixe contre un rocher comme un coquillage inerte, tantôt l'élève en tourbillon, comme de la poussière. » (*Origine des qualités morales et des facultés intellectuelles de l'homme,* etc., tome 1, page 249.) Oui; cependant lorsque ce tourbillon a lieu, les facultés mentales, les affections morales, ne devraient-elles pas toujours être dans la même direction, en raison de l'impulsion organique primitive? mais c'est ce qu'on n'observe point toujours; les circonstances seules décident de cette direction; c'est ainsi que le choc du caillou fait rejaillir l'étincelle en rompant l'obstacle qui la retenait captive. Le grand citoyen de

Tusculum, philosophe et orateur incomparable, ayant passé sa vie à l'étude des lettres et du barreau, fit pourtant la guerre avec succès. Nommé au gouvernement de Cilicie, il repoussa les Parthes, s'empara de la ville de *Pindenissum*, et fut salué par les soldats du nom d'*imperator*. Qui se serait attendu à trouver un guerrier dans l'auteur des *Tusculanes*? Ceci prouve combien était fausse l'amère raillerie que Salluste fit sur Cicéron, quand il dit « que sa langue allait bien, mais que ses pieds allaient encore plus vîte. » Les talens militaires de Cromwell, ne parurent qu'à l'âge de quarante-deux ans. Richelieu, prêtre, grand politique, fit voir tout à coup au siége de La Rochelle, de rares talens militaires. Mirabeau était fait pour être un tyran ou un tribun; les évènemens lui donnèrent ce dernier rôle. D'un avocat distingué de Rennes, la révolution fit de Moreau un grand capitaine. Et sans cette même révolution, qu'eût été Napoléon? peut-être un géomètre, un mathématicien, et rien de plus. Le germe de l'empereur futur était-il irrévocablement fixé dans un recoin de l'encéphale?

Il est évident que Gall isole trop le cerveau des autres parties de l'organisme. Son système est absolument renfermé dans son *Musœum* céphaloscopique. Il ne tient aucun compte du système nerveux ganglionnaire, c'est-à-dire des influences viscérales, influences si nombreuses, si actives, si déterminantes sur le cerveau; enfin il néglige totalement le *consensus* organique, le mode spécial des actes vitaux, résultat du tempérament. Les conséquences extrêmes de son système, ne sont donc pas soutenables, c'est un homme d'esprit qui joint le roman à l'histoire de la science.

N'est-il pas plus simple, plus en harmonie avec les faits, d'admettre qu'une grande intelligence, fruit d'une heureuse organisation, donne à son activité, à sa force, une direction conforme à l'éventualité des circonstances, sans rejeter toutefois certains penchans innés, certaines aptitudes dont on ne peut assigner ni la cause ni le siége?

J'ai fait voir que le génie se composait de facultés souvent les plus opposées; mais admettez qu'il existe autant d'organes physiques dans le cerveau que de qualités diverses, vous arriverez à une contradiction, à un non sens physiologico-moral. Un grand capitaine, par exemple, n'est-il pas le plus étonnant composé de qualités qui semblent n'avoir aucun rapport: audacieux, entreprenant, rusé, patient, ouvert et franc, profondément dissimulé, tantôt d'un courage emporté et brusquant la fortune, tantôt impassible *cunctator,* soumettant tout au calcul, et ne donnant au hasard que le moins de chances possibles? Voyez quel concours de qualités opposées, de talens divers, il faut pour atteindre à ce haut point du génie des batailles. Eh bien! fouillez, cherchez sur la surface et dans les profondeurs du cerveau de celui qui les aura possédées, et dites si vous trouvez cette multitude d'organes physiques, de protubérances qu'elles supposent nécessairement.

Inductions:

Dieu a voulu que notre sang ait, jusqu'à un certain point, sa part d'action sur le moral; il a donné à nos organes, et notamment aux centres nerveux, des formes où se moulent nos penchans et nos passions, à l'être matériel, une influence irrécusable sur l'être spirituel. *Anima etiam pessima, melior in optimo corpore.* (St. Aug., *de Civit. Dei,* lib. 9.) On ne peut rien inférer de cette disposition contre l'ordre moral, parce que le développement marqué et régulier de l'entendement, amène presque indubitablement celui d'une haute raison. Il est donc vrai de dire que *vertu* et *intelligence* sont rigoureusement synonymes.

Les impressions vives, fortes, faciles, la conception prompte, la mémoire fidèle, l'attention profonde, le jugement net et sain, l'imagination hardie et féconde, voilà les caractères qui constituent une vaste intelligence : tel est, peut-être, l'*étalon* de l'homme supérieur. Or, ces caractères qui comprennent les trois capacités de sentir, de connaître et d'exprimer, se lient à un système nerveux perfectionné, actif et énergique.

La prépondérance de ce système peut avoir lieu en même temps qu'il existe une autre prépondérance, soit du système vasculaire, soit de tout autre appareil organique, et cela dans des proportions infiniment variées et relatives aux divers degrés d'énergie organique.

C'est dans ces différences constitutionnelles qu'il convient de chercher l'origine des propensions morales, des talens, des aptitudes, et non-exclusivement dans tel ou tel développement partiel et isolé du cerveau, organe toutefois dont l'influence est la plus immédiate sur l'intelligence.

Il est d'une grande importance d'étudier de bonne heure ces différences constitutionnelles, si l'on veut donner aux facultés morales et intellectuelles, une direction conforme aux indications de la nature. Un homme de génie qui met son cœur et son âme dans ce qu'il crée, obéit à son insu, à l'impulsion des *tendances organiques;* et dans ce sens, il est toujours lui-même. « Ne forçons point notre talent, » a dit le Fabuliste; or, ce principe du goût le plus pur, est aussi l'exacte expression d'une vérité physiologique.

Ces diverses constitutions se modifient par l'âge, par les habitudes, les maladies; de même aussi voit-on varier les facultés de l'intelligence et les talens qui en émanent. La vie est courte, mais la vie du talent est encore plus courte. Nous l'avons dit, on reconnaît l'âge d'un auteur aux caractères des productions de sa plume. Qui peut ignorer le sens de cette expression, le *bon temps* d'un artiste? encore cette période de sa vie est-elle plus ou moins limitée. Il n'est pas donné à tout le monde de dire comme Necker à Suard : «Oh! le bel âge pour écrire que soixante-dix ans!»

CHAPITRE XIII.

DU CERVEAU ET DES PRINCIPAUX CENTRES NERVEUX.

« Qu'entendent-ils quand ils disent : *Ce qui pense?* »
(D'AGUESSEAU, *Lettres.*)

COMME il est hors de doute que la prédominance de l'élément nerveux avec plus ou moins de diminution de la contractilité, est le caractère spécial du tempérament des hommes célèbres, il convient d'en étudier les principaux agens. Le système nerveux est *un;* il embrasse et enlace l'économie dans un vaste réseau d'irradiations sympathiques : cependant, considéré anatomiquement, il présente plusieurs divisions. Les physiologistes en admettent deux principales. La première, connue sous le nom d'*appareil nerveux ganglionnaire* ou *viscéral,* a en effet son siége dans les viscères, et son centre à l'épigastre ; la seconde est l'appareil *cérébro-spinal.* C'est sur l'appareil nerveux viscéral ou splanchnique, que retentissent les stimulations du cerveau ; il les reçoit et les transmet ensuite aux viscères ; il réagit à son tour sur le cerveau par des perceptions souvent sourdes et peu distinctes, mais parfois si vives, si énergiques, si impérieuses, que le cerveau est entraîné dans cette réaction. C'est dans ce système que les physiologistes anciens et modernes, à l'exception de Gall, ont placé les déterminations instinctives, les affections et les passions. Ils ont dit : L'homme connaît et juge par le cerveau ; il hait ou aime par l'appareil nerveux viscéral. Quoi qu'il en soit de cette opinion, aujourd'hui combattue avec plus ou moins de succès, toujours est-il, d'une part, que les impressions faites sur le cerveau passent avec une telle rapidité aux viscères, qu'il est impossible d'en apprécier l'instant ; de l'autre, que les stimulations énergiques, la sensibilité extrême et quelquefois morbide viscérale, ont une action directe et positive sur le cerveau, notamment dans certaines affections de l'âme. *Avoir des entrailles,* n'est donc pas une simple expression métaphorique ; et quand Larochefoucauld dit que l'esprit est souvent la dupe du cœur, il a exprimé un fait physique aussi bien qu'une vérité morale ; vérité d'autant plus exacte et profonde, que sa racine est dans notre organisation elle-même.

L'appareil nerveux *cérébro-spinal,* se compose de cette masse qui occupe tout le crâne et se prolonge dans le canal vertébral. Cet appareil est, à vrai dire, le seul centre nerveux ; il anime et vivifie chaque point de l'économie ; il est partout présent et agissant, au moyen de quarante-deux paires de nerfs qui en sortent ; c'est à lui qu'aboutissent toutes les impressions produites à l'extrémité périphérique des nerfs, et d'où partent les déterminations prises dans le cerveau. Excitées par la puissance de l'innervation, les fonctions s'exécutent, l'organisme vit et se meut ; de là notre santé, nos maladies, nos douleurs, nos plaisirs, notre existence, notre fin. Quiconque voit pour la première fois le cerveau, après l'enlèvement de la boîte osseuse, ne peut s'empêcher d'éprouver un vif sentiment de surprise et d'admiration. Le voilà donc ce magnifique débris de nous-mêmes, demeure d'un esprit qui a disparu! le voilà cet organe-roi, où résident la conscience de l'être, l'homme-intelligence, le *moi;* vase mille fois plus faible que l'argile, et qui recèle pourtant le trésor de la pensée!... Quoi! c'est dans cette pulpe blanchâtre, mollasse, putrescible, combinaison d'un instant, que se trouvent l'empire et l'asile de la raison, l'atelier où s'amasse, s'élabore le savoir humain, et où se forment d'immortelles conceptions! C'est dans l'espace compris entre l'apophyse *crista galli* et la crête occipitale interne, c'est-à-dire dans l'espace étroit de quelques pouces que sont les idées de Dieu, d'infini, d'éternité! En effet, le cerveau, véritable *siliqua mentis immortalis,* comme dit Van-Helmont, forme l'indispensable condition de l'intelligence; *habitacle* de l'âme, en lui seul se trouve l'évidente manifestation de l'être immortel dans l'être périssable; sublime preuve du néant et de la grandeur de l'homme. Mais après ce premier élan du cœur, on veut connaître la structure de ce merveilleux instrument. On étudie curieusement ses deux hémisphères si favorablement placés, ses lobes, ses éminences, ses anfractuosités, ses circonvolutions, ses cavités ou ventricules, ses variétés de couleur, les triples membranes qui l'enveloppent, le pressent, le pénètrent, pour en protéger, pour en soutenir les divisions par des plis et replis heureusement disposés. Une vapeur douce et chaude, inonde d'ailleurs ces parties, en facilite, en assouplit les ressorts et le jeu. Il faut aussi remarquer cette prodigieuse quantité de vaisseaux sanguins, leur admirable lacis, leur extrême divisibilité, afin que chaque molécule cérébrale se trouve abreuvée d'un sang éminemment vitalisé. Les physiologistes ont en effet estimé que l'encéphale recevait la sixième partie du sang de l'économie. Mais comment la substance délicate de cet organe peut-elle résister à l'impétuosité de ce fluide? Tout est prévu : les vaisseaux artériels présentent des courbures ménagées avec art, courbures qui rompent et diminuent la force projective du sang ; ces artères se réduisent d'ailleurs en vaisseaux capillaires, avant de pénétrer dans le tissu du cerveau. Les veines forment des sinus ou lacs veineux qui reçoivent le trop plein du sang, et le font passer graduellement dans le torrent de la circulation. La nature, pour assurer les nobles fonctions du cerveau, a tellement multiplié les précautions, qu'il faut tous les excès de l'homme pour les rendre vaines; aussi la mort ou d'affreuses maladies en sont-elles l'inévitable suite.

Cependant la curiosité du philosophe, loin d'être satisfaite, ne fait que s'irriter. Après l'inspection anatomique la plus minutieuse, il désire pénétrer plus avant encore : il voudrait connaître la structure intime de la pulpe cérébrale, quelle est la part d'action de chacune des parties de l'encéphale; il désire tracer l'échelle de proportion entre la forme, la substance du cerveau modifiées et les variations de l'intelligence; établir une corrélation exacte, évidente, calculable, entre l'organe et ses fonctions, entre la cause et l'effet; il voudrait savoir en quoi consiste le mouvement générateur de l'idée; comment de ce fond matériel, si peu consistant, s'élève la pensée avec ses formes diverses et ses vives clartés; enfin, où réside le *moi*, ce point convergent de toutes les perceptions, où la pensée, devenue chair et âme dans sa puissante indivisibilité, n'attend plus que l'ordre de la volonté pour se manifester audehors... Il y a trois mille ans que l'on cherche la solution de ce grand problême; c'est là une équation composée de si nombreuses inconnues, qu'elle semble à jamais insoluble pour l'esprit humain : toutes les tentatives faites à cet égard ne sont que des monumens de la faiblesse de notre esprit. Après avoir parcouru le champ des hypothèses dans ses plus larges dimensions (1), on en est revenu à l'observation pure

(1) Parmi ces hypothèses, la plus remarquable et

et simple des faits. La physiologie expérimentale a fait de nos jours d'incroyables efforts pour soulever le voile; quelques aperçus, quelques lueurs incertaines, des résultats généraux ont été jusqu'ici la seule récompense de ces actives recherches. Nous en parlerons dans un instant; mais à moins de nouvelles méthodes d'investigation et surtout d'instrumens plus parfaits que les nôtres, les savans ne pourront franchir les limites du possible et du connu; et pourtant la science de nous-mêmes dépend complètement de la connaissance parfaite du cerveau, du moins quand on veut véritablement étudier l'homme et non pas l'*inventer*. Tant que cet important secret ne nous sera pas révélé, à peu de chose près, l'être humain sera pour nous un problême insoluble. Le connaîtrons-nous un jour ce haut mystère de notre

celle qui fut présentée avec le plus d'art, est l'hypothèse de Descartes, qui plaçait le siége de l'âme dans *la glande pinéale*. Cette hypothèse fut adoptée, soutenue avec opiniâtreté. Brossette, le fameux commentateur, cartésien outré, perdit sa jeune femme qu'il aimait beaucoup. La douleur lui suggéra une singulière idée: il fit tirer du cerveau de cette épouse chérie la glande pinéale, la plaça dans le chaton d'une bague d'or qu'il porta ensuite à son doigt pendant près de trente ans.

organisation? Qui sait? Le temps, le hasard, le génie, ne sont-ils pas tout puissans? n'est-ce pas à l'aide de ce triple levier que nous arrachons quelques secrets à la nature, nous qui paraissons condamnés à l'éternel besoin de rechercher la vérité, et à l'éternelle impuissance de la trouver?

CHAPITRE XIV.

DES RAPPORTS DU CERVEAU AVEC LA CAPACITÉ INTELLECTUELLE.

Et ipsi animi, magni refert, quali in corpore locati sint; multa enim è corpore existant, quæ acuant mentem, multa quæ obtundant.

(TUSCUL, l. 3.)

JETONS donc un coup-d'œil sur les résultats obtenus jusqu'à ce jour dans ce sujet obscur et si long-temps débattu. Ces résultats reposent uniquement sur la comparaison faite entre les différens états du cerveau et le développement de l'intelligence.

Il y a des vérités philosophiques qui se démontrent à la pointe du scalpel : une des plus positives est qu'aux particularités de la configuration de l'encéphale, à sa circonvallation, à ses variétés de structure, de consistance, de volume, d'étendue des surfaces, correspondent les modifications infinies que présentent les phénomènes moraux et intellectuels. C'est par cette voie seulement qu'on peut apprécier, jusqu'à un certain point, l'énergie de l'intelligence, déterminer les conditions de son action et les lois de ses actes. Toutefois, ainsi que je l'ai remarqué, la science ne possède encore sur ce sujet que des données générales. Voici les plus remarquables :

Ire DONNÉE. *Le cerveau, ou appareil encéphalique, est l'instrument de la pensée.*

Sans cet organe, aucun signe de l'intelligence ne se manifeste ; l'homme ne pourrait ni connaître, ni juger, ni vouloir, ni agir. Ici la cause physique est évidemment liée à la cause finale. Que le cerveau ne soit que l'instrument d'une *force* primitive, ou que, matérialisant l'élément divin, on soutienne qu'il ait en lui la raison de l'acte qu'il produit, et que l'intelligence ne soit qu'un *effet* du cerveau, de l'*essence cérébrale* pure, toujours est-il, quelque opinion qu'on embrasse, que notre première proposition est inattaquable. Placez la *monade-âme* dans une huître, et vous n'obtiendrez rien que ce qu'une huître peut faire et penser.

IIe DONNÉE. *L'appareil nerveux encéphalique est tout à la fois actif et passif.*

C'est ce qu'on appelait autrefois l'*intellect agent* et l'*intellect patient.* En cela, le cerveau est soumis aux lois générales de l'organisation, où tout se réduit à la stimulation et à la réaction. Les deux élémens de l'intelligence sont, comme on l'a remarqué, la capacité et l'occasion, les facultés et les sens, le cerveau et ses excitans. La fin spéciale de cet appareil, n'est donc pas seulement de recevoir des impressions, des sensations, non pas même de les retenir, mais de réagir sur ces impressions, de les élaborer, de les modifier, de les reproduire au-dehors avec les modifications, les formes que cet organe leur a fait subir. « Il faut que l'homme pense sa parole, avant de parler sa pensée. » (De Bonald.) Il y a donc réaction cérébrale avec conscience de l'être, *mens est suî conscia.* Ainsi juger, raisonner, déduire, méditer, toujours considérés physiologiquement, indiquent le travail même du cerveau; et cette action organique est le signe représentatif de l'activité intellectuelle. La chaleur de tête, la rougeur des yeux et de la face, le battement des artères, la fatigue et l'épuisement du corps, sont les symptômes extérieurs et patens de cette action.

IIIe DONNÉE. *Les variétés de forme et de structure du cerveau, correspondent aux divers degrés de capacité intellectuelle.*

Cette assertion est susceptible d'acquérir un certain degré d'évidence. Quand la cause varie, les produits diffèrent également; ce principe est d'une démonstration aussi rigoureuse en physiologie que dans toute autre science. Un crâne éburné, un cerveau dur, consistant, muqueux, diffluent, mal conformé, se lient inévitablement à des perceptions lentes, faibles, incohérentes, bizarres, fortes, énergiques. L'exercice plein, entier de l'entendement, exige l'entier et libre exercice du cerveau; il y a ici les rapports les plus étroits de la cause à l'effet. L'esprit, dit-on, est enfant dans le corps enfant, et au même degré d'enfance. Une légère compression, une simple commotion de l'encéphale, quelque peu de fluide épanché, une certaine accélération du mouvement circulatoire, un peu de liqueur alcoolique, quelques grains d'opium introduits dans l'économie et agissant sur le cerveau, voilà l'intelligence altérée ou anéantie. Ainsi, plus cet appareil sera parfait, régulier, développé, plus les sensations, les images seront vives, les idées nettes, le jugement exact : donc, la pensée est proportionnelle aux différens états du cerveau. Facile et pure quand il est sain, elle pâlit, se trouble et s'éclipse pendant la maladie, pour reparaître dans tout son éclat quand la cause de son altération vient à cesser. De cette manière, les phases de l'intelligence peuvent se calculer d'après les développemens successifs et réguliers du cerveau ; il est en quelque sorte possible d'établir une échelle de valeurs morales et intellectuelles, basée sur les progrès et la perfection de l'organisation cérébrale.

Quant à la délimitation précise du siége de chaque faculté, à leur circonscription, je le répète, il n'y a rien de positif à cet égard. S'il est une poésie préexistante dans un cerveau donné, il n'est pas possible de l'attribuer à l'existence « d'une petite proéminence ovalaire située en haut et en avant de chacune des tempes, à l'union de l'angle inférieur du pariétal avec l'os du front. »

IVe DONNÉE. *L'homme a le crâne le plus vaste et la face la plus courte de tous les animaux.*

On ne peut s'empêcher d'admettre cette proposition, au moins d'une manière générale, car les exceptions sont insuffisantes pour être comptées. Le crâne de l'homme doit avoir de dix-neuf à vingt-deux pouces de circonférence, celui d'un idiot n'est que de seize à dix-huit pouces.

En descendant l'échelle animale, on trouve de plus en plus la voûte du front surbaissée, le museau alongé, le cerveau porté en arrière, et l'intelligence diminuée dans les mêmes proportions. On sait que les travaux de Camper, sur les degrés d'ouverture de l'angle facial, ont été basés sur ces différences. Lavater a établi vingt-quatre gradations de la face et du crâne, depuis la grenouille jusqu'à l'Apollon du Belvédère, du type-crapaud au type-surhumain. Et ceci n'est point une ingénieuse hypothèse; il est certain que non seulement il y a de la différence entre la capacité du crâne de l'homme et celle de tel animal, mais que dans les races humaines, ainsi que d'homme à homme, il existe des variétés non moins frappantes. Blumenbach a fait voir, à la Société des sciences de Goettingen, deux crânes pris dans les extrémités opposées de l'espèce humaine : l'un était celui d'un ancien Grec, l'autre celui d'un *Botécude,* espèce de sauvage du Brésil; la différence était des plus remarquables. Il a été constaté à la Société phrénologique d'Edimbourg, d'après l'inspection de douze crânes indous, qu'un de ces crânes est à celui d'un Européen comme deux à trois, ou comme le crâne d'un enfant de quinze ans est à celui d'un homme de trente. A ce sujet, un médecin remarque, qu'il faut cesser de s'étonner de voir vingt mille Européens tenir cent millions d'Indiens sous leur domination. J'assistais à l'Académie des sciences, au mois d'octobre 1827, lorsqu'on présenta à cette compagnie, la tête d'un sauvage de la Nouvelle-Zélande. Cette tête était celle d'un homme de trente-cinq à quarante ans; cependant les sutures étaient presque entièrement ossifiées. La cavité frontale était étroite, et la cavité occipitale énorme. On remarqua de plus, dans l'intérieur de ce crâne, une *cloison* osseuse verticale de plus de deux lignes de hauteur. Ce fait anatomique n'avait été observé jusqu'alors que chez les animaux; d'où l'on conclut que l'angle facial de cette tête et de celles des habitans de la Nouvelle-Zélande étant très-aigu, leur intelligence est par conséquent très-bornée. On peut donc considérer cette race, ainsi que Blumenbach le pensait des Hottentots, comme le point intermédiaire entre le genre homme et le genre *orang*.

Ve DONNÉE. *La sphère du cerveau peut déterminer jusqu'à un* CERTAIN POINT *la sphère de l'intelligence.*

Les données précédentes ont été pour ainsi dire les prémisses de celle-ci. Les physiologistes sont à peu près d'accord, qu'on risque peu de tomber dans l'erreur, en établissant qu'une grande masse cérébrale est en rapport avec un développement marqué de l'intelligence ; la corrélation organico-morale est ici palpable. Un proverbe anglais, plein de sens, dit qu'une *once* de ce qu'on tient de sa mère, vaut mieux qu'une *livre* de ce qui vient du docteur (1). La struc-

(1) Selon Tiedmann, le poids du cerveau d'un homme fait, varie entre trois livres deux onces et quatre livres six onces (livres de douze onces). Celui des hommes supérieurs est très-volumineux, et *vice versâ*. Le cerveau d'une idiote ne pesa qu'une livre huit onces et quatre gros. Selon le même anatomiste, le cerveau des femmes est plus léger que celui des hommes, il varie entre deux livres huit onces et trois livres onze onces. L'auteur n'a jamais trouvé de cerveau de femme qui pesât quatre livres.

Ce n'est que pendant la septième et la huitième année que cet organe parvient à son entier développement. Il diminue de volume dans la vieillesse, mais dans des proportions variables.

Ce poids du cerveau reste généralement le même, malgré l'augmentation ou la diminution du volume du corps. C'est à cause de cela que les personnes maigres semblent avoir un cerveau plus gros que les indi-

ture anguleuse du crâne, la capacité très-marquée de cette cavité, la hauteur du synciput, la grande distance d'une bosse pariétale à l'autre, le peu d'épaisseur des parois crâniennes, indiquent l'étendue de la puissance mentale. C'est ainsi qu'on peut en tracer les limites, en compasser la sphère. Rapprochez ces limites, l'esprit se rétrécit, l'homme descend, la balance des appétits bruts l'emporte; agrandissez-les, l'âme se développe, l'esprit gouverne et l'homme s'élève. Si la Divinité faisait tout à coup à l'homme le magnifique don d'un accroissement de substance cérébrale, à quel degré parviendrait l'intelligence humaine! Nul doute que notre système actuel de connaissances ne fût totalement renversé. Oh! quel mécompte dans notre petit savoir!

Ainsi l'homme supérieur, destiné à faire époque, est remarquable en général par une configuration de la tête qui annonce que le cerveau est volumineux et très-développé. Un physiolo-

vidus fortement constitués. Le cerveau d'un nouveau-né est, relativement au volume de tout son corps, la partie la plus développée; la proportion est de un à seize; mais le cerveau devient proportionnellement plus petit en comparaison du corps, à mesure que l'homme s'approche de son entier accroissement.

giste (M. Magendie) fait remarquer que dans le cerveau de l'un des savans les plus illustres de la France (Delaplace), les lobes du cerveau étaient presque demi-sphériques. Dans la plupart des idiots, au contraire, dit-il, le diamètre antéro-postérieur de ces lobes, est double au moins de la hauteur. (*Physiol.*, tom. 1, p. 228.) Pour faire connaître la stupidité de Thersite, Homère lui donne un corps contrefait et une *tête difforme*. Loin de là, ses dieux et ses héros ont tous une tête de forte dimension. Quelques faits isolés n'infirment point les assertions précédentes, fondées sur une foule d'observations exactes et positives. Quoi qu'on dise, un front bas et comprimé, est un signe de mauvais augure pour l'esprit : *Monstrum in fronte, monstrum in animo*. La sagesse et le génie ont toujours fait choix d'un front large et proéminent.

VIe DONNÉE. *La perfection de structure cérébrale doit coïncider avec le volume de l'organe.*

A quoi serviraient d'amples poumons ou un vaste estomac, si la structure de ces organes était débile et altérée? La même observation peut se faire pour le cerveau : il faut que la *nevrine* ou substance nerveuse, ait une grande perfection originelle ; il faut que la fibre cérébrale soit pourvue d'une irritabilité, d'une vibratilité particulière; que l'harmonie des différentes parties qui composent l'encéphale soit complète; qu'il y ait un rare ensemble d'activité dans cet organe, très-compliqué, pour produire une haute intelligence. A vrai dire, cette perfection de structure influe peut-être plus que la masse cérébrale pour la production des phénomènes de l'idéogénie, dans les disproportions mentales qui séparent un homme supérieur du reste des mortels. Ceci explique comment des individus gratifiés par la nature d'un encéphale volumineux, n'ont pourtant qu'une intelligence bornée, et *vice versâ*. La mensuration du crâne et du cerveau étant la même chez deux individus, l'un n'est qu'un sot, et l'autre est remarquable par la force et la vivacité de son esprit. D'où provient cette différence? certainement d'une différence organique intrinsèque, tout à fait inappréciable pour nous. La nature n'a pas été également libérale envers tous les hommes, mais on ne connaît ses dons que par les effets qu'ils produisent. Nous n'avons guère que deux moyens de constater la puissance morale par l'énergie physique : l'un est le développement marqué de l'encéphale, ce qui suppose un haut degré d'activité de cet organe ; l'autre consiste dans l'étendue et la multiplication comparatives des surſaces du cerveau au moyen de ses anfractuosités, disposition qui établit de nouveaux rapports entre l'appareil nerveux et les appareils électromoteurs des physiciens. Ce qu'il y a de certain, c'est que ces anfractuosités ne présentent aucune profondeur chez les animaux, et bien peu chez les idiots. De nouvelles expériences donneront sans doute des résultats précis et invariables sur ces importans objets.

Toutes les observations faites jusqu'à ce jour tendent à confirmer les données que je viens d'exposer, ainsi que beaucoup d'autres, mais qui ne peuvent trouver place ici. Les recherches anatomiques, les expériences physiologiques, les cas de maladie, les faits d'anatomie comparée, fournissent sans cesse de nouvelles preuves qui viennent se grouper autour de quelques vérités désormais inattaquables. Un examen approfondi et comparatif des têtes d'hommes célèbres aurait pu éclairer la science; mais jusqu'à présent cet examen a été très-borné, le plus souvent fait avec peu de méthode et d'attention, surtout dans les âges précédens. En voici quelques exemples, dignes cependant d'un vif intérêt :

Tête de Pascal. A l'époque où mourut ce grand homme, en 1662, âgé de trente-neuf ans et deux mois, on connaissait à peine l'anatomie pathologique, encore moins étudiait-on les rapports du cerveau avec l'intelligence. Cependant à l'ouverture de la tête de l'auteur des *Provinciales,* on remarqua une quantité considérable de matière cérébrale. On observa de plus, que la substance du cerveau était très-consistante, presque dure, enfin que le lobe gauche était très-altéré. Cette dernière circonstance fit dire dans le temps, que Pascal avait été grand homme d'un côté de la tête, et à moitié fou de l'autre côté; que dans sa tête, la sagesse et la folie avaient chacune leur appartement. Il faut convenir que les actions et les écrits de ce *fou sublime,* ainsi que l'appelait Voltaire, justifient en quelque sorte cet étrange jugement.

Tête de Voltaire, mort en 1778, à l'âge de quatre-vingt-quatre ans. Le crâne était petit en apparence. Il fut ouvert par Pipelet, membre de l'Académie de chirurgie. Le médecin Rose de l'Epinay, qui était présent, vint aussitôt rendre compte à la Faculté de médecine des résultats de l'autopsie. Deux choses furent principalement remarquées : le peu d'épaisseur des parois osseuses du crâne, malgré l'âge avancé du sujet, et l'énorme développement de l'encéphale. Le cerveau ne fut point disséqué ; on l'enleva en entier, et un pharmacien célèbre, *Mitouart*, le fit durcir dans l'alcool bouillant, pour le conserver ensuite dans de l'esprit-de-vin. Le bocal qui contenait cette singulière relique fut conservé par Mme de Villette, où un médecin dit l'avoir vu en 1789. Long-temps après, dans une société savante, on mit une petite portion de ce cerveau en contact avec la lumière d'une bougie; elle s'enflamma et jeta de vives étincelles. Spectacle de pure curiosité : le cerveau de Voltaire ne projetait plus qu'une lumière toute physique, ombre de la lumière de l'esprit.

Tête de J.-J. Rousseau, mort en 1778, âgé de soixante-six ans. Beaucoup d'écrivains de cette époque, et notamment Bernardin de Saint-Pierre, nous apprennent que l'auteur d'*Emile* avait le crâne très-développé, le front *rond et élevé*. Simon Bouret et Gilles Casimir Chenu, maîtres en chirurgie, ouvrirent cette puissante tête en présence de Lebègue de Presle, médecin et ami du philosophe. Ils ne trouvèrent rien d'*extraordinaire* dans le cerveau, qu'une certaine abondance de sérosité remplissant les ventricules.

Tête de Mme de Staël, morte en 1817, âgée de cinquante-un ans. Tous les spectateurs furent frappés de l'énorme quantité de matière cérébrale qui était contenue dans le crâne ; les parois de celui-ci étaient d'ailleurs très-minces. Tout annonçait dans cette tête, une grande force de création poétique et artistique.

Tête de Napoléon Buonaparte, mort en 1821, à l'âge de cinquante-deux ans. Certes, tous les contemporains ont été d'accord sur ce point, tous ont vu, remarqué

> Ce front prodigieux, ce crâne fait au moule
> Du globe impérial.
>
> (V. HUGO.)

On a dit avec raison que ce front où reposaient le génie et la puissance, aurait suffi dans un autre pour exprimer à lui seul toute une physionomie. Par une mesure assez étrange, le crâne de Napoléon ne fut point ouvert. On se contenta de l'explorer extérieurement et de le mesurer. « Cette tête avait vingt pouces et dix lignes de circonférence ; le front était haut, les tempes légèrement déprimées, les régions syncipitales très-fortes et très-évasées. » (*Mémoires d'Antomarchi.*) On peut conclure, d'après cette circonférence, une grande capacité de la boîte osseuse et un cerveau très-développé. En effet, toute la partie antérieure du crâne, la région frontale, les yeux et le nez avaient une parfaite conformation, le reste de la physionomie ne présentait pas un ensemble de traits aussi heureux. On sait qu'un portrait très-ressemblant du vainqueur d'Arcole, ayant été présenté à Lavater, celui-ci l'examina long-temps, puis par une sorte d'inspiration, il porta ce singulier jugement : *Le haut d'un aigle, le bas d'un tigre.*

Tête de Byron, mort en 1824, à l'âge de trente-six ans. Le procès-verbal d'ouverture du corps, prouve que ce grand poète avait reçu de la nature, la conformation de la tête la plus heureuse. On remarqua le peu d'épaisseur des os qui composent le crâne, et un encéphale très-volumineux. Cependant les sutures des os crâniens étaient presque entièrement ossifiées, phénomène bien rare, à l'âge où mourut Byron. Qui sait l'influence de cette singularité anatomique sur le génie élevé, mais bizarre et original de cet illustre poète?

Tête de Gall, mort en 1828, âgé de soixante-onze ans. Cette tête était volumineuse. Le crâne ayant été scié avec précaution, on remarqua que les os étaient épais de trois lignes antérieurement et postérieurement. Les vaisseaux de la surface étaient seuls légèrement injectés, aucune trace d'ossification ne se faisait remarquer dans les artères cérébrales, malgré l'âge avancé du sujet. Le cerveau avait acquis beaucoup de développement; sa masse totale pesait deux livres dix onces sept gros et demi. La substance en était ferme, consistante et la forme très-régulière. Plusieurs altérations peu dignes de remarque furent également notées. Ce cerveau ayant été conservé, on ne fit aucune section pour en connaître la structure intérieure, circonstance qui est vivement à regretter. Il eût été curieux de découvrir la protubérance dominante de ce médecin, dont l'ingénieux système est assez connu.

Tête de Cuvier, mort le 13 mai 1832, âgé de soixante-trois ans. L'aspect seul de la tête de cet illustre naturaliste, annonçait la vaste capacité et le volume de son cerveau. L'examen anatomique qui en a été fait, prouve que cet encéphale avait acquis, en effet, un développement extraordinaire; le poids de la masse cérébrale était de cinq livres cinq onces cinq gros trente-six grains (livre de douze onces ou médicinale). On remarqua en outre, que l'excès de poids de cet encéphale, tenait presque exclusivement à l'énorme développement des lobes antérieurs du cerveau, précisément dans la région où l'on s'accorde à placer le siége de l'intelligence. La grande étendue de *surface cérébrale* à laquelle on attribue la supériorité intellectuelle, fut aussi observée sur ce cerveau extraordinaire, qui présentait des plis, des circonvolutions, des anfractuosités très-profondes.

On voit que ces recherches sur l'étude du cerveau, en général, ne présentent rien de bien positif, à l'exception du volume et de l'étendue des surfaces de cet important viscère; mais l'action intime et moléculaire de l'organe, mais le type normal d'action encéphalique, mais les rapports entre telle forme cérébrale et telle activité des facultés mentales, comment le génie est *en puissance* dans un cerveau donné, tandis que l'ineptie prédomine dans un autre encéphale, voilà ce qui est absolument inconnu. Combien il reste encore à faire et à découvrir! la voie est à peine ouverte! Remarquons, toutefois, que ce n'est que depuis bien peu de temps qu'on observe le cerveau, qu'on l'étudie avec méthode, avec opiniâtreté. Non seulement la nature a jeté un voile épais sur cet important secret, mais certains préjugés s'opposent encore à cette étude. On rejette les faits, on conteste les résultats. Pourquoi, dit-on, donner à l'esprit une source matérielle? Pourquoi *ani-*

maliser le génie? L'auteur des *Soirées de Saint-Pétersbourg,* s'élève surtout contre de pareilles opinions. Selon lui, l'intelligence et l'organisation n'ont aucun rapport. Que peut-on faire, dit-il, en mettant *ceci* à côté de *cela?* Pure subtilité! A quoi sert de nier des faits? la vérité est ce qui est, précisément le résultat des faits. D'ailleurs, ceci a été mis à côté de cela par l'auteur des temps et des mondes, et à des fins quelconques. Acceptons donc la nature humaine telle qu'elle est, car, dit Van-Helmont, les lois de l'organisation sont l'*ordre de Dieu.* Mais on redoute les conséquences; c'est en vain. Sauf les cas de folie ou de maladie, l'instrument est toujours à la disposition de la puissance, il y a subordination de l'organe au *moi* recteur de la volonté. Tenons-nous-en à ces principes, jusqu'à ce que nous puissions concevoir ce que serait l'intelligence sans le *substratum* cérébral, l'esprit sans la matière, la pensée pure, ni restreinte dans les formes organiques, ni limitée dans l'espace et le temps.

CHAPITRE XV.

DE L'ENTHOUSIASME, DE LA VERVE OU ORGASME CÉRÉBRAL.

Ut potero, explicabo, nectamen quasi Pythius Apollo..... sed ut homonculus..... probabilia.

(TUSCUL, lib. 1, 9.)

NOUS avons jusqu'à présent examiné l'organe, jetons maintenant un coup-d'œil sur la fonction elle-même; considérons l'encéphale dressant l'appareil de ses forces et exerçant toute son activité.

L'action du cerveau portée jusqu'à un certain degré, tient à une des lois générales précédemment exposées, celles de la concentration. Un organe est-il vivement excité, il devient aussitôt un centre où affluent le sang, la sensibilité et la vie avec eux. Or, si l'on considère que l'encéphale est la source et le dispensateur de cette même sensibilité, que toutes les impressions et les sensations se réunissent en lui; de plus, que cet organe est éminemment excitable, actif, éminemment développé chez les hommes doués de hautes facultés morales, on concevra cette étendue, cette force de pensée, cette facilité d'exaltation, ce penchant à l'enthousiasme qui caractérisent la plupart des grands hommes. Tous vivent presque entièrement de la vie du cerveau. Que le génie ne soit autre chose que l'attention, selon Buffon, ou la patience, d'après Hugues Blair; qu'il consiste dans l'heureux accord d'une imagination forte et d'une grande rectitude de jugement, comme il me semble plus probable, toujours est-il qu'il indique une puissante action de l'appareil encéphalique. Aussi sentir, méditer, réfléchir, imaginer, c'est non seulement exercer les forces cérébrales, c'est encore concentrer leur action, sur un point, sur une série d'idées. Arrivé à cet état de concentration, l'homme se replie sur lui-même, s'isole des sens, s'enfonce dans les profondeurs de son être moral : l'oreille *n'écoute plus,* l'œil a cessé de *regarder.* Certes, il n'est personne qui n'ait plus ou moins éprouvé une pareille fermentation de l'intelligence; mais le degré n'étant pas le même, les produits diffèrent essentiellement. La plus étroite organisation possible du cerveau, n'exclut pas l'enthousiasme ; mais les résultats sont sans valeur. L'esprit de secte, de parti, de coterie, peut *monter la tête* ou l'échauffer, ce ne sera toujours qu'une chaleur stérile et sans lumière. Mais faites que cette action se passe dans une tête heureusement organisée, c'est alors que les sciences et les arts s'enrichissent, que le génie travaille à ses œuvres d'airain. Le livre de vie et d'immortalité n'est ouvert qu'à ceux qui ont ces hautes prérogatives. Quoi qu'il en soit de cette différence et de ses effets, l'acte vital n'en est pas moins identique, il y a dans le cerveau agissant, une concentration plus ou moins énergique de la puissance nerveuse.

Bien plus, cet acte considéré en lui-même, présente chez l'individu même le plus excitable, des nuances infiniment variées, ainsi que nous en avons fait la remarque. Depuis l'attention fugace et légère, jusqu'à l'attention profonde et tenace, puis jusqu'au ravissement en esprit, à l'extase contemplative, véritable *simplification de l'âme*, la concentration des forces cérébrales montre une ligne progressive de hauteur et d'abaissement très-remarquable. Cette différence est relative à la constitution individuelle, au tempérament cérébral et intellectuel, au climat, à l'éducation, aux institutions, à l'excitation du moment, au genre même du travail. Aussi les secousses si fatales à la santé et inévitables dans cette prodigieuse activité de l'esprit, sont-elles toujours proportionnées à la fréquence et à la force des hyperstimulations cérébrales. Pour bien concevoir cette vérité, pour la mettre dans tout son jour, tâchons de nous faire une idée exacte de ce qui se passe dans l'économie quand elle est fortement ébranlée par les agitations du génie en pleine effervescence.

Je suppose donc un de ces favoris de la nature entrant dans son cabinet ou dans son atelier pour y travailler. Il est calme et posé; sa tête est froide, son âme en repos et ses sens rassis; quelques idées vagues, flottant çà et là dans l'esprit, sont à peine arrachées, *rien ne vient,* selon le mot consacré. Cet homme médite plus profondément, il s'agite lui-même, il se frappe le front, mouvement de ceux qui composent, et que Quintilien compare noblement à ces coups de fouet dont le lion bat ses flancs lorsqu'il se dispose au combat. Peu à peu une espèce de révolution a lieu dans l'économie, l'ébranlement gagne de proche en proche, la fièvre de l'inspiration commence ; une sorte de *rigor* fébrile se fait sentir, comme il arrive dans les grandes crises lorsque la nature recueille ses forces. La peau devient pâle, le pouls petit, quelquefois rapide, souvent irrégulier, preuve que l'excitation nerveuse a passé jusqu'à l'appareil circulatoire ; il y a une sorte de malaise général et indéfinissable.

Cependant la tête se trouve dans un état manifeste d'*æstuation,* on sent qu'elle est en travail d'enfantement d'idées fortes et élevées ; un courant impétueux de sang artériel, saturé d'oxigène, de calorique et d'électricité, y porte une chaleur extraordinaire. Le visage est coloré, les yeux sont animés, scintillans, le front est brûlant, tout annonce que dans l'intérieur un grand travail a lieu. En effet, le cerveau, dans un état de vitalité extrême, réagit avec force sur les perceptions et sur les idées qu'il recèle : il les agite, les combine et les met en fusion. Tous les ressorts de la pensée sont violemment tendus, chaque fibre médullaire participe à ce grand mouvement. Bientôt les sympathies morales se réveillent, les pensées jaillissent, les images affluent, les souvenirs débordent, le souffle inspirateur se répand dans l'âme, *en Deus ! ecce Deus !* Alors sont produits les chefs-d'œuvre des arts, car cet état de rapt intellectuel se transmet par des symboles matériels ; la toile se colore, les morts revivent ; le musicien conçoit ses plus heureux motifs ; le poète saisit l'expression qui fixe et grave sa pensée fugitive, lui donne du corps et l'être ; de là ces vues neuves et pénétrantes, ces soudaines illuminations, ces prophétiques intuitions du génie, le don qu'il a reçu de découvrir le possible et d'*inventer* la vérité (1). De là aussi, ces intarissables effusions du sentiment, ces élans, ces transports,

> Et ces ailes de feu qui ravissent une âme
> Au céleste séjour.
> (J.-B. ROUSSEAU.)

Ce brûlant paroxisme ne dure que peu d'instans ; nul mortel ne pourrait supporter, s'il se prolongeait, un tel degré d'enivrement et d'enthousiasme, une pareille tension des forces cérébrales. Bientôt le relâchement succède au spasme, la solution des forces à leur exaltation ; les ressorts se détendent, les organes épuisés

(1) « Ce qui distingue le plus les hommes, est que ceux qui ont fait de grandes actions, ont vu devant les autres le point de leur possibilité. » (Le cardinal DE RETZ, *Mém.*)

s'affaissent, et une sorte d'accablement, de *deliquium animi* se fait sentir. Ainsi l'aigle, après s'être élevé à d'immenses hauteurs, après avoir fixé un instant le soleil, se fatigue, ploie ses ailes et s'abat. Triste condition des mortels! on dirait que la nature, jalouse de tant d'avantages, se hâte de rappeler à l'homme son origine terrestre. L'équilibre de ses fonctions se rompt par ces mouvemens presque surhumains; l'esprit s'élève, mais la matière se décompose. Une chose trop certaine, c'est que la santé se trouve toujours compromise par suite de cette violente gymnastique intellectuelle. De semblables exaltations et rémissions périodiques de l'activité encéphalique, ont pour résultat infaillible, une énervation radicale des forces. Il y a tant de sensibilité concentrée alors sur le cerveau, que les autres organes s'alanguissent et souffrent par défaut de l'élément nerveux, excitateur de leur action. Remarquons, en effet, que les hommes qui s'exposent le plus aux contentions de l'esprit, et qui éprouvent cette espèce d'épilepsie poétique, sont en général débiles et languissans, la force tonique et contractile ayant éprouvé une atteinte funeste. Parmi eux se trouvent surtout ces êtres *crisiaques*, sensibles et maladifs, ces natures fébriles et souffrantes, dont la santé est un problême de chaque instant. On peut citer des exceptions, mais elles sont infiniment rares.

A la vérité, la violence des mouvemens n'est pas toujours telle que je viens de la décrire dans ce type paroxistique ; mais souvent aussi ces mouvemens, quoique plus faibles, sont plus répétés : or, la fréquence et la permanence de l'excitation cérébrale, entraînent les mêmes dangers, il y a compensation ; c'est ce qui se voit surtout chez les grands géomètres, les diplomates, les jurisconsultes, chargés d'affaires épineuses, et qui exigent une forte et longue attention, chez les médecins vivement préoccupés de maladies graves et compliquées ; leur sommeil en est plus souvent troublé qu'on ne croit. Ajoutons que la foule, qui frappe en vain à la porte des muses, ne saurait ni concevoir ni éprouver de pareils ébranlemens. Un *cerveau rétif*, sentira-t-il jamais les symptômes de cette obsession presque divine ? Qu'attendre de ces complexions inertes ? car, selon le proverbe indien, on ne fait pas descendre une pluie d'or de sa tête, quand la mine n'y est pas. Il n'en est pas de même chez certaines organisations, où une vive et subite flamme, embrâse tout à coup l'imagination et bouleverse l'économie. Dans ces instans de délire qui constituent l'*œstre* poétique, Grétry crachait le sang à pleine bouche, Mozart ne se possédait plus ; Weber, dont on a dit, *urit mature ut Mozart,* se consumait en effet. Lagrange sentait son pouls devenir irrégulier, et les mouvemens du cœur se troubler. Rousseau avait exactement un accès de fièvre, Dryden éprouvait un tremblement général, Alfiéri une sorte d'obscurcissement de la vue, etc. Ces exemples seraient infinis. Quand la mesure d'activité d'un organe dépasse l'état normal, il faut bien s'attendre à de nombreux accidens : or, que sera-ce si c'est le cerveau même, le foyer de la sensibilité, le suprême régulateur des fonctions qui se trouve dans cette condition? Montesquieu écrit à son ami l'abbé de Guasco : « J'ai pensé me tuer depuis trois mois, afin d'achever un morceau que je veux y mettre... Cela formera trois heures de lecture ; mais je vous assure que cela m'a coûté tant de travail, *que mes cheveux en ont blanchi.* »

Un autre effet non moins remarquable de ces impétueux mouvemens, et sans contredit le plus triste de tous, c'est la perte du sentiment de la personnalité. L'intensité, la permanence des idées en amène quelquefois la dissonnance. La concentration de la force pensante répétée, poussée à son dernier terme, accable et stupéfie parfois le système nerveux. L'homme de génie descend tout à coup au-dessous de la brute, guidée au moins par son instinct. Des poètes, des artistes, des philosophes, quoiqu'en petit nombre, ont été jetés hors du sentier de la raison, en voulant élever leur vol trop haut ou plonger trop avant dans les obscures profondeurs de la métaphysique. Et même, sans descendre à cet abaissement mental, il est certain que les longs travaux de l'esprit, donnent aux hommes les plus marquans, quelque chose d'insolite qui surprend et étonne; on dirait des êtres à part de notre espèce, soit par la singularité de leurs opinions, qui ne se raccordent pas avec celles de leur époque, soit par la bizarrerie de leur conduite et leurs distractions presque somnambuliques. L'étrange exclamation de saint Dominique ne surprend que ceux qui ne les ont point étudiés. On sait que ce grand homme, étant à la table de saint Louis, s'écria tout à coup en frappant sur la table : *Conclusum est, contra manichæos!*

Quelquefois Newton, en se levant, s'asseyait tout à coup sur son lit, arrêté par quelque pensée, et demeurait ainsi à moitié nu pendant des heures entières, suivant toujours l'idée qui l'occupait. Il aurait même oublié de prendre de la nourriture, si on ne l'en eût fait souvenir; et même il n'était pas impossible de lui persuader qu'il était satisfait.

Un jour le docteur Stukeley, son ami particulier, étant allé dîner avec lui, attendit longtemps qu'il sortît de son cabinet, où il s'était renfermé. Enfin, pressé par le besoin, le docteur se résolut à manger d'un poulet qui se trouvait déjà placé sur la table; après quoi il remit les restes sur le plat et y plaça aussi une cloche de métal qui servait à le couvrir. Enfin, plusieurs heures s'étant écoulées, Newton parut et se mit à table, en témoignant qu'il avait grand faim; mais lorsqu'ayant levé la cloche il vit les restes du poulet découpé : « Ah! dit-il, je croyais « n'avoir pas dîné, mais je vois que je me « trompais. »

Une pareille tension des forces cérébrales, finit par compromettre la santé de ce grand homme; aussi tomba-t-il quelque temps dans une espèce de stupeur ou d'aliénation mentale. Les uns attribuèrent cette maladie, au chagrin qu'il éprouva de la perte de ses papiers consumés dans l'incendie de son cabinet; les autres, avec plus de vraisemblance, à l'excès du travail d'esprit. Toujours est-il qu'après cet accident, il ne s'occupa plus de grands travaux de mathématiques. Sa tête s'affaiblit au point que, quand on venait le consulter sur quelque endroit de ses ouvrages, il répondait : « Adressez-vous à « M. Moivre, il sait cela mieux que moi. » (*Biographie universelle,* art. NEWTON, par M. Biot.)

On a souvent cité ce trait de Beethoven. Etant entré à Vienne chez un restaurateur, il demande la carte, la retourne, tire un crayon de sa poche, trace des lignes et des notes sur le revers. Quelques instans après, un garçon apporte le potage ; Beethoven répond qu'il a dîné, et, sans laisser le temps de faire la moindre objection, il paie et s'en va. Ces hommes, revenus à l'état calme, sont eux-mêmes effrayés des espaces que leur esprit a parcourus. Hoffmann, auteur des *Contes fantastiques,* s'était fait, dans l'intention de constater l'état de son imagination, une espèce de thermomètre qui indiquait l'exaltation de ses sentimens ; ce thermomètre s'élevait quelquefois à un degré peu éloigné d'une véritable folie. Toutefois n'allons pas trop loin ; rappelons-nous toujours que c'est à l'imagination que tout ce qu'il y a jamais eu de génies créateurs, d'esprits élevés, de poètes sublimes, d'orateurs distingués, de savans capables de faire d'importantes découvertes, doivent leurs plus belles productions. Pourquoi cela? c'est que l'emploi *bien dirigé* de cette faculté, fait mieux voir et sentir, tout ce que l'on voit, tout ce que l'on sent. L'imagination rend en quelque sorte les yeux plus perçans, les organes plus sensibles, plus aptes, plus intelligens, et cela uniquement en les rendant plus attentifs. On reconnaît ici la puissance de la loi de concentration vitale; cependant la multitude n'en juge pas ainsi. Dans le style de la médiocrité ou de l'envie, un esprit de haute portée n'est qu'un esprit systématique. Le vulgaire de tous les rangs, ne voit souvent aucune différence de l'imaginé à l'imaginaire, de l'étude des lois de la nature à des systèmes faits pour amuser l'*oisiveté* de la raison, des vues fecondes et hardies du génie à des vues chimériques, du nouveau au paradoxe, de l'extraordinaire à l'extravagant, du raisonnement profond au raisonnement creux, de la méditation à la rêverie, de la contemplation à de folles visions, de l'esprit sublime, en un mot, à la folie, au cerveau dérangé. Il n'y a que le temps, la justice des siècles et la raison de quelques sages qui mettent chacun et chaque chose à sa place.

CHAPITRE XVI.

DES AVANTAGES DU TEMPÉRAMENT AVEC PRÉDOMINANCE NERVEUSE.

Fortunatos! sua si bona norint.

Il est des médecins qui, n'envisageant la question que sous un rapport, n'ont vu dans le tempérament dont il s'agit que l'imminence des dangers et des maladies qu'il entraîne; d'autres, au contraire, n'ont été frappés que de ses avantages; on a même poussé les choses jusqu'au paradoxe. Un docteur allemand a fait l'éloge de la maladie; d'Autreau, poète français, a célébré la gale; un médecin savant et judicieux, M. le professeur Fouquier, n'a-t-il pas tracé avec talent, le tableau *des avantages d'une constitution faible,* sans doute par motif de consolation? L'erreur me paraît évidente des deux côtés. Tâchons donc de reconnaître le bien et le mal, presque toujours mêlangés ; de chercher la vérité où elle est ordinairement, dans une rigoureuse impartialité.

Une haute stature, une vaste charpente osseuse, revêtue de masses musculaires compactes et saillantes ; une ample poitrine, de fortes épaules, un bras herculéen, peuvent être les attributs de la force physique, mais ne donnent aucune garantie pour une santé inaltérable. Cet organisme prouve seulement que le système musculaire est très-développé, que la contractilité prédomine. Mais quelle est la condition indispensable pour conserver la santé et prolonger l'existence? la voici : un accord parfait des fonctions, un juste équilibre des forces, une balance exacte et proportionnelle des actions organiques : or, c'est ce qui n'a pas toujours lieu dans les corps athlétiquement constitués. La nature, chez l'homme robuste, triomphe toujours par l'énergie des mouvemens; mais il arrive tel obstacle qu'elle ne peut surmonter; alors, cette force devient un ennemi pour celui qui la possède. L'intensité constitutionnelle des forces doit donc se calculer par leur régularité, leur pondération, jamais par leur excès. Si la sensibilité extrême prédispose à une foule d'affections pathologiques, la puissance contractile, hors de proportion avec les autres facultés, présente les mêmes résultats. Une santé exubérante, touche de près à son altération. Trop de sang, trop de chair, trop de vie, source inévitable de maladies. Celse en a fait la remarque en parlant des athlètes : *Ea corpora quæ more eorum, repleta sunt, celerrime senescunt et ægrotant;* et pourtant, dans l'antiquité, la force du corps était en singulier honneur. La couronne, aux jeux olympiques, ornait souvent le front d'un lutteur ignorant, d'un grossier athlète. Quoi qu'il en soit, ces corps si vigoureux en apparence, n'ont qu'une sorte d'énergie en quelque sorte mécanique; la force radicale leur manque, celle du principe nerveux.

D'ailleurs, de deux choses l'une : ou l'homme vigoureux est apathique; alors, exerçant peu la force de ses membres, il se manifeste un état pléthorique, véritable imminence morbide : ou bien comme il arrive trop souvent, se confiant imprudemment à cette vigueur qui l'a secondé tant de fois, il s'abandonne à des excès qui aboutissent tôt ou tard à la maladie. Celle-ci est-elle légère, l'équilibre se rétablit promptement; mais il peut arriver que la cause morbifique résiste : alors la violence et l'impétuosité des mouvemens sont telles, que l'art et la nature deviennent impuissans ; le mal s'aggrave, les désordres sont irréparables, la gravité des symptômes s'accroît rapidement, l'orage éclate, et le *chêne orgueilleux* tombe déraciné.

L'homme de lettres, le savant, l'artiste, assez souvent d'une constitution grêle et faible, ne se laissent pas aller facilement aux excès ; ils ménagent leur santé, si aisément insultée par le moindre écart. Sobres, continens, réservés, ils agissent avec prudence et circonspection, au moins quand ils savent *raisonner* leur existence. D'ailleurs, la sensibilité dont ils sont si libéralement pourvus par la nature, les préserve d'une infinité de dangers. Eveillée à chaque instant, elle parcourt rapidement tous les organes, les avertit du moindre choc, du plus petit accident nuisible à leur faible mécanisme. Sentinelle vigilante, elle ne laisse s'enraciner aucune cause de destruction, en s'exaltant facilement dans chaque organe aux prises avec le mal. A la vérité, ces hommes sont souvent malades ; mais aussi la maladie, par cela même que sa constitution est débile, marche-t-elle ou avec moins d'intensité, ou avec plus de lenteur ; le malade et le médecin ont le temps de concerter leurs moyens pour la combattre : enfin, les accidens sont moins rapides, la lutte moins vive, *le roseau plie, et ne rompt pas.*

Ainsi on peut établir, que les individus doués d'un tempérament nerveux avec diminution de la contractilité, comme la plupart des penseurs, sont en général peu exposés aux maladies graves, pourvu qu'ils écoutent la voix de la nature. S'ils s'éloignent des limites de la modération, ils y sont bientôt ramenés par la faiblesse de leurs organes. La sagesse est ici de nécessité physique ; or, il faut l'avouer, le tempérament est le vrai moule de la philosophie pratique.

Au reste, la tempérance chez le savant, chez l'artiste qui a *réfléchi* sur lui-même, est une vertu qui coûte peu et rapporte beaucoup. Cette heureuse impuissance où il est de ne point s'écarter des lois de l'hygiène, est la source de son bonheur, souvent même de sa gloire, parce qu'il peut se livrer aux travaux qui la fondent. Ajoutons que plus on a cultivé son esprit, et moins on cherche à être homme par ses organes. Oui, quoi qu'on en dise, la culture de l'intelligence simplifie les besoins, diminue l'âpreté pour le lucre, ôte à la richesse matérielle une partie de son importance. Sans doute, l'homme délicat, nerveux, très-impressionnable, doit s'étudier, se regarder vivre, appliquer sa pénétration à connaître jusqu'à quel point il lui est donné de satisfaire ses désirs ; mais au moins jouit-il de l'absence du mal, sinon de plaisirs trop vifs ; il a sans cesse les *jetons à la main*. Personne plus que lui ne sent le prix de la santé, ce qui le dispose à faire le plus de sacrifices possibles pour la conserver. N'en est-il pas récompensé à chaque heure, à chaque instant? Ne sait-il pas que l'avenir est la compensation du présent? Il ne néglige donc ni remarques, ni soins, ni précautions pour atteindre son but. A qui le blâmerait, voici sa réponse : La nature m'a refusé des forces capables de résister aux causes de maladies, j'y supplée par ma prudence. Je suis né faible, et pourtant je vis ; bien plus, je vis presque exempt de maux, et avec des chances de longévité. Il y a en effet, dans certains hommes de faible complexion, une *tenacité de vie* qui étonne, mais dont on trouve aisément les raisons, quand on examine avec quel art ils soutiennent la lutte contre les agens destructeurs de la vie.

Supposons maintenant le cas de maladie pour l'homme délicat ainsi que pour l'homme robuste et musculeux ; eh bien! l'avantage reste souvent au premier. Outre, comme je l'ai dit, que la nature ne précipite pas les mouvemens et les secousses chez l'individu faible, celui-ci se résigne assez facilement; il attend, il espère, et la bénigne influence de cette disposition tarde rarement à se faire sentir; et même si le mal résiste, il sait composer avec lui; il s'arrange pour lui donner droit de bourgeoisie; il lui fait pour ainsi dire sa part de tyrannie, à condition de garder la sienne de liberté. Souvent il finit par l'adoucir, le dompter, à force de soins et de patience. Les valétudinaires, les êtres faibles, les femmes surtout, en donnent de fréquens exemples aux médecins. Certains gens de lettres, débiles et malingres, ont également prouvé la vérité de ces assertions. On sait que Metastasio fut atteint de bonne heure d'une grave maladie nerveuse, et il vécut quatre-vingt-quatre ans. Palissot, assez faible dans son enfance et sa jeunesse, fut reçu maître ès-arts à douze ans, bachelier de théologie à seize; à dix-neuf ans il était marié, père de famille, auteur de deux tragédies; et à quatre-vingts, malgré une vie très-agitée, sa santé était encore ferme et son esprit plein de vigueur. N'a-t-on pas vu de notre temps Andrieux, homme de lettres, conduire avec art et très-loin une petite et frêle santé?

Il faut pourtant en convenir, ces exemples sont assez rares, et j'en dirai les motifs plus tard. Quoi qu'il en soit, le penseur maladif se façonne, se familiarise en quelque sorte avec le mal; ils se connaissent depuis long-temps l'un et l'autre. Il n'en est pas de même de l'homme vigoureux : la maladie le surprend toujours, c'est une étrangère qui l'effraie; car il en est d'une forte santé comme d'une longue prospérité, on est d'autant plus blessé du malheur de la perdre, qu'on en a joui plus long-temps. L'homme chez lequel la partie animale prédomine, par conséquent, sain et robuste, met une confiance extrême dans la force de sa constitution, il en a le sentiment exagéré, accoutumé qu'il est à se regarder comme l'enfant gâté de la nature. Mais à peine est-il frappé par la maladie, on le voit s'étonner, s'indigner de ce qu'elle ait osé l'atteindre ; la force morale manque tout à fait; voilà l'origine de l'ancien proverbe : « Aussi sot qu'un athlète malade. » En effet, si le mal résiste, les réflexions tristes se succèdent, le *quomodo cecidit fortem* est toujours là, troublant sans cesse l'imagination. Cet homme robuste pense qu'indubitablement la cause du mal est bien violente, puisqu'elle a pu l'abattre, que l'art n'y pourra rien, l'attaque ayant été si vive et si profonde. De là le découragement, l'affaissement mélancolique, la prostration des forces, si nuisibles au rétablissement des fonctions. J'en atteste la pratique journalière des médecins. Les anciens avaient fait ces remarques; témoin cette réflexion d'Hippocrate : *Robustiores ubi in morbum incidunt, ægrius restituuntur.* (De alimento.)

II.

Ainsi, même sous le rapport de la santé, de la maladie, de la longévité, beaucoup de chances sont en faveur de la constitution avec prédominance nerveuse, celle des artistes et des gens de lettres. Gardons-nous toutefois de mettre ces avantages en première ligne. Il en est d'autres, immenses, incontestables, également le résultat de cette constitution; ce sont ceux de la pensée. Si l'esprit est l'homme même, si par son intelligence le genre humain se détache de la chaîne animale, si la vie matérielle est peu en elle-même, et que la sphère de l'existence se mesure par la sphère morale, c'est sans contredit au développement du système nerveux que nous devons cette prérogative; mais quand cette perfection se trouve à son dernier terme, est-ce donc là un don que l'on doive dédaigner? Tout individu pesamment, matériellement organisé, a nécessairement une intelligence bornée ; on dirait que la force des ressorts en exclut la délicatesse et le fini. Celui-là est esclave et né pour obéir ; qu'il ne s'en prenne qu'à la nature. Souvent, au contraire, dans un corps débile, épuisé, d'où la vie semble à chaque instant prête à s'exhaler, se remarque un appareil organique puissant, qui donne à cet individu une *délicatesse* de sens moral, et par cela même une supériorité qu'on lui conteste en vain. Celui qui a le droit et la mission d'éclairer et de régir les hommes, celui dont la pensée s'élève par-delà les idées communes, qui agite le monde de ses opinions, et le contraint à être attentif ; qui le subjugue par ses idées, l'enivre de ses illusions, lui impose jusqu'à ses systèmes ou ses rêves ; qui sait charmer nos ennuis, nous ravir à nous-même, dissiper les ténèbres de notre âme ; celui-là n'a rien à envier aux autres mortels. Sa vie a encore des enchantemens, malgré les rigueurs de la nature et les déceptions de la fortune. On comprend dès-lors le sens et la vérité de ce que dit sur son propre sort, un ancien philosophe :

Epictète naquit dans l'esclavage, boiteux, aussi pauvre qu'Irus, et cependant CHÉRI *des dieux.*

(Nuits attiques, liv. 2, ch. 18.)

Cette pensée peut certainement s'appliquer à une foule d'hommes célèbres dans tous les genres. Ils sont heureux par le principe même qui d'ordinaire gâte l'existence, une faible organisation. D'abord, cette organisation sent et jouit avec un je ne sais quoi d'exquis inconnu aux autres ; puis les travaux mêmes de la pensée, aident singulièrement à ce genre de félicité, qui consiste à jouir du présent et même par avance des hommages de la postérité. Espérer de couler en bronze son avenir, de laisser après soi un nom et quelques vérités qui se transmettront d'âge en âge, donne certainement à la vie un charme tout particulier. La présensation de la gloire est déjà un à-compte sur le bonheur qu'elle promet; et ce bonheur-là du moins, ne saurait échapper. Il y a une joie intime et profonde à créer, à penser, à imaginer, à méditer, dont le vulgaire n'a aucune idée. La plus légère difficulté vaincue, accroît ici les jouissances. Un orateur grec donna la liberté à un esclave qui se trouvait par hasard à côté de lui, à la fin d'une période dont il était pleinement satisfait. Que si la gloire couronne les efforts de l'homme de génie, son existence prend une incalculable extension; circonscrit dans le temps comme individu, il étend son influence sur la durée indéfinie de l'espèce humaine; et quand la mort va le frapper, il peut dire:

Nemo me de lacrymis decoret, nec funera fletu
Faxit. Cur? Volito vivu' per ora virûm.

(Tuscul., lib. I.)

On ne conçoit pas que Mme de Staël ait appelé la gloire *le deuil éclatant du bonheur*. Cette proposition est du moins trop générale. Non, ce rêve d'immortalité qui aide ici-bas à souffrir et à mourir, n'est pas toujours l'ennemi de notre félicité; il ne s'agit que de le considérer sous un point de vue philosophique, c'est-à-dire de l'estimer ce qu'il vaut, ni trop haut ni trop bas. Et même, à ne considérer la gloire que sous le rapport de la santé, notre objet particulier, on se tromperait en croyant que cette dernière est toujours compromise. Il y a, dans l'homme qui désire ou possède une célébrité honorable, quelque chose d'actif qui anime et soutient la force vitale, qui fait vivre et bien vivre. Cette satisfaction de soi-même qu'on éprouve, après l'enfantement d'une belle et noble pensée, n'est pas indifférente pour la santé. Un bon ouvrage qui a du succès, met du baume dans le sang; demandez-le aux artistes et aux poètes les plus renommés. Bien plus, l'exercice puissant et viril des facultés mentales, quand on ne *violente* pas la nature, entendons - nous bien, suffirait seul pour imprimer à l'économie une activité qui tourne au profit de la santé. Celle-ci maintenue, qui doute que le sentiment du bien - être qui l'accompagne toujours, n'influe à son tour avantageusement sur l'imagination, source première de notre bonheur et de nos infortunes?

D'ailleurs, la célébrité n'est pas constamment le besoin des profonds penseurs; souvent il leur faut, dans le silence, une œuvre à laquelle ils puissent confier, pour leur repos, les pensées qui les accablent, car le cerveau n'est pas toujours le maître de celles qui sont mûres. L'unique moyen qu'ils ont de s'en délivrer, est donc de leur donner l'essor en les exprimant. Après l'explosion, le calme renaît dans l'économie. « Sans exercice d'esprit, dit Byron, j'aurais déjà succombé sous le poids de mon imagination et de la réalité. » N'oublions pas que, chez d'autres, la découverte de ce qui *est,* suffit à leur bonheur. L'illustre Bonnet n'a-t-il pas soutenu que le bonheur dans la vie future, consisterait uniquement à *connaître?* « Si je concevais, dit Bossuet, une nature purement intelligente, il me semble que je n'y mettrais qu'entendre et aimer la vérité, et que cela seul la rendrait heureuse. » (*De la connaissance de Dieu et de soi-même.*) Qui pourrait en douter? La recherche de la vérité peut être laborieuse, difficile, mais sa contemplation amène toujours d'ineffables plaisirs. Le Taurobole offert aux dieux par Pythagore, ravi d'avoir trouvé le carré de l'hypothénuse, en est un exemple célèbre dans l'antiquité.

En supposant même qu'on manque de ce génie inquiet, remuant, audacieux, qui tourmente et produit, n'est-ce pas un heureux privilége donné à cette organisation que le goût de l'étude? On a beau dire que le siècle est tout positif, que l'industrialisme est le roi de l'époque, combien d'hommes consacrent encore leur vie aux sciences, aux arts, à la poésie! Combien s'abritent dans la philosophie, par l'extrême désir de la paix de l'âme, ou se réfugient dans la science, par un immense besoin de savoir! Le doux parfum du miel des muses les attire et les retient dans de paisibles retraites. Soit dédain de la gloire qui coûte tant à ceux qui la donnent et à ceux qui l'obtiennent; soit que ce charme intérieur, cette possession de soi-même, inséparables de l'étude, les aient séduits, ils oublient bientôt le monde, ses erreurs, ses inégalités si absurdes et si choquantes. On connaît l'inscription mise par Nicolas Heinsius à la porte de sa bibliothèque : *Hìc vivo et regno;* c'est là qu'en effet se trouve la véritable existence du savant. Heyne conseillait à Forster, lancé dans le tourbillon de notre révolution, de faire comme lui, s'enfermer dans le cercle de son foyer domestique, et de contempler les folies des hommes par *une fente de son cabinet d'étude.* Succès, renommée, éclatantes promesses de l'avenir, qu'est-ce que cela sans le repos du cœur, sans la vie calme et douce? Il ne faut pas croire d'ailleurs que les sciences exigent toujours de grands efforts de l'esprit pour attacher et se plaire à leur étude. Tout intéresse dans l'immense nature : ici les vérités les plus sévères sont encore avant les illusions les plus heureuses. La fleur la plus humble, le grain de sable, le ruisseau qui serpente, la toile d'araignée, l'insecte qui bourdonne, la goutte de pluie sur l'aile de l'oiseau, ont leur intérêt scientifique et leur idéalité poétique. C'est souvent avec de petits objets qu'un esprit vigoureux et pénétrant, s'élance vers ce *monde des idées* que les choses *repré-*

sentent; tout dépend du coup-d'œil et de l'intelligence. Il y a ici d'abondantes jouissances pour celui qui sait les recueillir. « Je souris quelquefois, dit Wilson l'ornithologiste, en me surprenant absorbé par la contemplation du plumage d'une alouette, en suivant des yeux les contours d'une chouette, avec toute l'ardeur d'un amant passionné, tandis que d'autres forment des projets d'agrandissement et de fortune, achètent des terres, bâtissent des villes, accumulent des richesses dont ils ne savent pas jouir. » (*Lettres.*) Haller couchait dans sa bibliothèque, quelquefois même il y passait plusieurs mois sans en sortir : il y prenait toujours ses repas; et lorsque sa famille s'y rendait pour les partager avec lui, il réunissait tout ce qu'il avait de plus cher au monde. Ici se retrouve tout ce qu'on a dit de l'étude et de ses avantages pour le bonheur réel (1), de cette passion de

(1) Quant à moi, tout examiné, tout compensé, d'après ce que j'ai vu dans le cours de mon existence et de ma pratique médicale, j'affirme que les hommes de cette trempe, sont les seuls qui aient résolu cet important problême, *obtenir de la vie tout le bonheur qu'elle peut donner,* problême dont voici la formule abrégée, *l'intérêt dans le calme,* ou bien encore, comme Rousseau l'a si heureusement exprimé : « Cet état simple et

s'instruire qui échauffe et anime sans consumer; qui imprime à l'économie des mouvemens si vifs et pourtant si peu tumultueux; qui s'empare de l'esprit, le plonge dans de ravissantes contemplations, l'arrache aux inquiétudes, aux regrets, et, l'attachant avec force à la conquête de la vérité, lui donne, en échange de ses travaux, je ne sais quelle indicible quiétude, quel contentement intérieur et secret dont les effets se font sentir à chaque instant et pendant toute la vie. Or, quand un homme en est là, on peut défier la fortune de le séduire et la gloire de l'enivrer. Il y a plus, cet homme a toutes les chances d'une santé ferme, d'une vie longue, parce que chez lui le rhythme vital est toujours régulier, qu'il a le doux sentiment de l'existence, si bien nommé le *plaisir d'être*.

Est-ce donc là tout ce que présente d'avantages la constitution éminemment nerveuse? Il est encore une faculté qui lui est inhérente, et que nous nous garderons d'oublier, l'imagination. On dit et l'on répète, c'est la *folle du logis*, idée beaucoup trop exclusive, qu'on doit consi-

permanent qui n'a rien de vif en lui-même, mais dont la durée accroît le charme au point d'y trouver enfin la suprême félicité. »

dérer moins comme une vérité que comme une saillie. Assurément, il faut se méfier des prestiges de l'imagination ; il y a de funestes poisons dans sa coupe brillante : mais aussi quel doux et salutaire breuvage, quand la raison en tempère l'ardeur ! Distinguons donc, selon la rigueur logique, l'imagination sensée de l'imagination délirante. Corneille, Racine, Pope, Addison, Métastase, eurent la première ; Alfiéri, Rousseau, Byron, Zacharie Werner, furent les victimes de la seconde.

Il n'y a point d'hommes de lettres qui, doué de cette belle faculté, ne trouve en lui-même des ressources infinies pour combattre les maux de la vie ou leur donner le change. Soit qu'il méprise ou qu'il boive à longs traits le nectar de la gloire, le poète, l'artiste idolâtre du vrai, du grand, du beau, du noble, enfin de toutes ces choses qui nous *prennent par les entrailles,* trouve dans la contemplation assidue de ces objets, un moyen assuré d'embellir son existence. L'imagination jette un voile de perfection sur tout ce qui est cher à l'artiste ou au poète ; c'est une cause éternellement renaissante de délices. Heureux celui qui s'abuse ainsi ! il puise sans cesse et n'épuise jamais, parce que la source ne tarit point. L'image chérie fuit toujours devant lui, sans le quitter un instant, et ses illusions sont poussées jusqu'à tromper le cœur et la raison. Un ancien hymne dit de Dieu : « Tout est à moi, car je possède tout en moi. » De même un homme doué d'une grande puissance d'imagination, véritable faculté providentielle, prête à tous les objets, des qualités dont ils sont privés; leur beauté part de lui, est en lui. Il disait donc vrai ce malheureux André Chénier, dans ce vers adressé à sa maîtresse:

« Vos attraits sont à moi, c'est moi qui vous fis belle. »
(*Eleg.* 38.)

Mais voici venir l'homme positif, se hâtant de briser le prisme avec sa règle et son équerre; à l'entendre, ce sont là de pures chimères. Qu'est-ce à dire? Est-il quelque chose de plus réel pour le bonheur que les rêves d'une philosophie douce, que de s'égarer à loisir dans le monde enchanté de la poésie? Tout plaisir senti et jugé tel, n'est point chimérique; on est heureux ou infortuné précisément parce qu'on croit l'être; le type et la mesure du bonheur sont en nous, l'illusion fait tout; laissez faire l'homme qui en agit ainsi, à coup sûr il est de ceux à qui la Divinité a fait une part bien belle en cette vie. C'est son sort, a-t-on dit, d'être plus heureux en embrassant la nuée qu'entre les bras de Junon; il dispose de la nuée, et Junon dispose de lui. A chaque instant il a de ces songes dorés que la Providence permet au génie ou à la vertu pour qu'ils aient sur la terre quelque reflet du ciel. Mais de pareilles jouissances exigent la constitution nerveuse, mobile, impressionable, dont j'ai parlé, et par conséquent une imagination s'exaltant avec facilité. L'homme froid insiste; cette imagination ne construira, dit-il, que des châteaux en Espagne. Encore une fois, que nous importe? Nous répondrons avec un philosophe: « Ce n'est pas chez moi, c'est dans mon château en Espagne que je suis pleinement satisfait. Aussi, je me hâte bien vite, ajoute-t-il, si quelque évènement le renverse, d'en rebâtir un autre. C'est là que je me sauve des fâcheux, des méchans, des importuns, des envieux; c'est là que j'habite les deux tiers de ma vie (1). »

(1) Quelquefois une sorte d'ivresse fantastique, bizarre, s'empare de l'imagination d'hommes célèbres, ivresse que ni leur génie ni leurs succès ne parviennent à guérir: et cependant elle ne nuit pas toujours à leur bonheur. Dans ses *étourdissantes extases*, Rousseau dit: « Je trouve mieux mon compte avec les êtres chi-

C'est aussi là qu'il faut se réfugier dans les temps orageux de la politique. Si le goût de l'étude, né souvent d'une organisation délicate et nerveuse, est un don précieux, on en sent bien autrement le prix aux époques désastreuses où la société se décompose et se dévore, brise et

mériques que je rassemble autour de moi, qu'avec ceux que je vois dans le monde. »

Cardan assurait qu'il voyait distinctement des objets surnaturels. Van-Helmont dit qu'un génie lui apparaissait dans toutes les circonstances importantes de sa vie. Bien plus, en 1633, il aperçut sa propre âme, sous la figure d'un *cristal resplendissant*. On sait que le graveur anglais Blacke, était dominé à un tel point par son imagination, qu'il passait pour visionnaire. Il s'entoura toute sa vie des créations de son cerveau échauffé. Oubliant entièrement le présent, il ne vivait que dans le passé. Doué d'une grande puissance d'abstraction, il se retirait au bord de la mer pour y converser avec Moïse, Homère, Virgile, le Dante, Milton, qu'il croyait fermement avoir connus jadis. Il affirmait que ces génies lui apparaissaient et venaient peupler sa solitude. Et comme on l'interrogeait sur leur aspect, il répondait : « Ce sont toutes des ombres pleines de majesté, grisâtres, mais lumineuses, et dépassant de beaucoup la taille ordinaire des hommes. » Beaucoup de grands esprits ont éprouvé de pareilles hallucinations, comme le Tasse, Pascal, Nicole, Rousseau, Cazotte, etc.

refait ses œuvres. On est toujours sûr alors de trouver un abri contre ce destin qui nous entraîne et nous écrase, pauvres vermisseaux humains! On l'a dit et redit, eh bien! il faut encore le répéter, parce que c'est une vérité d'expérience incontestable : Quand l'esprit est occupé, les passions s'émoussent, le sang se rafraîchit, la santé se fortifie et l'existence coule avec douceur. Cette force de l'esprit, pour agir dynamiquement et non matériellement, n'en est pas moins réelle. Un pareil phénomène physiologico-moral est surtout commun dans les crises politiques, lorsque les intérêts se choquent de toutes parts, que les droits et les devoirs n'ont plus de notions corrélatives, que la loi n'est qu'un nom et l'ordre une exception. Cruel spectacle donné si souvent à notre pauvre France! Que de fois n'ai-je pas vu, dans ces pénibles circonstances, des gens de lettres, des guerriers, des administrateurs retrouver, après avoir payé leur dette à la patrie, cette *délicieuse tranquillité* si peu connue et tant recherchée? Il y a donc toujours un asile muré contre la fureur des partis. Montaigne qui, dans le siècle où il vécut, fut, dit-il, *pelaudé à toutes mains* par les factions qu'il méprisait, trouva la paix de l'âme dans certaine petite tour de son château, où il composa en partie ses immortels *Essais*. Bacon, de Thou, le chancelier de Lhospital, le cardinal de Retz et tant d'autres, en sont de mémorables exemples. Une fois l'ancre jetée profondément, on ne conçoit même pas comment on a pu se lancer sur cette mer orageuse d'ambition, tant les attraits de la science finissent par captiver l'esprit! Serait-ce insouciance? serait-ce égoïsme? nullement: c'est mépris de ces pyramides de sable sur lesquelles le peuple pose ses favoris; c'est pitié pour ces serfs encore attachés à la glèbe des intérêts matériels.

Mais voici la grande objection : Ce château en Espagne, bâti par l'imagination et si vanté, est souvent le séjour de la pauvreté, la gloire n'y suffit pas; ce sont des hommes qui l'habitent, et les dieux seuls vivent d'encens. Sans doute : beaucoup de gens de lettres ou de savans n'ont encore, même aujourd'hui, où le calcul est la base de tout, que la richesse de Casaubon, *libros* et *liberos;* mais quand l'existence est douce, égale, paisible; quand l'esprit jouit des trésors de la science, qu'il est plongé dans l'ascétisme philosophique; quand la santé est ferme, stable, ou qu'elle est du moins à l'abri des violentes secousses, il ne faut pas se plaindre. De constantes observations médicales m'ont fait voir que dans ce cas, soit par la mansuétude d'un cœur facile et résigné qui adoucit les coups du sort, soit par une certaine roideur stoïque qui supporte les privations avec une noble fierté, le chagrin ne pénètre jamais au plus profond de l'âme. C'est là, au contraire, qu'on trouve cette philosophie *verte, gaie* et *naïve* dont parle Montaigne. D'ailleurs, un nom connu, des travaux justement appréciés, apportent bien des compensations aux rigueurs de la fortune. Quand la pauvreté est ombragée par des lauriers, qui donc épouvante-t-elle? Le célèbre naturaliste Adanson était de ces hommes supérieurs qui ne connaissent au monde que la science et ses attraits. Quand la révolution éclata, toutes sortes de malheurs vinrent fondre sur lui; mais il se trouva prêt, et jamais sa patience, son courage, sa résignation, n'en furent un instant ébranlés. Il perdit tout, à l'exception de son ardeur pour le travail. Plus que septuagénaire, il manquait des premières nécessités. L'Institut l'ayant invité à assister aux séances, comme ancien membre de l'Académie des sciences, il répondit qu'il ne pouvait y aller, *parce qu'il manquait de souliers.* « Mais tant qu'il put méditer, écrire, dit son panégyriste, il ne perdit rien de sa sérénité.

C'était une chose touchante de voir ce pauvre vieillard, courbé près de son feu, s'éclairant à la lueur d'un reste de tison, cherchant d'une main faible à tracer encore quelques caractères, et oubliant toutes les peines de la vie pour peu qu'une idée nouvelle, comme une fée douce et bienfaisante, vînt sourire à son imagination. »

La mort mit bientôt fin à cet état douloureux. « Il demanda par son testament qu'une guirlande de fleurs, prise dans les *cinquante-huit* familles qu'il avait établies, fût la seule décoration de son cercueil : passagère, mais touchante image du monument plus durable qu'il s'est érigé lui-même ! » (Cuvier.)

On sait que l'historien Anquetil fut du petit nombre des gens de lettres qui refusa de courber sa tête sous le joug napoléonien : il tomba dans le plus affreux dénuement. Habitant un hôtel garni où on ne le connaissait pas, il vivait de pain et d'un peu de lait. Son revenu n'allait pas, dit-on, au-delà de vingt-cinq centimes par jour, et il n'en dépensait régulièrement que les trois cinquièmes. « J'ai du superflu, disait-il, et je puis encore donner deux sous par jour au fier vainqueur de Marengo et d'Austerlitz. — Mais si vous tombez malade, lui objectait un ami, une pension vous deviendrait nécessaire :

faites comme tant d'autres; louez l'empereur, vous avez besoin de lui pour vivre. — Je n'en ai pas besoin pour mourir. » Eh bien! Anquetil vécut sain et long-temps, car il ne mourut que dans sa quatre-vingt-quatrième année; encore, disait-il la veille à ses amis : *Venez voir un homme qui meurt tout plein de vie.*

Ce qui vient d'être dit, prouve donc avec évidence, combien sont grands les avantages du tempérament avec une prédominance marquée de sensibilité, quel que soit du reste l'ensemble de l'organisation. Pour peu qu'on suive les indications de la nature, on échappe à une infinité de maux. En effet, si à un système nerveux très-développé se trouve jointe une constitution robuste, l'énergie vitale est au plus haut degré, les causes morbifiques sont aisément neutralisées, la santé reste florissante. Au contraire, comme on le remarque plus souvent, la constitution est-elle délicate en même temps qu'éminemment nerveuse, les tissus organiques sont souples, faciles à irriter, à stimuler, mais instantanément. L'impression est prompte et passagère ; on sent vivement, il est vrai, cependant la sensation est fugitive et la douleur aussi. A moins de cause extraordinaire, les maladies n'ont que rarement un caractère aigu et violent. Mais il faut s'étudier, mais il faut se connaître, mais il faut comprendre que la prééminence de l'organe encéphalique, doit être restreinte dans une certaine mesure; en un mot, il faut savoir se guider, combiner avec art les forces de l'économie et les travaux qu'on entreprend. De cette manière, on obtient du tempérament dont il s'agit tous les avantages qu'il contient. Etre débile par l'organisation, être fort par l'intelligence; vivre beaucoup par les affections, et dominer par la pensée; avoir un corps faible, chétif, esclave, une âme grande, active, souveraine, telles sont les prérogatives de ce tempérament. Les hommes qui l'ont reçu de la nature n'ont rien à envier aux autres hommes, pas même la santé, quand la raison les guide; ils forment, comme on l'a dit, la cinquième partie des mortels, valant bien les quatre autres.

CHAPITRE XVII.

DES INCONVÉNIENS DE CE TEMPÉRAMENT.

Gustans, gustavi paululùm mellis......
et ecce morior.

(*Regum,* lib. 1, cap. 3.)

I.

Le lecteur a dû voir, par ce qui précède, combien sont grands les avantages de la constitution avec prédominance nerveuse. J'ai fait mes efforts pour démontrer que cette constitution n'est, en définitive, ni aussi dangereuse pour la santé, ni aussi illusoire pour le bonheur qu'on l'a prétendu. Est-ce donc cependant la plus désirable de toutes? Ne nous prononçons pas encore ; examinons avec la même bonne foi philosophique que nous l'avons fait pour les avantages, les inconvéniens qui lui sont inhérens; voyons si ceux qui l'ont reçu de la nature doivent s'applaudir ou se plaindre d'un pareil don.

Il est certain que si l'individu doué d'une exquise sensibilité voulait, par une continuelle observation de lui-même, maintenir cette propriété dans un état compatible avec la santé, ne jamais préférer l'abus, le tourment de ses facultés à leur naturel et légitime emploi ; en un mot, économiser cette exubérance de vie qu'il a reçue, il est certain, dis-je, que ce serait l'être heureux par excellence; mais il semble que la chose est impossible, du moins si l'on en juge par la rareté de ce phénomène. Une vie agitée, une vie d'émotions, de combats, de regrets, d'impressions vives et soutenues, voilà ce que nous désirons presque toujours. En général, l'homme mesure son existence sur la plus grande somme possible de ses sensations. Or, celui qui en a reçu l'instrument perfectionné, n'ira-t-il pas au-devant des impressions de toute espèce? n'en sera-t-il pas insatiable? sans jouissances vives, sans affections profondes, la vie ne lui semble-t-elle pas obscure, incertaine, languissante, comme engourdie et suffoquée (1)? Plus il sent, plus il vit, plus il savoure à longs traits l'existence; et parvenant rapidement au dernier terme, il épuise tout, il abuse de tout. Dans ses travaux intellectuels, le vaste champ de la pensée lui semble trop étroit; il veut d'abord tout ce qu'il peut, mais bientôt il veut aller au-delà de ce qu'il peut; ce qu'il a fait l'occupe moins que ce qu'il a dessein de faire? Qu'arrive-t-il cepen-

(1) Il est inconcevable jusqu'à quel degré certaines personnes éminemment nerveuses sont avides de sensations extrêmes, d'en parcourir l'échelle complète. Tout leur semble bon, pourvu qu'il y ait en résultat une impression vive quelconque. On sait que Montaigne n'était pas fâché d'éprouver une défaillance, parce qu'immédiatement après venait une sensation délicieuse de bien-être. Byron, atteint d'une fièvre intermittente, disait qu'à tout prendre, les fièvres sont plutôt du bien que du mal, la sensation après l'*accès* étant comme si l'on était débarrassé de son corps pour tout de bon. Voici ce qu'écrit à ce sujet Mlle de Lespinasse : « Je dirai *de tout,* ce que disait une femme d'esprit en parlant de ses deux neveux : *J'aime mon neveu l'aîné parce qu'il a de l'esprit, et j'aime mon neveu le cadet parce qu'il est bête.* Oui, elle avait raison; et je dirai comme elle : J'aime la moutarde parce qu'elle est piquante et forte, et j'aime le blanc-manger parce qu'il est doux. »

dant ? le système nerveux, principe de cette activité morale, reste en-deçà des efforts de la volonté, car il ne faut jamais l'oublier, ce système n'a reçu qu'une dose limitée d'énergie. Ainsi, élever l'excitation nerveuse au-dessus du degré normal ou régulier, tourmenter, solliciter, provoquer sans mesure et sans fin les forces encéphaliques, c'est précipiter l'innervation et en épuiser la source, c'est suivre la ligne la plus directement contraire à l'harmonie vitale, et qu'on le croie bien, ce n'est jamais impunément. L'*extrême* de tout tempérament est déjà un pas de fait vers les maladies dont il contient la raison. Distinguons donc soigneusement l'activité organique renfermée dans les limites physiologiques, de l'action excessive qui touche au domaine pathologique et constitue l'imminence morbide. Dans la première se trouvent les avantages, et dans la seconde les inconvéniens du tempérament objet de notre étude.

Lorsque le système nerveux est le seul de l'économie perpétuellement en action, il se produit deux effets également contraires à la santé. Le premier est un appel continuel des forces vitales sur l'appareil qui en dépense le plus, dès lors l'équilibre se rompt, la répartition de ces forces cessant d'être égale. Le second, est que l'encéphale sur lequel se concentre cet excès d'action, se maintient dans un état d'excitation, tantôt visible et patente, tantôt sourde et cachée, mais habituelle, continue, incessante, source et principe d'une infinité de maux.

Cet exercice violent et hors de mesure des forces cérébrales, a pour but de donner une grande extension à l'intelligence. On veut tout sacrifier à l'esprit et à ses instrumens, hâter les résultats qu'on attend, se *précipiter dans la gloire,* selon la magnifique expression de Bossuet. Mais le corps méprisé, dédaigné, privé jusqu'à un certain point de l'influence nerveuse, ne tarde pas à s'altérer et à réagir d'une manière fâcheuse sur l'organe de la pensée, car il est aussi impossible de nier les réactions viscérales sur le cerveau, que l'influence de celui-ci sur le moral et le reste de l'économie. Calculez maintenant les conséquences de cette violation des lois physiologiques, examinez les funestes atteintes qu'elle porte à la santé, à l'existence et au bonheur. Oh! qu'il en coûte à celui qui, par ignorance des lois de la vie, ou par de faux principes, néglige l'esprit pour le corps, ou le corps pour l'esprit, et met perpétuellement en désaccord, les deux principes qui constituent l'homme! Si, livré tout entier au mécanisme animal, on se renferme dans les jouissances grossières et matérielles, l'organisme prend trop d'empire, on vit sain, mais l'intelligence s'obscurcit, on descend dans les rangs inférieurs de l'animalité. Veut-on au contraire n'exercer que la pensée, et l'exercer sans prudence, sans réserve, bientôt la partie physique de l'être s'altère et se décompose. Alors, il est vrai, le sentiment de l'existence est plus vif et plus intime, mais que de fois ce sentiment devient amer! La sensibilité plus exquise, rend le plaisir plus pénétrant, mieux senti, mais aussi l'aiguillon de la douleur n'en est que plus acéré; s'il y a de grands plaisirs, il y a de grandes peines; les jouissances sont étendues, multipliées, les besoins le sont aussi; le moral se perfectionne, le physique se détériore; les affections sont d'une grande vivacité, mais on épuise vite la coupe de l'existence, et on en trouve aussitôt la lie. Le bonheur embrasse plus d'objets, mais il offre plus de points de contact aux coups du sort. Ainsi, cette sensibilité exquise, délicate, cette capacité d'affections innombrables, source de tant de biens et de tant de maux, pour laquelle rien n'est indifférent, hâte l'existence qu'elle grandit, et consume la vie qu'elle devait embellir. Il est donc prouvé que la médecine tient absolument le même langage que la sagesse, rien d'exclusif, rien d'extrême, parce que rien n'est plus contraire à la nature de l'homme.

Une loi positive et invariable du système nerveux, est que plus il est excité, plus il s'affaiblit, et que plus il s'affaiblit, plus il est disposé à l'excitation. On remarque ici un cercle cruel d'irritation et d'affaiblissement, dans lequel s'usent et se consument radicalement les forces. Il en résulte que la faiblesse nerveuse en amène nécessairement la mobilité ; or, cette habitude d'irritabilité rend toujours l'individu maladif et languissant. Elle conduit à la disposition dont j'ai déjà parlé, à la *susceptibilité nerveuse* morbide, état singulier où l'on ne trouve ni la santé, ni la maladie proprement dite. En effet, dans ce tempérament artificiel, dépravé, véritable anomalie physiologique, existent la faiblesse et l'activité réunies et jamais régulières ; le rhythme vital n'est ni constant, ni mesuré, toujours le spasme et l'atonie s'y succèdent rapidement. L'influx nerveux étant irrégulier, les forces organiques le sont également, dans leur action, dans leurs mouvemens ordinairement tumultueux, affaiblis ou exagérés. Les fonctions, soit isolément, soit dans leur ensemble, sont continuellement troublées, interverties, sans qu'il y ait pourtant d'accidens graves. Souvent le corps usé, flétri, fatigué, ne demande que du repos, le cerveau ne veut que des stimulans, qui bouleversent de nouveau l'économie, car chaque impression un peu vive touche aux limites de la douleur ; et cependant on désire le mouvement, l'agitation. C'est une chose malheureusement confirmée par l'expérience, qu'une sensibilité extrême ne laisse aucun repos à la vie, et que s'il arrive quelques instans prolongés de ce repos tant désiré, une sorte de langueur et d'ennui saisit aussitôt : cruelle alternative d'une vie excessive et douloureuse, ou d'une mort anticipée.

Mais de même que le physique, les forces morales présentent la même irrégularité d'action ; elles s'élèvent et retombent avec une étonnante facilité ; à chaque instant il y a découragement sans cause connue ou évidente ; jamais dans l'esprit une satisfaction pleine et entière, comme jamais dans l'organisme, un état de bien-être réel, complet, parfait. D'ailleurs, l'imagination tend toujours à peindre les choses sous le point de vue le plus triste. Sauf quelques instans, où un rayon de joie la traverse, tout lui semble insipide et repoussant. Le succès est peu senti, les moindres revers le sont infiniment ; en marchant sur les roses on n'en ressent que les épines. Je ne sais quel poison d'inquiétude sur l'avenir, gâte sans cesse le présent. Le moindre choc est un rocher qui doit écraser, le plus petit revers un accident formidable ; et comme on l'a remarqué, la plus légère contrariété dérange alors la tête d'un homme de génie, comme un grain de sable tourmente sa machine et finit par la détruire. Enfin, on arrive à ce point où la vie s'use dans une perpétuelle alternative d'excitation et de prostration, où tout fatigue et déplaît, où l'on est irrité par la société, accablé par la solitude, ennuyé par le mouvement et le repos, où l'on n'a ni la force de vivre, ni celle de souffrir, ni le courage de mourir. Triste et désolant effet d'une surabondance d'activité vitale imprudemment reportée sur le système nerveux. Peut-être remarquera-t-on que cet état pathologique n'est nullement particulier aux gens de lettres, aux artistes ou aux savans ; assurément, car il atteint tous les individus doués d'une vive sensibilité ; aussi beaucoup de gens du monde sont dans ce cas. Mais quiconque passe sa vie à méditer, à combiner des idées, à les exprimer, arrive promptement à cette funeste disposition de l'économie, s'il n'a soin de la combattre de bonne heure. « Ce n'est pas assez, selon Larochefoucauld, d'avoir de grandes qualités, il faut en avoir l'économie. » On peut affirmer que la plupart des hommes célèbres, ces princes de l'ordre intellectuel, à qui il a été donné une grande puissance de comprendre, d'aimer et de souffrir, ont failli par-là ; ils ont les avantages de ces mêmes qualités, ils en ont aussi les inconvéniens. Parmi ces derniers, et même un des plus constans, est à coup sûr, l'affaiblissement plus ou moins rapide des forces organiques par l'exercice violent, continu de hautes qualités morales et intellectuelles.

II.

Ainsi, toutes les fois qu'on donnera à la sensibilité une énergie vicieuse et contre nature, les autres fonctions s'affaibliront inévitablement, mais surtout la réaction organique contractile et ce qui comprend le système musculaire, en vertu de la loi que nous avons posée précédemment. Si, originairement, le système musculaire est fortement développé, sa puissance d'action peut se soutenir, mais la prédominance nerveuse finit par l'emporter, et la santé s'altère par une conséquence forcée, par la perte rigoureuse et fatale de l'organisation. Diderot avait reçu de la nature un corps robuste; son imagination volcanisée, l'eut bientôt desséché. La vie de Mirabeau présente le même phénomène à l'observation médicale. Ce n'est pas que la maladie fasse toujours une irruption soudaine; loin de là, il arrive ordinairement que le corps reste long-temps épuisé, importunant sans cesse par les soins qu'il réclame, car plus il est faible, plus il exige, plus il commande, rien de plus vrai et de mieux connu.

Il faut donc se résoudre, quand les ressorts sont affaiblis, détendus, à une vie toute de précautions, ayant besoin d'étais à chaque instant. La santé d'aujourd'hui ne donne point de probabilités pour celle du lendemain, elle se compte par jour et par heure. Délicate et frêle, cette santé est, pour ainsi dire, à la merci des causes les plus légères, des circonstances les plus variables où l'homme est placé. Or, comment distinguer celles qui peuvent aider ou nuire, balancer leurs avantages et leurs inconvéniens? Comment toujours éviter celles qui sont décidément nuisibles? Un jour de santé passable est souvent acheté par des semaines ou des mois d'abattement. Ajoutons que les personnes qui ont une constitution débile ou qui l'ont rendue telle, ne peuvent souvent rien achever, rien compléter de grand ; cela suppose des forces qui ne sont pas ou qui sont consumées. Leur existence se passe continuellement à s'observer vivre, à scruter minutieusement chaque fonction ; le travail d'exister absorbe toute leur attention. Malheur à elles si, franchissant d'étroites limites, elles s'écartent de la ligne tracée ! des douleurs plus ou moins vives, un malaise indéfinissable se font aussitôt sentir. Le moindre écart de régime, la plus petite infraction aux lois de l'hygiène, sont sévèrement réprimées par un accroissement de maux :

Un souffle, une ombre, un rien, tout leur donne la fièvre.

(LA FONTAINE.)

Triste jouet de ce qui l'entoure, l'homme débile et sensible, n'a pas besoin qu'on lui dise que l'atmosphère est chargée d'électricité, que l'air est pur ou nébuleux, que le vent du nord souffle, que la température a varié ; ses nerfs délicats l'ont déjà prévenu avec plus d'exactitude que les instrumens météorologiques les plus parfaits. Mais, dira-t-on, cet homme ne peut-il suppléer aux forces qui lui manquent ? D'une part, il trouve dans les arts plusieurs moyens de combattre les causes des maladies ; de l'autre, il évite soigneusement ces mêmes causes. Cela est vrai jusqu'à un certain point, et pourtant qu'y gagne-t-on? la nature est inflexible. On a beau se soustraire à l'action des agens modificateurs de l'économie, ils nous atteignent malgré nos précautions, et leur action est alors d'autant plus dangereuse. Plus la sensibilité organique est ménagée, choyée, plus elle devient impressionnable, susceptible, exigeante, de sorte que les impressions très-légères deviennent *relativement*, des impressions redoutables. Les plus petites altèrent l'organisme aussi promptement, aussi certainement, quand elles sont contraires à l'état normal, que les plus fortes, si le corps eût été robuste. Tout devient ennemi, et l'on ne peut tout éviter. Les Sybarites ayant trouvé qu'ils étaient éveillés trop matin par les coqs, finirent par les chasser de leur ville ; mais bientôt ils ne purent dormir, tourmentés qu'ils étaient par le pli d'une feuille de rose. Cherchez, inventez, retournez-vous de cent façons diverses, cette feuille de rose pliée vous blessera toujours. On voit dès lors combien est fausse la spéculation qu'on a faite.

D'un autre côté, rien n'inspire à l'âme une

tristesse profonde, comme une santé toujours chancelante, un corps qui appelle sans cesse l'attention par la douleur. L'esprit même perd de sa capacité, de sa force, de son étendue. « Je crains que c'est un traistre, dit Montaigne ; il est si estroitement affreté au corps, qu'il m'abandonne à tous coups, pour le suivre en sa nécessité.... Si son compaignon a la colique, il semble qu'il l'ayt aussi. » En effet, l'intelligence, pour ainsi dire, gênée dans un corps souffrant, ne peut que bien rarement déployer l'exercice plein et entier de la pensée, la produire aussi forte, aussi pure, aussi éthérée qu'elle l'a conçue. Il y a plus, c'est que les qualités du cœur sont quelquefois aussi altérées par la souffrance continuelle. Il est certain que l'homme faible est souvent personnel, et que la douleur centuple le *moi* humain. Le moyen d'avoir le caractère toujours doux et facile, quand le mal irrite à chaque instant? Swift quitta la maison de Pope, disant qu'il était *impossible à deux amis malades de vivre ensemble.* Ces principes, je le sais, sont hautement contestés ; on dit, on répète, on lit partout, que l'âme, toujours libre, s'élève triomphante sur les débris du corps, qu'on voit des personnes faibles, valétudinaires, montrer un caractère ferme et décidé. Entendons-nous et consultons les faits, l'oracle de la vérité. Or, que disent-ils? il est vrai que dans certains cas et dans certaines maladies, l'encéphale restant intact, les manifestations de l'âme sont libres de toute entrave, l'intelligence est aussi énergique, aussi brillante que dans le corps le plus sain. Mais si, directement ou sympathiquement, le cerveau est altéré, les facultés affectives et intellectuelles ne tardent pas elles-mêmes à décroître et à varier. La paralysie de la raison n'a souvent pas d'autre cause que la paralysie d'un membre ou d'un organe quelconque. C'est là le principe de cet affaiblissement subit ou gradué de l'intelligence, de ces inégalités, de ces bizarreries de caractère, de ces petitesses des grands hommes qui les remettent sous le niveau commun de l'humanité. Leur imagination souffreteuse, ravagée de fantômes, d'idées incohérentes, systématiques ou extravagantes, est presque toujours l'effet d'un vice organique sourdement et progressivement développé. La plupart des grandes qualités du cardinal Ximenèz, furent ternies par un caractère dur, opiniâtre, singulier. A sa mort, on trouva le crâne composé d'un *seul os sans sutures*. Cette soudure exacte des os du crâne, fut regardée, non sans raison, comme une des causes de la bizarrerie d'esprit de ce grand politique. L'anatomie pathologique fournirait des preuves nombreuses à l'appui de cette assertion (1). Souvent il arrive que les lésions dont je parle, échappent à nos investigations, mais soyez bien convaincu qu'elles existent. Il faut si peu de chose pour altérer, pour affaiblir notre intelligence!

S'il est un préjugé fatal à la santé des penseurs, c'est celui de croire que la force morale est tout, que l'esprit s'accroît et se conserve sain, en raison de la dégradation de l'économie animale. « Courage, mon âme, dit un père de l'Eglise, défions la faiblesse du corps. » Que d'hommes illustres ont répété cette exclamation, se souciant peu de ruiner leur constitution, pourvu que *le feu intérieur* conservât son énergie! L'histoire de la vie privée d'une infinité

(1) Le célèbre Monge, fondateur de l'Ecole polytechnique, n'était plus, dans les derniers temps de sa vie, que l'ombre de ce qu'il avait été. Conjointement avec feu le docteur Léveillé, mon ami, je lui donnai des soins, mais ils furent inutiles. A l'ouverture du crâne, on trouva le cerveau réduit à un état de *pulpe diffluente* tel, qu'on fut obligé de le soutenir pour en faire l'examen. On ne concevait pas que, dans ce *putrilage*, il eût autrefois germé des pensées fortes et de hautes conceptions.

d'hommes célèbres, est la preuve la plus complète de mon assertion. J'en citerai un insigne exemple; c'est celui de Pascal, que Bayle appelait avec tant de vérité, un individu *paradoxe* de l'espèce humaine. Ecoutons d'abord l'auteur du *Génie du Christianisme.*

« Il y avait un homme qui, à douze ans, avec des *barres* et des *ronds,* avait créé les mathématiques; qui, à seize, avait fait le plus savant traité des coniques qu'on eût vu depuis l'antiquité; qui, à dix-neuf, réduisit en machine une science qui existe tout entière dans l'entendement; qui, à vingt-trois, démontra les phénomènes de la pesanteur de l'air et détruisit une des grandes erreurs de l'ancienne physique; qui, à cet âge où les autres hommes commencent à peine de naître, ayant achevé de parcourir le cercle des sciences humaines, s'aperçut de leur néant, et tourna ses pensées du côté de la religion; qui, depuis ce moment jusqu'à sa mort, arrivée dans sa 39e année, toujours infirme et souffrant, fixa la langue que parlèrent Bossuet et Racine, donna le modèle de la plus parfaite plaisanterie comme du raisonnement le plus fort; enfin qui, dans les courts intervalles de ses maux, résolut par abstraction un des plus hauts problêmes de géométrie, et jeta sur le papier des pensées qui tiennent autant du Dieu que de l'homme. Cet effrayant génie se nommait Blaise Pascal. »

Certes, voilà bien ce même génie dans toute sa force et sa puissance. Voyons maintenant sa victime.

Il y avait un homme qui, dès l'enfance, se hâta d'altérer sa constitution par des études opiniâtres, disproportionnées à son âge; qui, persuadé que le corps ne nous est prêté que pour servir, le traita sans ménagement, comme un esclave sur lequel l'âme a droit de vie et de mort, et payant cette erreur de sa santé, ne mesura bientôt ses années que par ses maux, ses jours que par ses douleurs; qui, se rejetant dans le sein de la religion, *abîmé* dans cette étude, méditant sans relâche sur la mort et l'éternité, rêvant l'infini, captif dans la vie, éleva son âme à une telle hauteur, qu'elle ne voyait plus ou ne voyait qu'avec dédain son enveloppe se décomposer, la maladie étant d'ailleurs *l'état naturel* du chrétien; qui, obligé par ses amis de faire pour sa santé quelque chose qui flattât ses sens, avait un soin extrême d'en distraire son esprit, afin d'en écarter toute idée de plaisir et de péché; qui, raisonneur exact, logicien sans pareil, n'ayant rien oublié de ce qu'il avait *fait*, *lu ou pensé,* fut en proie aux chimères de son imagination, associa aux conceptions de son rare génie, les bizarreries d'un délire mélancolique; qui, toujours dévoré d'un feu âpre et sombre, poursuivi par une idée fixe et terrible, languissant, exténué, éprouvant jour et nuit d'intolérables souffrances, mourut à la fleur de l'âge, après une agonie de trois ans. Cet être infortuné se nommait Blaise Pascal.

Toute comparaison de style à part, on doit voir dans ce parallèle, le tableau exact de ce que j'ai établi en principe; et qu'on ne s'y trompe pas, il n'y a point ici de contradiction. Dans le chapitre précédent, j'ai peint l'homme éminemment nerveux, *usant* de ses facultés; ici c'est l'homme *abusant* de ces mêmes facultés, et qui en porte la peine. Je conviens que tous les penseurs n'arrivent pas à cette complète et radicale dégradation de forces vitales, mais aussi, tous ne sont pas des Pascal; tant d'âme pour user le corps, n'est pas donné à la foule des philosophes.

III.

Quoi qu'il en soit, lorsque loin de se connaître, loin de lutter contre la loi fondamentale que nous avons reconnue, contre la *prédisposition organique,* on s'y abandonne sans restriction, alors les inconvéniens de la constitution nerveuse, se développent avec une étonnante rapidité. Parmi ces inconvéniens, il faut toujours remarquer l'extrême exagération du système sensitif. On a beau dire que c'est le principe des jouissances exquises et délicates, je le redis encore, c'est aussi la source des douleurs les plus intenses. Les unes et les autres sont élevées à la plus haute puissance, et leur maximum d'action est absolument le même. Cela est si vrai, qu'il a été possible de réduire ce principe en une espèce d'équation. Soit la sensibilité S, le plaisir P, la douleur D; nous aurons 8S=8P+8D. Il est très-vrai encore, que si l'on établissait nos sensations sur une échelle synchronique, on trouverait un équilibre assez juste au bout de quelques années; voilà pour la partie matérielle ou physiologique. Mais quant à l'application morale, au retentissement de nos sensations sur le *moi,* les choses se passent bien différemment, et il faut l'avouer, tout est à l'avantage de la douleur. Celle-ci est évidemment *l'unité* multipliée par les sentimens et les réflexions; aussi le plaisir nous semble-t-il rapide, passager, idéal, la douleur toujours matérielle, positive, persévérante (1). C'est bien pis quand l'intelligence perfectionnée, fait que cette douleur est profondément sentie et *raisonnée,* qu'il faut souffrir non seulement par la sensation, mais encore par la prévision et la mémoire! Or, je le demande, quel instrument pour la félicité qu'une âme faible à la joie, stérile dans le plaisir ou le bonheur, qui en doute, qui s'y habitue promptement, s'en dégoûte de même et n'en connaît le prix qu'en le perdant. Oh! que cette âme agit bien différemment dans la douleur!

(1) « La maladie ressemble aux corps denses, et la santé aux corps rares. La santé s'étend sur beaucoup d'années de suite, et néanmoins elle ne contient que peu de bien. La maladie ne s'étend que sur quelques jours, et néanmoins elle renferme beaucoup de mal. Si l'on avait des balances pour peser une maladie de quinze jours et une santé de quinze ans, on verrait ce que l'on éprouve quand on met en équilibre un sac de plume et un sac de plomb. » (BAYLE, *Diction. historique et critique.*)

J'ajouterai que le plaisir physique a beaucoup moins d'extension que la douleur; il se borne à quelques organes, il ne se glisse pas dans l'os, dans l'ongle, dans la dent, dans le tendon, dans la plus petite fibrille nerveuse; au lieu que la cruelle douleur s'échappe de tous côtés, se produit dans tous les points de l'économie, pour gêner et tourmenter l'être sensitif.

quelle étendue, quelle activité, quelle force inépuisable de sensibilité quand il ne s'agit que de souffrir! Elle se multiplie, se développe, s'arme de toutes ses facultés, et semble si bien faite pour la souffrance, qu'elle cherche et trouve des raisons pour l'éterniser, pour aller au-devant. C'est que la nature physique de l'homme se contente de peu et que l'imagination est insatiable. Alors s'observe cet étrange phénomène moral dont parle Rousseau. « Sans que rien change en toi, dit-il à Emile, sans que rien t'offense, sans que rien touche à ton être, que de douleurs peuvent attaquer ton âme! que de maux tu peux sentir sans être malade! que de maux tu peux sentir sans mourir! » D'où provient cet état contre nature? Manifestement d'une sensibilité originairement très-excitable et qu'on n'a point ménagée; d'une intensité extrême d'affections morales et d'application intellectuelle; de ce qu'on voit toujours un but, sans calculer les forces indispensables pour l'atteindre; de ce qu'on se refuse à étendre la loi de la nécessité aux choses morales; du désir de donner à ses facultés une extension indéfinie au lieu de limiter son être pour le posséder tout entier; de ce penchant funeste à immoler sans cesse le présent à l'avenir. On se bâtit je ne sais quel roman de bonheur qui échappe toujours, et l'on fuit le repos, et l'on néglige la santé, bien sans lequel les autres sont nuls, ou plutôt dont ils supposent la possession.

Parmi ces infortunés de cœur et d'imagination, plaçons au premier rang les poètes, les artistes et certains savans. Usant rapidement les forces vitales, ils donnent de bonne heure à leur sensibilité un immense développement. La contention d'esprit, le travail forcé du cerveau, auxquels ils s'assujettissent, soit pour pénétrer les secrets de la nature, soit pour s'élancer au-delà de l'orbite des choses humaines, manquent rarement de fatiguer les ressorts de l'organisme. Ainsi, loin d'opérer sur le système nerveux par voie de *sédation*, ils agissent au contraire par la *stimulation*, d'où résulte un état d'excitation morbide qui s'accroît d'un rien, bouleverse à chaque instant l'économie et pour les causes les plus frivoles, c'est un feu continuel qui s'attache également à la paille et au bois de cèdre.

Un fait bien reconnu, est que ceux qui se livrent *avec excès* aux profondes et perpétuelles méditations de l'esprit, présentent rarement de l'uniformité dans le rhythme vital, au physique et au moral. L'état orageux est l'état ordinaire de ces cœurs chauds et véhémens. Ardens, exagérés, ayant le sentiment actif et passionné de la chose présente, plutôt que d'en avoir le sentiment exact et mesuré, ils gouvernent peu avec ce plein calme de la raison qui aide si bien à découvrir les vrais rapports des choses humaines avec le monde. Aussi sont-ils rassasiés de mécomptes et de dégoûts; ce sont gens, comme dit Charron, qui font tout à bon escient, *sauf de vivre*. Est-il possible, en effet, de voir toujours bien, toujours juste avec les oscillations d'une sensibilité maladivement excitable, qui fortifie et abat, qui ranime et qui tue, qui tantôt élève son martyr jusqu'au Ciel, et tantôt l'enchaîne sur un lit de douleur, se dirigeant sans cesse sur tous les points où existe une cause physique ou morale qui la stimule, qui l'attire et la fait vibrer?

Dans ce perpétuel changement d'état de l'économie, il est des instans, où le corps épuisé, languissant, frappé d'une impuissance musculaire prononcée, inspire un sentiment de faiblesse et de défaillance aussi complet que décourageant; espèce de torpeur qui semble n'être qu'une moyenne proportionnelle entre la mort et la vie; alors, on fait effort, on abandonne tout, on oublie tout pour se cramponner à la vie, qui paraît près de s'éteindre. Dans d'autres momens, une certaine exaltation d'idées se manifeste; elles se pressent, elles débordent, mais les organes n'y répondent pas, et la force d'élaboration manque. Ces idées sont toujours confuses, peu développées, un travail suivi ne pouvant les féconder. A quoi d'ailleurs aboutirait ce travail? à ruiner totalement la santé par les efforts qu'il exige. Comment alors s'inspirer de pensées d'avenir et d'immortalité avec la mort dans le sein? Comment se livrer à de savantes élucubrations, suivre une carrière active, supporter les fatigues du barreau, les travaux assidus de l'administration, les violentes émotions de la tribune, les agitations de la place publique, bien moins encore diriger d'une main ferme et sûre le vaisseau de l'Etat dans la tourmente politique? Ainsi cette chaleur d'accès de l'imagination, qui semblerait devoir être la compensation des facultés perdues, est une nouvelle cause de désespoir et d'ennui. Quant à moi, je dirai avec Pascal : « J'admire comment on n'entre pas en désespoir d'un si misérable état. » Notez bien que ces dispositions du corps, influent inévitablement sur les conceptions de l'esprit; et cette considération mériterait bien de fixer l'attention des penseurs profonds, si celle de leur santé leur paraît trop frivole. Car souvenons-nous toujours que les idées, les sentimens, les affections, la vie, en un mot, sont le reflet du mode d'organisation, et que les œuvres d'un homme de génie sont le résultat fécond des faits, des pensées, des émotions, des inspirations de sa vie entière.

En vain, dira-t-on, vous appliquez-vous à rembrunir le tableau. Quand il serait vrai que la constitution éminemment nerveuse, lorsqu'on en abuse, entraînât les maux que vous avez peints, les dédommagemens et les dons qui l'accompagnent, seraient encore une compensation préférable à tout. L'homme supérieur, né avec cette puissance de tête et de volonté appelée à déplacer les limites de l'intelligence, est toujours au-dessus des infirmités qui l'accablent. Ses jouissances mêmes sont d'autant plus pures, qu'elles sont indépendantes de son organisation, de la nature, de la fortune et du reste de l'univers. Voilà ce qu'une éloquence menteuse et *piperesse,* ne cesse de répéter dans la bouche des panégyristes. Mais la vie privée des hommes célèbres, les maux qu'ils endurent, leurs aveux, soit dans l'intimité de l'amitié, soit aux médecins, prouvent combien on doit rabattre de cet enchantement extérieur et factice, de ces éloges mensongers, espèce de guet-à-pens oratoire. S'il y a au monde quelque chose de démontré, c'est que l'excitation anormale du système nerveux et particulièrement du cerveau; c'est que l'inégale répartition des forces, la tumultueuse discordance des actes vitaux, troublent l'intégrité fonctionnelle des organes, entravent l'exercice de la vie, anéantissent la santé et le bien-être. Pourquoi donc vouloir trouver dans la vie ce que la nature a refusé d'y mettre, un organisme constamment à l'épreuve de sensations fortes, d'émotions enivrantes et d'un esprit sans repos? Pourquoi désirer, avec un corps fragile, des jouissances et des lumières surhumaines? *Sors tua mortalis, non est mortale quod optas.* (Ovid.) Dans une vie grevée de toutes les amertumes de la gloire, je ne crains pas de l'affirmer, la plus douloureuse est assurément la perte de la santé. Le baume moral d'un amour-propre satisfait, n'adoucit pas toujours complètement les regrets qui en sont la suite. Si on se pénétrait bien de ces vérités, fondées sur la nature même de l'homme, le *trop-penser,* cet ennemi né de notre espèce, ne ferait pas tant de victimes. On ne verrait pas une foule de savans, d'artistes, de littérateurs, de jurisconsultes, etc., construire le tissu de leurs propres tourmens, dessécher de bonne heure les sources de la pensée et manquer à leur destinée. Il faut que tout soit dosé, calculé, mesuré ; que la règle du plus ou du moins soit appliquée à tout, même aux quantités morales ; c'est la plus grande loi de la nature, puisqu'elle est celle de l'harmonie des êtres.

Toutefois, j'ai beau faire, on croira toujours que le trait est forcé pour le rendre plus frappant ; il n'en est rien cependant. Demandez aux médecins qui exercent dans une grande ville, eux qui voient si souvent dans l'endroit caché des cœurs l'amertume qui les flétrit, ils vous diront combien cette force *extra*-naturelle de réflexion est dangereuse pour l'humanité. On répond ordinairement que la position sociale, que les circonstances l'exigent ainsi ; sans doute, mais le mal n'en est pas moins réel. D'ailleurs je prouverai que, dans chaque circonstance, il est possible de le diminuer, et qu'on peut alléger le fardeau quand on le veut bien. On argue encore en disant que ces principes manquent de vérité, ou sont au moins exagérés, qu'il y a de nombreuses exceptions. Ces exceptions sont plus rares qu'on ne le croit ; car remarquez bien que, parmi les hommes qui se livrent à ce genre d'excès, les uns vivent assez long-temps, mais languissans, épuisés, et que les autres meurent au commencement de leur carrière, connus seulement de leurs amis, de leurs médecins. Combien de jeunes gens surtout, moissonnés de bonne heure, ne se reposent point à l'ombre du laurier qu'ils ont semé! Les exceptions les plus nombreuses se trouvent parmi les hommes qui, sacrifiant paisiblement aux muses, et traitant la réputation comme les honneurs, savent en jouir ou s'en passer. Mais du moment que poussé par le démon de la célébrité, on veut inscrire son nom sur le bronze séculaire; que le besoin rongeur de la louange des autres se fait sentir; qu'on se décide à arracher feuille à feuille ce laurier *morte venalem*, comme dit si bien Horace; qu'on a toujours présent à l'esprit le *qu'en diront les Athéniens?* la vie cesse de s'exercer selon ses lois ordinaires de régularité. Je ne sais quel feu pénètre et consume l'économie, quelle impétuosité de mouvemens intérieurs, quel bouillonnement du sang, quelle agitation fièvreuse se manifestent. Les forces motrices et contractiles diminuant peu à peu, la sensibilité prédomine outre mesure. Dès lors plus d'équilibre, plus d'harmonie dans les fonctions : l'unité élémentaire organique se trouve rompue, et les maladies naissent en foule. Remarquons toujours que la vie s'altère et se détruit ici par deux causes, parce que son action a été hâtée, précipitée, exagérée, puis parce qu'elle a été irrégulière, tant il est vrai qu'il faut des bornes à la méditation, au travail de tête, au désir d'acquérir des connaissances, de solliciter sans cesse la renommée et la fortune, en un mot, qu'il faut savoir avec sobriété, aussi bien que vivre avec tempérance. Le génie qui voulant arracher aux dieux leur secret, reste frappé de l'anathême céleste, est un emblême aussi juste que frappant des tourmens de certains hommes illustres. Ceci nous explique également ce symbole de l'antique et suprême sagesse : « Dieu a marqué d'un signe formidable le fruit de l'arbre de la science; ce fruit est doux et savoureux, mais souvent il donne la mort : » *Gustans gustavi paululùm mellis...... et ecce morior.*

CHAPITRE XVIII.

CONSIDÉRATIONS SUR CE MOT D'ARISTOTE,

QUE LA PLUPART DES HOMMES CÉLÈBRES SONT ATTEINTS DE MÉLANCOLIE.

Aristoteles quidem, ait, omnes ingeniosos melancholicos esse.
(Cic., *Tuscul.*, lib. 1, 23.)

Si j'ai fidèlement exposé les avantages et les inconvéniens de la constitution des penseurs profonds, on doit aisément pressentir les causes de la mélancolie dont beaucoup d'entre eux sont atteints. Cette disposition de l'âme chez les hommes célèbres n'avait point échappé aux anciens, et notamment à Aristote. Ce grand observateur remarqua, en effet, que la plupart des hommes qui se distinguent dans les sciences et les beaux-arts, dans la philosophie ou le gouvernement des Etats, avaient une tendance presque inévitable à la *mélancolie,* et l'expérience des âges a confirmé la justesse de cette observation. Cependant Aristote s'arrête au fait, il l'expose, il le constate, mais il n'en donne aucune explication. Les progrès des sciences physiologiques, la connaissance plus approfondie de l'homme physique et moral, dans l'état sain ou malade, enfin l'étude attentive et suivie des maladies mentales, peuvent, il me semble, donner aujourd'hui la solution de cet ancien problême.

Remarquons d'abord que les médecins sont maintenant d'accord pour ranger la mélancolie parmi les névroses. Qu'elle ait son siége primitif dans l'encéphale, ou que ce siége existe dans les viscères abdominaux, toujours est-il qu'il faut la coïncidence d'un système nerveux très-prédisposé à cette affection. Or, quelle est cette prédisposition? Ici les faits sont nombreux et incontestables; tous démontrent que cette prédisposition consiste dans une organisation plus ou moins délicate, mais sujette au spasme et à l'érethisme, dans un système nerveux éminemment impressionnable, dans une sensibilité vive, forte, mobile, active, dans une imagination ardente, sans repos, et qui s'exalte facilement, dans un moral très-développé et une intelligence des plus exercées. Maintenant, nous le demandons, où le médecin peut-il trouver un tel concours de facultés, si ce n'est dans la constitution des hommes célèbres, quelque carrière qu'ils aient suivie? Voilà donc la *prédisposition* à la maladie dont il s'agit, établie chez eux, elle est pour ainsi dire innée. Reste maintenant à la féconder par les causes *occasionnelles* et déterminantes. Ces causes sont nombreuses et surtout énergiques; nous les trouverons dans l'état social, dans la civilisation toujours progressive, dans le choc des intérêts et des passions, enfin dans les phases et les mouvemens de la fortune humaine.

Tout homme né avec des qualités supérieures, tend à en obtenir le plus grand développement possible. Soit qu'il s'adonne aux sciences ou aux arts, soit qu'il s'expose aux tempêtes de la vie publique, il cherche à s'élever, à s'illustrer, à fonder sa célébrité, il désire que son nom brille aux yeux de ses contemporains et de la postérité, il rêve sans cesse à la gloire, il veut en un mot, comme l'a dit un grand écrivain, « travailler toute sa vie à sa statue. » Mais pour parvenir à ce but, le sentier est rude, âpre et largement semé d'épines. Que de travaux à faire, que d'efforts à tenter, que d'obstacles à surmonter de la part des hommes et des choses! Et par une conséquence inévitable, que d'inquiétudes et d'angoisses précordiales, que d'agitations intérieures à éprouver, que d'émotions, que de sensations, tantôt pénibles et douloureuses, tantôt pures et délicieuses, mais toujours vives, multipliées, extrêmes et retentissantes au plus profond de l'âme! Or, on doit le dire, il n'est peut-être point d'organisme à l'épreuve de pareils ébranlemens. Ce haut degré de vitalité où les organes sont maintenus, cette exagération des actes fonctionnels de l'économie, en rompent nécessairement l'harmonie. Les conditions dynamiques de la vie compatibles avec la santé, ont cessé d'exister. Deux résultats ont lieu dans cette circonstance : d'un côté, par la prééminence native de l'encéphale et de l'encéphale toujours excité, une grande partie de l'activité nerveuse se concentre sur cet appareil, ce qui détruit l'équilibre de l'innervation; de l'autre, le système nerveux acquiert à la longue, une mobilité, une sorte de *faiblesse irritative* qui le rend éminemment impressionnable. Ce dernier effet dépend d'une loi physiologique des plus importantes dont nous avons parlé, loi en vertu de laquelle *plus les nerfs sont irrités*, *plus ils sont irritables,* plus la sensibilité est exercée, plus elle est apte aux impressions. De sorte que la *diathèse d'irritabilité,* base et principe de la constitution des hommes célèbres dans tous les genres, augmente et s'exagère nécessairement, toujours en proportion de l'exercice violent, assidu, des facultés intellectuelles et affectives.

On conçoit maintenant qu'il doit y avoir une réaction sur l'organisme en général. En effet, cette *diathèse d'irritabilité,* poussée à son dernier terme, est toujours profondément perturbatrice des appareils de la vie. Elle arrive souvent à la *susceptibilité nerveuse morbide,* affection si commune et pourtant si peu connue. Cette susceptibilité nerveuse, ce fond d'irritation habituelle, s'étend bientôt du physique au moral, des organes aux pensées et aux sentimens; or, de cette disposition à la névrose connue sous le nom de *mélancolie,* il n'est qu'un pas, bien souvent même, on serait tenté d'en établir l'identité.

Ainsi, la prédestination organique et matérielle des hommes célèbres à la mélancolie, nous paraît donc démontrée précisément par les dons qu'ils ont reçus de la nature, par cette haute capacité de sentir, par cette exquise délicatesse de perception, cette force de conception qui les caractérise; et plus l'excentricité intellectuelle dont il s'agit est prononcée, plus ils semblent enclins à cette maladie. Aussi voit-on que le sentiment d'amertume, la lassitude des choses présentes qui s'attachent à la plupart des hommes qui ont fortement vécu de la vie de la pensée, ne se manifeste guère qu'à l'âge viril. A cette époque, en effet, l'organisme a éprouvé de profondes modifications. La balance circulatoire, comme je l'ai déjà remarqué, n'est plus la même, le sang veineux dominant déjà le système artériel; de là les stases de sang noir abdominal, les engorgemens des ramifications de la veine-porte, la faiblesse des organes digestifs, la constipation, la disposition hémorrhoïdaire si constamment observée chez les hommes de cabinet. C'est d'ailleurs depuis long-temps une vérité admise en médecine, que les affections chroniques sous-diaphragmatiques, ou abdominales, empreignent le moral d'une mélancolie proportionnée au degré de leur intensité. La misanthropie, l'hypocondrie, la manie se lient presque inévitablement à quelque lésion abdominale (1). Les hommes à réflexions chagrines, les

(1) Saint Ignace tomba plusieurs fois dans des accès

penseurs morosophiques, toujours ramenés à cette désolante conclusion, que le *malheur* est la seule réalité de la vie, sont constamment menacés de quelque affection dans le vaste ensemble des organes abdominaux, mais toujours avec coïncidence d'une disposition particulière du système nerveux cérébral.

Cette dernière condition est tellement importante, qu'elle seule peut produire jusqu'à un certain point la mélancolie; c'est ce qu'on remarque chez plusieurs jeunes gens doués d'une vive sensibilité. Cependant ne nous y trompons pas, la mélancolie du jeune homme diffère beaucoup de celle de l'homme qui a vécu. Chez le premier, elle est ordinairement douce et suave, elle tient à quelque chose de vague et d'incertain; au fond se trouve constamment l'espérance, quelques pleurs terminent souvent la crise. Mais chez le penseur d'un âge mûr, la

de la plus noire mélancolie. A sa mort, en 1556, son corps fut ouvert par Reald-Colombo. Cet anatomiste trouva des calculs biliaires qui avaient pénétré jusque dans la veine-porte. *Lapides in jecore, in vena portæ, ut tu, tuis oculis vidisti, Jacobe bone, in venerabili Ignatio generali congregationis Jesu.* (*Realdi Columbi, Cremonensis, in almo gymnasio romano, anatomici celeberrimi, De re Anatomicâ, libri* 15. *Parisiis*, 1562.)

mélancolie est constante, âcre, profonde, parce que non seulement les douleurs sont senties, mais elles sont raisonnées; il y a la souffrance du lendemain ajoutée à celle de la veille. Ces douleurs se lient toujours à des regrets, à des souvenirs pénibles; il est bien rare que des larmes les adoucissent. Tous les deux aiment la solitude, mais les passions, l'espoir de se distinguer ramènent le jeune mélancolique sur la scène du monde; il y cherche sa place et sa destinée, tandis que l'autre éprouvant le supplice des espérances trompées, a suivi le conseil de Montaigne : « Retirer son âme de la presse. » Il a donc cette satiété de la vie commune, ce dégoût que ressentent les esprits élevés, trop tôt désabusés des promesses des hommes et des illusions de la gloire. La primeur de pensée, nécessaire à l'idéalité du bonheur que donne la gloire, n'existe plus. A ce mot de *gloire*, le jeune mélancolique, épris de pensées fières, se sent soudain ranimé, le bruit et la renommée ont à ses yeux d'ineffables douceurs; une trompette et un laurier, que faut-il de plus pour être heureux? L'homme célèbre a apprécié ces hochets ce qu'ils valent, et la froide estimation qu'il en fait, le ramène toujours au cruel mot de César : « N'est-ce que cela? » D'ailleurs le jeune mélancolique est plein de force et de santé, une sorte de délire agite son existence, et la vie chez lui est tellement exubérante, qu'il sait à peine qu'elle a un terme. Comment concevrait-il la mort, lui dont les organes sont si actifs, dont le sang circule si vite et si bien? Mais chez le mélancolique dont la carrière s'avance, l'organisme a fléchi; non seulement il sait, mais il sent déjà qu'il doit mourir. Un reste d'existence décolorée, quelques chagrins encore et le tombeau ensuite, ne sont pas des images faites pour embellir et ranimer l'existence : en effet, elle se flétrit, elle s'affaisse de plus en plus, *spiritus tristis exsiccat ossa.* (Prov. Salom.)

On le voit, l'exercice de la vie physique et de la vie morale, conduit naturellement à la mélancolie. Un peu plus ou un peu moins, tous les hommes en sont là, mais ce sentiment étant plus vif, est principalement remarqué chez les hommes remarquables, d'autant plus que l'activité cérébrale a chez eux une singulière énergie. Observez un homme de génie suivant la route que le destin lui trace, il s'élance avec ardeur, avec espoir; mais plus son âme est haute, plus son cœur est actif, son esprit supérieur, plus il se sent brisé contre le cercle d'opposition et de misère dont l'entourent aussitôt les préjugés, la routine et l'envie. Dans cette grande et perpétuelle lutte de ce qui est, contre ce qui doit être, non seulement il aperçoit, mais lui-même exagère parfois l'inutilité de ses efforts. Ayant acquis de bonne heure l'*horrible certitude* dont parle Fontenelle, son esprit s'abat et se décourage, la misanthropie s'en empare, il ne voit plus, il n'attend plus que le désordre. Le bonheur n'est à ses yeux qu'une illusion puérile dont il faut se défendre comme d'une faiblesse ou d'un ridicule; c'est une idée fixe qui, comme une espèce de vautour, ronge un foie toujours renaissant. Ainsi se trouve expliqué cet axiome de philosophie médicale, que la diminution de la joie est une conséquence morale comme inévitable du perfectionnement de la raison et de l'excitabilité contre nature du système nerveux.

Il est encore une cause productrice de la mélancolie, chez les grands hommes, que nous ne devons pas oublier. Tous prennent part à la progression sociale, tous cherchent la gloire, où elle se trouve ordinairement, dans les combats, à la tribune, dans les vastes champs de l'esprit et de la pensée. Aussi, comme je l'ai déjà remarqué, que leur vie est alors inquiète et agitée! quelle activité dans cette période de leur existence, dans ce long effort vers la perfection morale ou la supériorité du talent! combien les ressorts de l'économie sont tendus, les nerfs stimulés, la circulation du sang bouleversée, le rhythme vital hors de mesure, les pensées rapides, les sentimens tumultueux! Puis tout à coup, quand la nature ou la fortune disent : *C'est assez!* que ce grand mouvement s'arrête, on conçoit le vide effrayant qui se fait subitement dans l'âme; l'immobilité de la mort lui est seule comparable. Les grands capitaines, les diplomates habiles, les administrateurs consommés, les orateurs parlementaires, les gens de lettres dont la renommée s'étend au loin, en offrent de nombreux exemples. Encore si, avertis par l'âge et le déclin de leur santé, ils se retiraient volontairement à l'écart; si, d'acteurs devenant spectateurs, ils s'appuyaient, comme dit Pythagore, sur les barrières de l'arène où les combattans se pressent! mais, il faut l'avouer, le plus petit nombre en agit ainsi. Pourquoi cela? c'est que la soif de la célébrité est aussi inextinguible que celle de l'or; c'est que l'esprit et le cœur des hommes supérieurs sont également insatiables : l'un n'est jamais las de connaître, l'autre jamais las de désirer.

Le malheur est que les hautes facultés dont ils sont doués, étant hors de proportion avec l'ordre de choses où ils doivent vivre, ils n'ont plus qu'une existence insipide qui fait supporter la vie sans s'y attacher; ils ne peuvent être bien nulle part, puisqu'ils sont partout une exception. C'est alors qu'on observe cet impatient ennui des hommes de génie, qui n'est pas encore, mais qui touche de près à la mélancolie. Saint Augustin dit en parlant des désirs : *Eunt, ut non sint,* « ils tendent à ne plus être; » mais l'homme médiocre a mille sujets de désirs que n'a plus celui qui a trop réfléchi. Ce dernier a dans son génie une mesure à laquelle bien souvent rien ne s'arrange; sa délicatesse le rend dédaigneux; forcé par sa nature d'être difficile, il paraît froid, hautain; il irrite par-là contre lui les petits esprits, mais les petits esprits c'est le grand nombre. Appliquant à tout sa microscopique sagacité, il a d'abord jugé la valeur et le poids des choses auxquelles les autres attachent encore du prix. Or, cette funeste clairvoyance n'est jamais sans rompre le charme, sans détruire une foule d'illusions importantes à conserver; il est travaillé par le démon de la chose impossible. La remarque en a été faite : avec un esprit fin et pénétrant, avec un goût pur, un discernement exquis, on est trop exigeant; on n'est jamais satisfait ni de soi ni des autres; les moindres défauts sont sentis, et le sont très-vivement. C'est un supplice continuel dans la vie ordinaire qu'une pareille délicatesse. Comment alors redonner le goût des habitudes simples à un homme d'un génie vaste, d'une imagination active, inquiète, préférant à tout le bruit et le fracas, avide d'illusions sans bornes qui s'éloignent sans cesse pour le tromper toujours? Qu'on ne s'étonne donc plus si un chagrin profond et secret brise l'âme de cet homme, si, au banquet de la vie, l'absynthe est son lot, tandis que le miel abonde pour d'autres qui lui sont inférieurs.

II.

Distinguons bien surtout la mélancolie, véritable affection pathologique, de ce sentiment vague qui étreint, qui tourmente l'âme du poète et de l'artiste; en un mot, du *je ne sais quoi* de rêveries voluptueuses produisant de douces excitations des facultés intellectuelles. Il est certain que la sensibilité de l'âme, l'imagination vive et tendre, sont un principe profond et agissant d'heureuses inspirations; mais il s'agit ici d'une véritable maladie, de la misanthropie, fruit d'un corps languissant, d'un esprit actif et découragé.

Quand celle-ci guide la plume de l'écrivain, alors jaillit de l'âme une vive source de pensées sombres, de tableaux lugubres, d'affligeans apophtegmes ; la verve est âcre, implacable, virulente ; il y a toujours une corde d'airain à cette lyre.

Nous avons remarqué tout ce que peut la réaction viscérale sur le cerveau prédisposé : n'oublions pas non plus qu'une morosité habituelle, qu'un penchant décidé pour les idées tristes, influe à son tour d'une manière fâcheuse sur l'économie, et notamment sur l'appareil digestif. Il est certain que, dans ce cas, les forces vitales se concentrent à l'intérieur, que les digestions s'altèrent, que le foie s'engorge et s'irrite, que la circulation s'alanguit. Il existe donc, comme l'observe un célèbre physiologiste du dernier siècle, entre les idées agréables qui naissent dans l'âme et l'*épanouissement* des fibres de tout le corps, surtout des organes épigastriques, un rapport si intime, que ces deux modes de notre existence physique et morale s'appellent mutuellement et naissent l'un de l'autre. Quelquefois il arrive que la mélancolie faisant des progrès, l'imagination se remplit de chimères, l'esprit s'aigrit et n'enfante plus que des erreurs déplorables, des systèmes extravagans. En s'éloignant trop du réel, on s'approche de l'impossible, de l'inexplicable, du fantastique; on s'y plonge à plaisir, on s'en fait une espèce d'asile contre l'atteinte et le contact des hommes. Il suffit pour produire cet effet, d'une affection passionnée qui s'avive d'elle-même et s'irrite sans cesse, qui s'empare peu à peu de l'intelligence, et finit par absorber tout ce qui ne tient pas à cette affection, tout, jusqu'à la personne morale. Byron assure qu'il travaillait seulement pour arracher sa pensée aux réalités, pour se réfugier dans l'idéal, *fût-il horrible,* selon son expression. Mais comme rien ne répond aux exigences d'une telle imagination, les idées peuvent être hautes, sublimes, originales, mais elles manquent de justesse, et l'on voit, comme l'a dit un écrivain célèbre, le génie condamné à déraisonner pour crime d'infidélité à sa mission. Selon le positif, le sage Condillac, «de tous les êtres créés, le moins « fait pour se tromper, est celui qui a la plus « petite portion d'intelligence. » Eh bien! l'inverse est exactement vrai : l'esprit le plus étendu, le savoir le plus profond, ne conduisent quelquefois qu'à produire de monstrueuses aberrations et de bizarres systèmes. Il est peu d'hommes illustres qui n'en fournissent des preuves, et cependant ils sont les lumières et l'orgueil de notre espèce : étrange phénomène qui prouverait seul notre état d'imperfection actuelle, et que nous sommes destinés à nous élever dans la hiérarchie des êtres!

Ce pressentiment d'une perfection future, et qu'ils ne peuvent atteindre ici-bas, a été pour certains hommes une cause très-active, très-réelle de mélancolie. Qui le croirait parmi le vulgaire! Mais la médecine, qui contient les fastes de toutes les douleurs humaines, doit encore noter celle-ci; douleur, à la vérité, qui n'est pas faite pour toutes les âmes. Demandez à un homme de haute intelligence, capable de dire comme Michel-Ange :

E vo' per vie, men calpestate e sole,

si, après avoir profondément médité; si lorsque son génie, lancé dans le plein orgueil de sa puissance, comprend et pénètre certaines lois de l'univers, arrache quelque étincelle du vrai ou du beau; demandez-lui s'il est entièrement satisfait : il vous répondra qu'il est seulement sur la voie, et que l'horizon s'agrandit à mesure qu'il avance, parce qu'il n'appartient qu'au génie de savoir combien nos connaissances sont bornées. Notre ignorance est une espèce de torture qu'éprouvent les hommes supérieurs, parce qu'ils comparent avec accablement les vanités de la science à la désespérante grandeur de la nature. Newton lui-même se regardait comme un enfant ramassant des coquillages au bord du grand océan de la vérité. Souvent il arrive encore que le cœur de cet homme n'est guère plus satisfait que son esprit. Contristé par le néant de l'humanité, s'abandonnant à une ardente aspiration, vers un bonheur que lui seul conçoit, sans cesse haletant après une fantastique espérance de félicité, il éprouve l'impérieux besoin de cet ordre que le monde présent semble contredire, de cet avenir que la terre lui refuse. Il demande aux hommes ce qu'ils ne peuvent donner, des vertus d'ange et des affections éternelles, la vertu constamment pure et la vérité sans alliage. Ainsi, ses désirs en-dehors du cercle matériel et des possibilités organiques, ne s'y rapportent pas ou s'y rapportent mal; la limite finissant toujours par lui faillir, il reste comme abîmé dans son impuissance. Ne cherchez plus d'harmonie entre ce qu'il voit, ce qu'il entend chaque jour et ce qu'il pense, entre les idées de la foule et celles qui le dévorent, entre le monde réel et le monde des possibles qu'il crée, qu'il embellit. Aidé de cette puissance d'excitation nerveuse dont il est doué, son imagination s'élance et franchit toutes les barrières; elle se croit délivrée de sa prison de chair, mais en vain. Quelle que soit la suprématie organique du cerveau, elle ne va pas jusqu'à supporter impunément d'aussi violentes stimulations; cet appareil se fatigue et s'épuise; dès lors le vrai se reproduit, et toujours avec amertume. De ces ravissantes extases, de cet univers artificiel, l'imagination, toujours dupe de son exigence, retombe dans la réalité sensible et perceptible, dans le monde, tel que Dieu l'a fait : dès lors, et dans une ligne progressive, surviennent le dégoût, le dédain, l'aversion, la tristesse, la mélancolie vague, la profonde mélancolie, l'ennui de la vie, l'idée *fixe* de la mort...... le suicide.

« La mort a des *faveurs* à nulle autre pareille, »

m'écrivait un de mes malades, triste et mélancolique au plus haut degré.

Il en est qui s'arrêtent à moitié de ce sentier funeste, d'autres le parcourent entièrement. Rousseau a-t-il ou non mis fin à son existence? Gilbert ne s'est-il pas tué à l'Hôtel-Dieu? Sans l'Italie, Byron dit qu'il aurait puisé la liberté dans l'*anneau d'Annibal.* De nos jours, un littérateur plein d'esprit et de goût n'est-il pas tombé, selon son panégyriste, dans cet abîme que Pascal voyait sans cesse devant lui? Plus récemment encore, un peintre célèbre (Gros) et un artiste lyrique non moins illustre (Adolphe Nourrit) n'ont-ils pas été atteints de mélancolie, puis d'une sorte de délire mêlé d'orgueil qui les a conduits au suicide? Ce désir tourmentant d'une perfection indéfinie, d'un état de bien-être, de bonheur, aussi impossible à définir qu'à obtenir, est donc pour certains hommes une cause très-réelle de chagrin, d'ennui profond et de mélancolie. Remarquons encore que cette espèce de supplice, particulier aux grandes âmes, s'applique à tout, se retrouve même dans les choses les plus ordinaires, les plus simples de la vie commune.

Quelquefois on se flatte que l'homme supérieur échappera par la gloire à ce sombre avenir; qu'il sera récompensé des lumières qu'il a répandues, des découvertes et du bien qu'il a faits. Soyons justes, la société n'est pas toujours ingrate; parfois elle proclame hautement sa reconnaissance. Virgile fut admiré du peuple romain, et Jenner a été regardé, de son vivant, comme un des bienfaiteurs de l'humanité. Toutefois on les compte ces heureux; combien d'autres, possédés de la vertueuse folie d'éclairer les hommes, ont été méconnus, meprisés, persécutés! Combien ont éprouvé qu'on ne peut apporter une vérité, une consolation à l'homme qu'au prix de son repos et de sa vie! La plupart ont eu le tort de venir trop tôt, de voir plus loin et de voir mieux que les autres. Rien de plus vrai, il ne faut pas avoir trop raison, et il est souvent dangereux d'avoir raison contre ses contemporains. L'homme de génie s'aide de son siècle, bien qu'il frappe à son coin toutes les idées dont il s'empare; puis il avance dans la carrière; il entrevoit, il découvre, il saisit une vérité fondamentale, il s'écrie : *La voilà!* mais personne ne l'écoute, ou bien il est traité de rêveur, d'homme à visions, par l'ignorant, qui ne sait mesurer le possible que sur l'existant. Au lieu de gloire qu'il espérait, on le contredit, on l'humilie ; on lui prouve d'abord que ce qu'il avance est de peu de valeur et insignifiant; ensuite, qu'on l'avait dit et trouvé avant lui : en sorte que cette vérité que lui seul comprend est condamnée comme le crime, insultée comme la folie par les contemporains. Conçoit-on maintenant ce que ce poison d'indifférence ou de haine peut porter de surprise, de chagrin, de douloureux mécomptes, de *mélancolie* enfin au plus profond d'une âme fière et sensible? La douleur du génie qui a la conscience intime de la gloire qu'il mérite et le désespoir de l'obscurité sous laquelle il s'éteint, est peut-être la plus cruelle qu'il ait été donné à l'espèce humaine de supporter. Christophe Colomb, Galilée, Copernic, Bacon, Daniel de Foë, Vico, Descartes, ont été dans ce cas. Quant à ce dernier, on sait combien les sourdes et basses calomnies de Voët, lui causèrent d'inquiétude et d'ennui (1). Newton était à peine compris des savans les plus illustres de son temps; les tracasseries de Hooke, les prétentions de Leibnitz lui causèrent un vif chagrin. Dans les arts, Papin, Fulton, Amontons, Lebon, l'abbé de l'Epée, ont fait des découvertes dont personne de leur temps ne s'est beaucoup soucié. Je trouverais dans l'histoire de la poésie, de la peinture, mille exemples de ce que j'avance. Même aujourd'hui, si l'on voulait énumérer les misères, les pénuries, les mille et une

(1) Voici ce que pensait de ce grand homme, Naudé, son contemporain : « M. Descartes, qui est mort à Stockholm, le 11 février 1650, était un homme de mauvaise mine qui n'avait rien d'agréable. S'il a laissé quelque chose à imprimer, ce sera M. Piques qui en aura soin. Il avait bien des visions dans la tête, qui sont mortes aussi bien que lui. » Quelle apothéose!

douleurs de certains artistes, savans, etc., ce serait à faire envier aux hommes d'intelligence, le sort de la brute, la condition de la plante. Le premier des artistes, Prométhée, a payé par de longues tortures le feu céleste qu'il avait dérobé. Qu'en résulte-t-il? que l'homme de génie qui malheureusement conçoit un chef-d'œuvre, qui y croit, finit par douter de lui-même. Bientôt ce doute persécuteur s'empare de lui, l'obsède, le poursuit; et le résultat est toujours un découragement profond, une *mélancolie* que rien ne peut dissiper, quelque chose qui l'effraye pour la suite; le coup mortel est déjà porté.

L'indifférence des contemporains ne doit pas toujours leur être reprochée, bien que les effets soient les mêmes. Quand l'industrie est l'unique but de la société; quand l'enthousiasme est ridicule, que les sympathies sont à l'utile, que toutes les questions sont ramenées au positif, tranchées par l'intérêt et le calcul, il reste bien peu de voix pour célébrer les chefs-d'œuvre des beaux-arts. C'est bien pis lorsque les discordes civiles ramènent toutes les pensées, concentrent toutes les attentions sur la chose publique. Malheur aux enfans des arts qui vivent de grandiose, et que le sort a jetés dans la société en des jours d'orage, dans un temps de désorganisation, de décombres et de ruines! Le moyen d'entretenir et d'aviver le feu sacré, quand le tumulte de la place publique retentit jusque dans le silence du cabinet et de l'atelier! On a beau abstraire son esprit, se faire un calme artificiel, il y a une gêne de cœur et d'âme qui paralyse les facultés; il est impossible que l'appareil cérébral déploie toutes ses forces et sa complète activité. Alors le découragement saisit l'artiste; il se sent arrêté dans sa carrière, frustré dans son espoir. Cet *otium tutum,* ce sentiment d'un repos assuré, d'une quiétude parfaite, sentiment si précieux pour le génie qui crée, disparaissant, les riantes pensées de la gloire font bientôt place à je ne sais quel sentiment amer qui mine et sape l'existence. On ne sait pas tout ce qu'il y a de souffrance dans la vie solitaire, exaltée, laborieuse, d'un poète, d'un savant, qui se consume sur une production, sur une découverte importante, avec la presque certitude que son œuvre et son nom passeront inaperçus sous le torrent d'une révolution. Comme le contre-coup d'une pareille douleur est toujours l'altération de la santé, il est peu de médecins pratiquant dans une grande ville qui n'aient eu occasion de voir plusieurs de ces infortunés. Avec un peu de tact et d'expérience, on découvre bientôt qu'un chagrin secret, *velut spina in corde*, comme dit si bien Hippocrate, irrite sans cesse ces âmes délicates. Aussi, pour obtenir la guérison de pareils maux, le médecin doit-il en bien pénétrer la cause. C'est ici qu'il faut savoir joindre les préceptes de notre art à la connaissance pratique du cœur humain, car remarquons que la maladie elle-même, augmente singulièrement l'impressionabilité physique et morale. Cent mots, dit Bichat, ne suffiraient pas pour rendre la *diversité* des sensations qu'entraînent après elles les affections maladives. Ce grand médecin parlait en général, mais c'est bien autre chose quand il s'agit d'affections morbides, naturellement empreintes de tristesse.

III.

On voit par combien de routes, la mélancolie parvient à l'âme, quand le corps est doué d'une vive sensibilité. La réflexion d'Aristote est tellement juste, tellement vraie, qu'on a lieu de s'étonner que quelques-uns de ces hommes extraordinaires dont le Ciel est avare, puissent échapper à la maladie dont il s'agit. Parce que, disait Luther, j'ai quelquefois l'air gai et joyeux, beaucoup de gens se figurent que je ne marche que sur des roses : Dieu sait ce qui en est dans mon cœur (1). Car remarquez bien que toutes les causes de la mélancolie dont j'ai parlé, et je ne les ai pas toutes énoncées, agissent sur des individus éminemment irritables, et qu'en général, ce n'est pas chez eux qu'il faut chercher jusqu'où peut aller la force d'*endurance* de l'homme. Cette susceptibilité nerveuse morbide qu'on peut considérer comme la *fatalité* de leur constitution, se retrouve ici dans sa cruelle activité. Elle influe d'ailleurs sur les petites, comme sur les grandes choses de l'existence. Au physique, les légers dérangemens de la santé, les troubles passagers de l'économie, inspirent de vives craintes; au moral, les petites misères, les contre-temps, les picoteries de la vie commune, sont fortement ressenties par l'homme supérieur, très-irritable. Au moindre choc de la fortune, son cœur se serre avec violence; il pousse des rugissemens sous des coups d'épingles. Jugez de ce que peut produire

(1) Voltaire lui-même écrivait au maréchal de Richelieu : « Il faut que je vous fasse ma confession : je n'ai jamais été gai que par emprunt. » (*Correspondance*, 1766.)

sur l'organisation de cet homme, les manœuvres de l'envie, la critique plus ou moins juste de ses ouvrages, la pensée que de jeunes rivaux l'emportent, que ses idées, ses opinions, ses travaux ont vieilli, qu'il a cessé d'être une autorité, en un mot, que la renommée semble déjà oublier et son nom et ses œuvres. C'est la fièvre, c'est du poison qu'on inocule dans son sang, ou plutôt cette *mélancolie* délétère qui gâte et flétrit le reste de l'existence. Lulli avouait sur ses vieux jours, qu'il aurait tué sur le champ quiconque lui aurait dit en face que sa musique ne valait rien; tant l'irritabilité s'exaspère quelquefois chez certains individus! Souvent aussi, cette irritabilité, loin d'éclater au-dehors, se concentre, mine et détruit sourdement l'économie (1). Si à un talent du premier ordre, se joint un caractère débile et sans consistance, bientôt l'imagination s'effarouche de tout, la

(1) Le 17 mars 1821, deux mois avant sa mort, Napoléon, accablé de chagrin, de douleur et d'ennuis, disait à un des assistans : « Là! c'est là, » en montrant sa poitrine au docteur Antomarchi. Celui-ci lui présenta un flacon d'alkali ; « eh non! ce n'est pas faiblesse, s'écria le malade, c'est la force qui m'étouffe, c'est la vie qui me tue. » (*Mémoires*, par le général Montholon.)

méticulosité, les terreurs puériles l'assiégent continuellement. Cette imagination court au-devant du mal, elle le devine et l'anticipe. Alors ces hommes se forgent mille chimères de persécutions qu'ils n'éprouvent pas; ils ont comme le frisson du pressentiment de malheurs qu'ils n'auront jamais; tout à l'opposé des imaginations gaies, à illusions douces, ils voient toujours le mal, ils font, comme on l'a dit, des *cachots* en Espagne. Un petit grain d'humeur est comme un levain qui fermente promptement et dont l'aigreur se communique à toute la masse des pensées. C'est là ce qu'on voit parfois chez les hommes les plus éminens. Il en résulte que ces esprits dominateurs sont eux-mêmes conduits, subjugués par les motifs les plus petits, les moins dignes de leur génie. Leur imagination malade explique cette étonnante dissonnance. Etudiez physiologiquement Rousseau atteint par l'âge, par le malheur et la misanthropie, n'est-ce pas pitié de le voir se tourmenter jusqu'au spasme pour les causes les plus légères et les plus insignifiantes! L'abbé de Saint-Cyran (Jean Duvergier de Hauranne), morose, chagrin sur la fin de sa vie, ne pouvant faire entrer des noyaux de cerises entre les barreaux d'une fenêtre, se plaignit amèrement que la Providence s'opposait toujours à ses desseins. Swift, qui mourut fou, présentait dans sa vie ces inexplicables singularités. Molière, devenu mélancolique, se tourmentait des moindres choses. De nos jours, Hoffmann, le conteur, malgré son apparente gaîté, soutenait que le mal se cache toujours derrière le bien, que *le diable met sa queue sur toutes choses*. Le célèbre compositeur Beethowen a offert les mêmes symptômes; naturellement bizarre, susceptible, irritable au plus haut degré, il devint sourd, et cette cruelle infirmité pour un musicien, détermina une mélancolie profonde dont une mort prématurée fut le dernier terme. « Mon organisation est si nerveuse, disait-il, qu'un rien me fait passer de l'état le plus heureux à l'état le plus pénible. »

Ces phénomènes ne surprennent pas le médecin qui connaît l'homme sous le rapport physiologico-moral. Il sait que chez certains individus à système nerveux très-mobile, très-excitable, les perceptions sont tellement vives et délicates, que leur imagination exaltée, représente avec une incroyable force de vérité les chimères qu'elle enfante. Les esprits profonds, concentrés, méditatifs, sont les plus exposés à ces hallucinations, sorte d'ivresse intellectuelle.

Ils personnifient, ils donnent de la réalité à des êtres de raison. Pour les mélancoliques, ce qu'ils pensent, ce qu'ils rêvent, ou ce qu'ils voient, est souvent la même chose. De là ces images d'un bonheur inouï, inénarrable, ou bien ces terreurs, cet abîme chimérique de malheurs qui les troublent et les épouvantent à chaque instant. En recherchant l'origine d'aussi étranges phénomènes, on la trouve toujours dans les écarts et l'altération d'une vive sensibilité. Ainsi, se trouve cachée dans l'intimité même de notre être, la cause de presque tout le charme ou le dégoût attaché aux divers instans de la vie; on la porte en soi cette source de biens et de maux, et on la cherche au-dehors dans l'influence mystérieuse de la fortune et des évènemens. Le *fatum* n'est-il pas en effet dans les modes variables et spontanés d'une sensibilité qui échappe à la prévoyance comme à toute l'activité de l'esprit? Non, il n'est point au pouvoir de la volonté de créer aucune de ces affections aimables qui rendent si doux le sentiment immédiat de l'existence, ni de changer ces dispositions funestes qui la rendent pénible et quelquefois insupportable. Mais ce qui a lieu pour certaines personnes, acquiert un haut degré d'intensité chez les hommes d'une forte imagination, dont le miroir change et altère sans cesse la réalité des objets.

Wolff a défini l'imagination, *la faculté de reproduire les perceptions ou les images des choses absentes.* Une pareille définition est depuis long-temps une vérité pour les médecins.

Mais cette imagination, cette singulière faculté de procréer le *non-moi* par la puissance du *moi,* quelque sublime qu'on la suppose, n'est donc pas toujours un instrument de bonheur aussi parfait que la raison froide et juste, que le bon sens rigoureux et compassé. Encore, si un homme supérieur et qui a vécu pouvait conserver ses illusions! mais en vain, il n'est plus en son pouvoir de parer et de revêtir d'une gloire idéale, le sentiment de la vie. Inhabile à recréer l'idole qu'il a brisée, tout lui semble mensonge, erreur et déception. A ses yeux, la nature humaine est éternellement condamnée à la lutte, à la fatalité, au désespoir. Chez lui, le trouble des fonctions organiques se réfléchit sur les idées, et le désordre de ses idées, il le retrouve dans la société, dans le monde entier. Qu'est-ce que la beauté? une rose qui dure « l'espace d'un matin. » La santé? un bien que vous pouvez perdre à chaque instant. La jeunesse et la vigueur? un trésor que le temps dévore jour par jour. La gloire? un peu de bruit dans un coin de notre globe, bruit de quelques instans, car, dit le mélancolique Pascal : « L'éternité rompt toute mesure et anéantit toute comparaison.»

Parvenu à ce point d'une tétrique sagesse, résultat de souffrances physiques et morales, il est bien difficile que l'homme de génie, ne tombe pas dans la plus noire mélancolie. Quelque peu d'un nectar brûlant est encore avidement goûté; mais en général, la vie n'est qu'un long et mortel ennui, dont la patience et le tombeau sont les seuls remèdes. Plusieurs font pourtant effort pour échapper à ce mal terrible. Les uns par un amer mépris du monde, par une dédaigneuse et insultante moquerie; les autres, en renonçant à ces travaux, à cette gloire qu'ils ont tant désirée. Moins d'éclat et plus de repos, voilà désormais leur unique vœu. En effet, beaucoup d'hommes illustres, au déclin de leur âge, voudraient abdiquer; ils regrettent « le doux et mol chevet de l'ignorance et de l'incuriosité. » Ce même génie, source de la gloire qu'ils ont acquise, leur paraît une puissance hostile et persécutrice de leur bien-être, un fléau du ciel, un don de sa haine. Le repos, l'utile, le commode, sont à leurs yeux, cent fois préférables à une célébrité importune et fatigante (1). C'est alors qu'éprouvant le vide de la louange et du succès, ils voudraient cacher leur vie, échapper à la renommée, rentrer dans l'association commune, en un mot, se retrouver hommes, après avoir été *esprits de lumières;* il n'est plus temps, tout cet avenir de gloire qu'une imagination vive faisait entrevoir dans la jeunesse, a disparu sans retour. A ces pensées de ravissement a succédé la triste idée de la réalité, de cette réalité froide, sèche, sans âme et sans poésie. Ajoutons qu'il y a des habitudes contractées, une convergence perpétuelle des pensées sur les mêmes objets. D'ailleurs, les forces sont épuisées, la santé délabrée; comment rétrograder? comment lutter contre une destinée presque accomplie? Descendre le plus doucement possible vers la nuit de la tombe est le seul espoir qui reste.

(1) C'est la pensée d'un homme célèbre, âgé, souffrant, sans cesse répétant qu'il préférait à toute la gloire possible, « du repos, un beau rayon de soleil et un bon potage. »

Le plus grand de nos écrivains, M. de Châteaubriand, a dit dans son dernier ouvrage (*Congrès de Véronne*): « En dernier résultat, je n'attache *aucun prix à quoi que ce soit*...... Mon défaut capital est l'ennui, le dégoût de tout et le doute perpétuel. »

IV.

Qu'on étudie, en philosophe et en médecin, la vie intime de beaucoup de poètes, d'artistes, de savans, d'hommes d'Etat, et l'on se convaincra de la vérité de nos assertions. Le degré de mélancolie, de dégoût et d'ennui de la vie, n'est pas toujours le même; mais la maladie existe, et elle se décèle par les caractères qui lui sont propres, notamment par le malaise qui résulte du mécontentement de toutes choses, par cet état de l'âme qui concentre et réunit sur un seul point tout ce qui pique et blesse dans la vie. On a dit que les savans y étaient moins exposés que les poètes ou les artistes; c'est une complète erreur : les biographies, les recueils d'observations cliniques, fourniraient une infinité d'exemples du contraire. Et pourquoi en serait-il autrement? Faut-il moins de force et de travail d'esprit pour étudier et approfondir les lois de la nature, que pour faire un poëme? A-t-on besoin d'un moindre essor de l'imagination pour enfanter les systèmes de Mallebranche, de Leibnitz, les théories de Buffon, que pour dessiner et peindre un tableau? on ne saurait le penser. D'ailleurs, les faits les mieux constatés déposent contre cette opinion. Le savant Haller fut long-temps obsédé de terreurs religieuses, se croyant destiné aux flammes éternelles, à cause, disait-il, de la *laideur de son âme :* il mourut cependant avec tranquillité. Priestley, qui découvrit le gaz oxigène, tomba dans des accès d'une noire mélancolie. Swammerdam abandonna tout à coup ses travaux d'histoire naturelle pour se livrer aux mystiques folies de la Bourignon, dont la *chasteté pénétrative,* comme dit Bayle, domptait les plus rebelles. On sait que la mélancolie de Swammerdam devint telle, qu'il jeta au feu le fruit de vingt années de travail sur les animaux et les insectes, même l'*histoire de l'éphémère,* ce chef-d'œuvre d'histoire naturelle, disant que c'était un sacrilége de révéler les secrets de Dieu. Zimmermann et Bordeu ont aussi été des mélancoliques prononcés.

Oh! non, savans et artistes, poètes, orateurs, philosophes, hommes d'Etat, très-peu sont exempts, à un certain âge, d'un sentiment de tristesse habituelle qu'ils ne peuvent ni vaincre ni définir. Il y a plus, c'est qu'au-delà de quarante ans, un homme doué d'une imagination forte, qui a long-temps médité, éprouve rarement cette joie vive et pénétrante, cet épanouissement de plaisir extrême et vrai, qui d'un mouvement uniforme semble étendre et raréfier notre être (1). A la belle jeunesse appartient ce rayonnement expansif de la vie, ce plein contentement de soi-même et des autres : au contraire, dans l'âge mûr, la vie se retire de plus en plus dans les organes intérieurs, et les affections *dépressives* sont les seules profondément senties. Alors l'esprit est imprégné de je ne sais quelle austérité chagrine qui le domine et l'abat ; la vie ne paraît plus, selon l'expression de Bossuet, qu'un enchaînement d'*espérances trompées ;* la pensée même, l'excitateur privilégié de l'économie chez certains hommes, ne soutient plus l'existence ; cette pensée languit ou ne jette plus qu'à de longs intervalles des lueurs attestant son affaiblissement. Que désire-t-on alors ? Nous l'avons dit, la paix, un abri et de la santé. De la santé surtout : il y a tant de bonheur dans la santé, si elle-même n'est pas le bonheur, qu'on veut en jouir à tout prix, mais souvent en vain ; l'harmonie des fonctions est à jamais rompue et

(1) C'était l'opinion de Chamfort ; mais M. J. Chenier va encore plus loin. Selon lui, tout homme qui arrive à vingt-cinq ans sans être misanthrope, est venu au monde sans cœur. Il est inutile de faire remarquer l'exagération de cette assertion.

depuis long-temps. Il n'est pas plus possible dans certains cas de la rétablir, que de redonner à l'âme profondément mélancolique, le sentiment d'une joie pure, d'un bonheur sans mélange.

Combien de fois, dans l'exercice de ma profession, n'ai-je pas vu de ces pauvres mélancoliques, gens d'esprit et de savoir, ruminant la douleur qui les accablait, la multiplier, l'aggraver encore par d'opiniâtres réflexions! Ingénieux à se tourmenter eux-mêmes, à donner un *corps* aux chimères qui les obsèdent, leur imagination tend sans cesse à étendre, à envenimer le mal, à fouiller la joie elle-même, pour y découvrir des veines douloureuses; puis ils se prennent d'une amère pitié pour la destinée humaine, pour la philosophie et ses ressources; ils accusent surtout notre art d'impuissance et d'imposture. A quoi bon? que peut la force d'Hercule contre celle des choses? On ne retrempe pas aisément les ressorts d'une constitution usée; une vie toute de crises ne se recommence pas dans un sentier fleuri. Il faudrait une certaine simplicité de mœurs, une certaine enfance du cœur qui n'existe plus; l'espérance et la confiance, ces deux étais de l'âme, manquent ici avec la force physique; dès lors la médecine et la philosophie sa sœur n'ont presque plus d'action sur l'homme. La pratique de notre art et une expérience journalière ne le prouvent que trop. Tel est le sort de beaucoup d'hommes de génie au déclin de leur vie. Il n'y a que la postérité, qu'ils contemplent de loin, dont les hommages puissent encore les consoler. A cette postérité seule, prolongée dans les âges, appartient en effet, la justice souveraine et le privilége des couronnes sans épines. Croyons-en donc le philosophe Hemsterhuis : « Les grandes âmes qui se manifestent de temps « en temps parmi les hommes, sont des ouvra- « ges de la Providence, destinés à une fin qui « ne tient pas à ce monde; ce sont des germes « qui poussent dans l'éternité. »

FIN DU PREMIER VOLUME.

VOCABULAIRE

DES TERMES DE L'ART EMPLOYÉS

DANS CET OUVRAGE.

A

Abdomen, une des trois grandes cavités du corps. Vulgairement le *ventre*.

Aëration du sang, introduction de l'air et notamment de l'oxigène dans le sang, par la respiration.

Affection pathologique, synonyme de maladie.

Alvines (déjections), expulsion des matières fécales.

Anatomie, art de disséquer les corps, pour apprendre à connaître le nombre, la structure et les rapports des parties ou organes.

Anévrisme, tumeur formée par le sang artériel, à la suite de la dilatation ou de la rupture d'une artère ou du cœur.

Anfractuosité, circuit, détour, courbure plus ou moins étendue en longueur ou en profondeur, d'une partie du corps ; se dit particulièrement des *anfractuosités du cerveau*.

Apophyse, éminence d'un os, faisant corps avec lui.

Appareil, ensemble d'organes qui concourent à l'exercice d'une fonction. On dit, l'*appareil respiratoire*, l'*appareil circulatoire*, etc.

Artères, ordre de vaisseaux qui naissent du cœur et contiennent le sang rouge ; par opposition aux *veines*, qui contiennent le sang noir, non aëré.

Asthénie, diminution des forces, faiblesse générale.

Ataxie, désordre, irrégularité des principes vitaux, des forces et des fonctions vitales.

Atrophie, état d'une partie qui, ne prenant plus de nourriture, diminue progressivement de volume.

Autopsie (cadavérique), action d'examiner soi-même ; s'applique à l'examen attentif que l'on fait d'un cadavre.

B

. . . .

C

Cachexie, état de langueur et d'altération générale du *corps*, qui se manifeste dans les maladies chroniques, lorsqu'elles tendent à une issue défavorable.

Cacochylie, mauvaise élaboration du chyle.

Capillaires (vaisseaux), vaisseaux extrêmement déliés, réunis par d'innombrables anastomoses ou communications mutuelles, et répandus dans la totalité des organes.

Cérébro-spinal, l'appareil nerveux qui appartient au cerveau et à la moëlle épinière.

Chyle, fluide extrait des alimens après l'acte digestif.

Chymification, digestion stomacale; la transformation des alimens en une masse pulpeuse appelée *chyme*.

Clinique, médecine clinique qui se fait au lit des malades.

Collapsus, diminution soudaine de l'énergie vitale; chute complète et instantanée des forces.

Contractilité, force vitale, produisant la contraction ou le resserrement. Cette force est particulière à la plupart des organes, mais elle se développe surtout dans la fibre musculaire.

Corps calleux, large bande blanche, molle et fibreuse qu'on aperçoit en écartant les deux hémisphères du cerveau.

Corps-vitré, masse transparente, gélatineuse, qui remplit les deux tiers de l'œil.

Crista-galli, apophyse, ou éminence qui s'élève de l'os ethmoïde dans la partie antérieure de la base du crâne. Les anciens anatomistes lui ont donné ce nom à cause de sa forme en *crête de coq*.

D

Défécation, action des intestins et de l'abdomen qui a pour résultat l'expulsion des matières fécales.

Diaphorèse, augmentation d'activité de la peau, ce qui détermine des sueurs plus ou moins abondantes.

Diaphragme, large muscle impair, tendu transversalement entre le ventre et la poitrine, qu'il sépare l'un de l'autre.

Diathèse, constitution, disposition du corps, en vertu de laquelle on est plus prédisposé à certaines maladies qu'à d'autres.

Dynamique, partie de la physiologie qui a pour objet les forces motrices de l'économie.

E

Economie, terme général qui désigne l'ordre et l'enchaînement des phénomènes vitaux, l'ensemble des lois qui régissent l'organisation.

Eminences olivaires, petits corps qu'on observe à la face occipitale de la moëlle allongée.

Encéphale, l'ensemble de toutes les parties contenues dans le crâne, c'est-à-dire le cerveau, le cervelet et la moëlle allongée.

Epigastre, partie moyenne et supérieure de l'abdomen. Vulgairement le creux de l'estomac.

Erection (pathologique), action élevée et morbide d'une partie, suite d'une excitation contre nature. *Voyez* le mot suivant.

Eréthisme, irritation, exaltation des phénomènes de la vie dans un organe.

Ethmoïde (os), un des huit os du crâne. Sa partie supérieure est criblée de trous pour le passage des filets du nerf olfactif.

Excitabilité, la faculté qu'ont les corps organisés d'entrer en action à l'occasion d'un stimulant.

Excrétions, l'action en vertu de laquelle un organe creux se vide des matières auxquelles il sert de réservoir.

F

Fémur, l'os de la cuisse ; le plus long et le plus fort des os du corps humain.

Fibre, corps long et grêle, dont la disposition et les connexions produisent la trame de tous les êtres organisés.

Fibrille, petite fibre, la plus déliée qu'on puisse apercevoir.

Fibrine, substance qui entre dans la composition du chyle et du sang, et qui forme en grande partie la chair musculaire.

G

Gastralgie, douleur nerveuse qui a son siége dans l'estomac.

Ganglions, tubercules formés d'un lacis de nerfs ou de vaisseaux.

Ganglionnaire (système), se dit de l'ensemble des ganglions et des nerfs qui, nés de la moëlle épinière, se distribuent aux viscères de la poitrine et du ventre.

Glande pinéale, petit corps rougeâtre, mollasse, qu'on trouve dans le cerveau. C'est dans ce corps que Descartes avait placé le siége de l'âme.

H

Habitude extérieure, l'extérieur du corps considéré comme signe ou symptôme.

Hépatique, qui appartient au foie.

Hygiène, partie de la médecine qui a pour but de faire connaître les conditions de la santé et les moyens à notre disposition pour la conserver.

Hypéresthésie, sensibilité extrême.

Hypersthénie, excès de force.

Hyperstimulation, excitation extrême.

Hypochondrie, maladie où on observe une excessive susceptibilité morale, des défiances, des craintes, du dégoût pour la vie, avec des troubles de la digestion, etc.

Hystérie, maladie nerveuse particulière aux femmes.

I

Iatrosophie, philosophie médicale.

Ictère, jaunisse.

Idiosyncrasie, la disposition particulière, spéciale, individuelle du tempérament.

Impressions digitales, dépressions irrégulières de la face interne du crâne, qui semblent avoir été faites par la pression du doigt.

Innervation, l'influx cérébral dans les nerfs.

Irradiation, tout mouvement du centre à la circonférence. On dit *irradiations nerveuses, irradiations sympathiques,* etc.

J

. . . .

K

. . . .

L

Lobes, portions arrondies et saillantes d'un organe. *Lobes du cerveau ou du foie.*

Lois physiologiques, lois vitales, actions régulières des phénomènes de la vie, en raison de l'organisation.

Lymphatique, qui a rapport à la lymphe, liqueur contenue dans les vaisseaux lymphatiques, ou blancs; système lymphatique, tempérament lymphatique.

M

Mélancolie, lésion des facultés intellectuelles; délire triste, roulant sur une série particulière d'idées.

Meninges, enveloppes membraneuses du cerveau.

Miasmes, émanations dangereuses qui s'échappent des corps malades, ou des matières végétales et animales en putréfaction.

Moëlle épinière, cordon nerveux qui s'étend depuis la base du cerveau jusqu'aux dernières vertèbres.

Morbide, qui tient à la maladie. Un état morbide.

Muscles, organes éminemment contractiles, au moyen desquels s'exécutent les mouvemens des animaux.

N

Narcotisme, sommeil morbide causé par l'action d'une substance narcotique.

Nerfs, cordons blancs, cilindriques, formés de filets entrelacés, qui communiquent avec le cerveau ou la moëlle épinière, et qui sont les conducteurs des sensations et des volitions.

Névralgie, douleur causée par l'irritation primitive d'un nerf.

Névrose, maladie des nerfs en général, ou de certains nerfs en particulier.

Névropathique, qui souffre d'une maladie de nerfs.

O

Occiput, partie postérieure de la tête. Occipitale, *crêtes occipitales*, saillies de l'os occipital, externes ou internes.

Organisme, l'ensemble des forces qui régissent un être organisé.

Orgasme, état d'un organe, d'un tissu, où l'action vitale est portée au plus haut degré d'intensité.

P

Parenchyme organique, tissu, substance des organes dans les animaux.

Pathogénésie, génération, production et développement des maladies.

Pathologie, partie de la médecine qui traite des maladies.

Périphérie, circonférence ou surface externe d'un corps.

Péristaltique, mouvement de resserrement des intestins sur eux-mêmes.

Phlegmasie, synonyme d'inflammation.

Physiologie, partie de la médecine qui traite des fonctions exécutées par les organes ou par les appareils d'organes.

Plastique, force plastique, puissance organisatrice dans les corps vivans.

Pléthore, surcroît de sang, de bile ou d'humeur, relativement à l'état habituel du sujet.

Plexus, entrelacement, réseau de vaisseaux sanguins ou de filets nerveux.

Polysarcie, embonpoint excessif, obésité. On distingue encore la polysarcie adipeuse et la polysarcie charnue.

Pores, orifices des vaisseaux qui s'ouvrent à la surface de la peau et des membranes en général.

Porte (veine), appareil vasculaire veineux qui se distribue principalement dans le foie.

Précordial, qui se trouve dans la région du cœur et de l'épigastre. (*Voyez* ce mot.)

Prostration, défaut d'énergie des forces vitales.

Psychiatrie, médecine de l'esprit.

Pylore, l'orifice intérieur ou intestinal de l'estomac.

Q

. . . .

R

Rétine, membrane molle, nerveuse, étendue sur le corps vitré, dans le fond de l'œil. C'est sur la rétine que se peignent les objets extérieurs, images transmises ensuite à l'âme au moyen du nerf optique.

S

Scrotum, enveloppe des testicules.

Sécrétion, action par laquelle un organe glanduleux ou folliculaire, extrait du sang un liquide particulier. Ainsi le foie secrète la bile, les testicules le sperme, les reins l'urine, etc.

Sensibilité, faculté de recevoir les impressions avec ou sans conscience de ces impressions.

Spasme, agitation, désordre, convulsion.

Spermatose, sécrétion du sperme chez les animaux.

Splanchnique, viscéral ; ce qui appartient aux viscères.

Squelette, l'ensemble des os du corps.

Squirrhe, endurcissement lent d'un tissu organique, ordinairement sans douleur. Le squirrhe précède souvent le cancer.

Surexcitation, augmentation de l'action vitale dans un tissu.

Sympathies, rapport qui existe entre l'action de deux ou plusieurs organes éloignés l'un de l'autre.

Synciput, sommet de la tête.

Synergie, concours d'actions organiques dans l'état normal ou régulier.

Système, ensemble d'organes composés des mêmes tissus et remplissant des fonctions analogues. On dit le système *nerveux,* le système *sanguin,* le système *lymphatique,* etc.

T

Tégument, membrane extérieure qui recouvre le corps de l'homme et des animaux.

Tempérament, constitution du corps ; résultat général de la prédominance d'un organe, ou d'un système d'organes.

Thérapeutique, partie de la médecine qui a pour objet le traitement des maladies.

Thorax, poitrine.

Tissus, parties organiques qui, par leur assemblage, forment les organes.

U

Uretères, longs canaux qui transportent l'urine des reins dans la vessie.

V

Vertèbres, nom générique donné aux vingt-quatre os courts et épais dont la réunion constitue la colonne *vertébrale*.

X

. . . .

Y

. . . .

Z

Zoo-organique (force), principe, force organisatrice qui réside dans les tissus des animaux.

FIN DU VOCABULAIRE.

TABLE

DES CHAPITRES DU PREMIER VOLUME.

FIN DE LA TABLE DU PREMIER VOLUME.

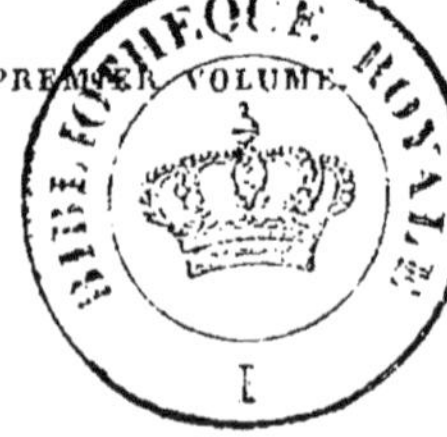

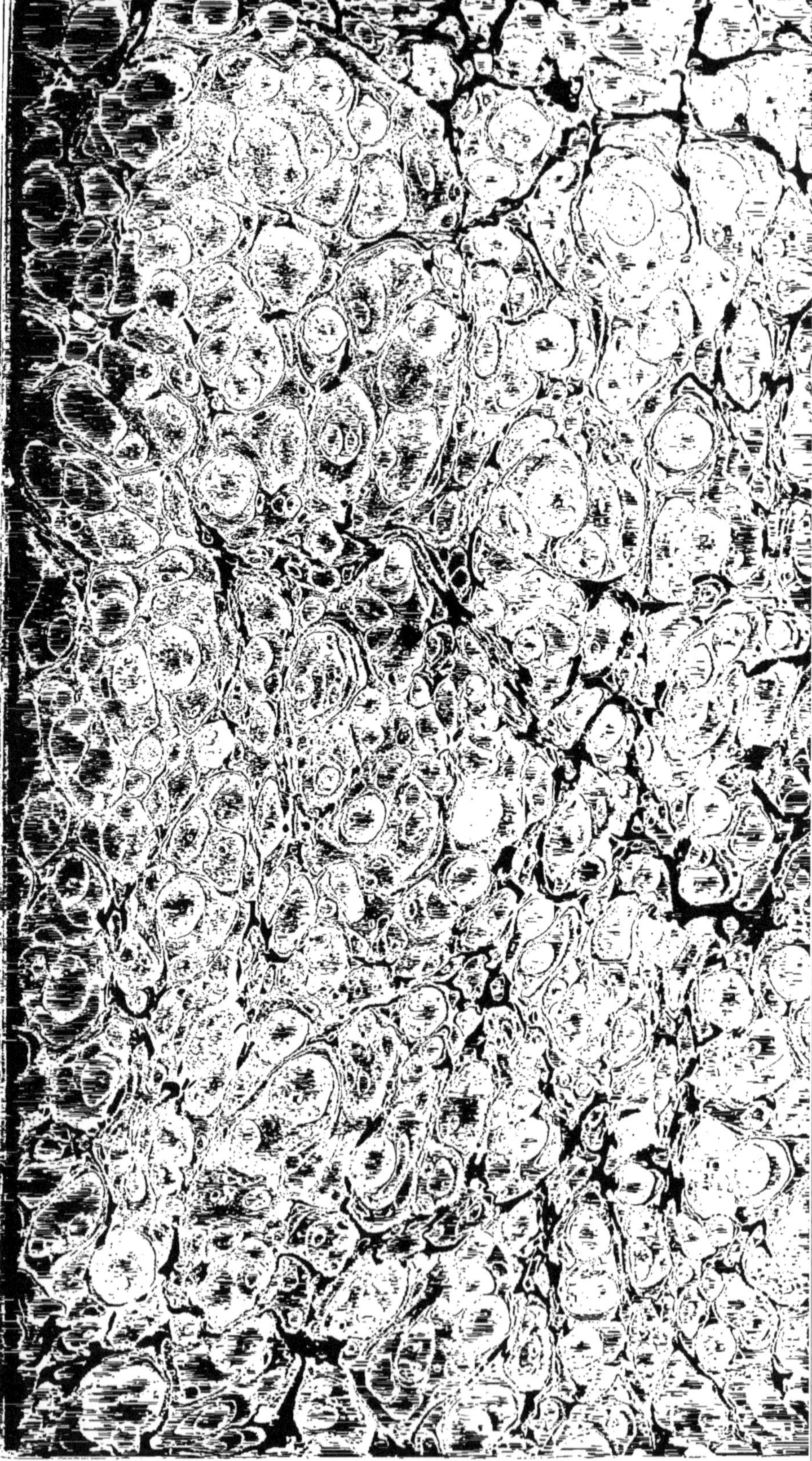

www.ingramcontent.com/pod-product-compliance
Ingram Content Group UK Ltd.
Pitfield, Milton Keynes, MK11 3LW, UK
UKHW012146240726
13966UKWH00001B/174

9 782011 936844